颅脑创伤的干细胞治疗

黄忻涛　著

U0335799

天津出版传媒集团

天津科学技术出版社

图书在版编目(CIP)数据

颅脑创伤的干细胞治疗 / 黄忻涛著.-- 天津：天
津科学技术出版社，2019.4

ISBN 978-7-5576-6329-2

Ⅰ.①颅… Ⅱ.①黄… Ⅲ.①干细胞—应用—颅脑损
伤—诊疗 Ⅳ.①R651.1

中国版本图书馆 CIP 数据核字(2019)第 081538 号

颅脑创伤的干细胞治疗

LUNAO CHUANGSHANG DE GANXIBAO ZHILIAO

责任编辑：张建锋

责任印制：兰　毅

出　　　版：天津出版传媒集团
　　　　　　天津科学技术出版社

地　　　址：天津市西康路 35 号

邮　　　编：300051

电　　　话：(022)23332390

网　　　址：www.tjkjcbs.com.cn

发　　　行：新华书店经销

印　　　刷：山东森克图文快印有限公司

开本 787×1092 1/16　印张 9　字数 230 000

2019 年 4 月第 1 版第 1 次印刷

定价：68.00 元

序　言

　　颅脑创伤(traumatic brain injury，TBI)是较常见的疾病，其致残率和致死率高，作为一个明显的公共卫生事件，全球范围内每 10 万人有 150～300 人会发生颅脑创伤，其中每年约有 1000 万颅脑创伤相关的患者住院治疗或死亡，相关的医疗费用相当巨大，即使存活的患者也有着有不同程度的后遗症，给家庭和社会带来了很大的负担。近 30 年来，通过临床人员和科研人员的共同努力，科研成果的临床转化，颅脑创伤治疗指南的颁布，临床诊治条件的改善尤其是神经重症监护室的发展等行之有效的措施，我国各级医疗机构对颅脑创伤救治的疗效也逐步提高，重型颅脑创伤患者的死亡率和致残率与欧美等国报道的结果相近。尽管做了诸多努力，包括多学科之间的合作，使得治疗效果有所改善，但距离我们期望的结果，尤其是重型颅脑创伤者仍然有很大差距。目前，对于大多数医疗机构，高渗性药物降低颅内压、外科手术减压仍是临床上标准的、首选的治疗方法。而许多新兴治疗手段虽然在动物模型中有效，但在临床转化中未能表现出满意的效果。

　　干细胞发现 40 多年以来，世界各国的研究人员表现出对其浓厚的研究兴趣，相关的文章数量逐渐增长。干细胞治疗的原则主要是通过生长因子、神经保护的药物等动员机体自身的干细胞或通过不同途径移植体外培养的干细胞，应用这些干细胞较强的再生修复能力和分泌因子能力来达到治疗目的。进一步研究发现，通过转染技术或组织工程技术联合治疗，创造一个良好的微环境较单独细胞治疗更有利于干细胞发挥再生和营养作用。目前在干细胞发挥治疗作用的主要机制方面存在争论，由干细胞增殖、分化后替代受伤组织进行修复并不是主要的机制，多数学者认为是由干细胞自分泌或促进周边细胞旁分泌的生物活性因子导致功能恢复是关键的作用机制。细胞代谢的过程中会产生外泌体，外泌体可进行母细胞和靶细胞之间的信息交流，干细胞来源的外泌体包括了不同的成分且具有不同的功能，外泌体可产生与母细胞相近的治疗作用，因此外泌体也展现出了巨大的应用前景。

　　干细胞的治疗已经展现出了很大的希望，大量人力物力资源已投入到干细胞应用和研发中，而且临床前干细胞治疗方法的重要进展及颅脑创伤动物模型的普及推动了这一领域向前，但干细胞治疗的临床转化效率低下，这些研究中只有有限的部分达到了临床应用要求，仅少数人获得了积极的结果。今后仍需要更多的研究来确定最佳的细胞类型、剂量、时机以及注射途径，也需要更好地了解干细胞治疗颅脑创伤的作用机制，还需要克服一些科学技术难题和伦理方面等问题，同时更需要为干细胞治疗颅脑创伤制定规范指南和提供相互合作、可复制研究的平台。

　　近年来提出的《中国脑计划》，其宗旨是为了提高中国脑研究水平和临床常见脑疾病诊治水平，2018 年，北京和上海两大脑研究中心正式成立，中国脑研究计划将逐一启动实施，其中对颅脑创伤患者的脑神经功能修复再生技术的投入，必定会为提高颅脑创伤患者的疗效做出贡献。

　　本书共七章，内容涵盖了颅脑创伤的机制及治疗、干细胞的概述、内源性神经干细胞的动员、外源性干细胞的移植、干细胞的综合治疗、干细胞来源的外泌体以及干细胞治疗的临床转化。编写时参考了国内外近 30 年的文献，叙述了颅脑创伤及干细胞研究领域的较新发展动态，从分子生物学角度详细阐述了干细胞治疗颅脑创伤的机制，同时也结合了编者在颅脑创伤和干细胞领域多年的临床和科研经验，尤其是第四章中提到的内皮祖细胞(Endothelial Progenitor Cell，EPC)在颅脑创伤领域内的应用更是编者近年来的主要研究方向。本书内容翔实、实用性强，注重多学科间的联系，以求更好地将基础研究与临床诊疗紧密结合，希望能为从事神经外科及干细胞研究领域的临床和科研人员提供参考和帮助。由于编者工作繁忙、时间紧迫，加之经验有限，书中缺点和不足之处还望读者不吝指正。

黄忻涛
2019 年 3 月于太原

目　　录

第一章　颅脑创伤的机制及治疗

颅脑创伤(traumatic brain injury，TBI)是较常见但也是全身最复杂的疾病之一[1]。尽管采取了广泛的措施，但发病率和死亡率未见明显降低，占创伤相关致死率的一半，是年轻人主要的死亡原因。作为一个明显的公共卫生事件，世界卫生组织估计全球范围内每10万人有150～300人会发生颅脑创伤，其中每年约有1000万颅脑创伤相关的患者住院治疗或死亡。仅在美国，每年约140万颅脑创伤患者在急诊室就诊，27.5万人住院，5.2万人死亡，约占每年总死亡人数的30%，在大约300～500万存活的患者会残留各种后遗症从而影响其认知、运动、感觉和情绪功能，增加了发生神经退行性疾病和创伤后癫痫的风险，而且后期康复还需要大量资源和较长的时间，美国颅脑创伤每年相关的医疗费用介于90亿至100亿美元之间[2-6]。

颅脑创伤是由于外力使脑组织在颅骨内加速、减速或旋转运动而产生损伤，损伤的严重性与外力的性质、强度和受伤部位有关，但结果也不只局限于初始的创伤。颅脑创伤常见的原因包括交通事故、跌倒、攻击、高处坠落、运动相关事件和枪弹伤等。其中交通事故是15～25岁青年人的主要病因，颅脑创伤患者发病年龄逐渐增长，这主要是由于跌倒所占比例越来越高，而这部分群体多见于中老年人(≥50岁)[3,7,8]。近年来，媒体及研究机构非常关注部分运动员(拳击、橄榄球、足球)或退伍军人后期的症状，这部分病人由于头部反复受到轻度打击而出现类似阿尔茨海默病(Alzheimer's disease，AD)或应激障碍的症状，称为慢性创伤性脑病(chronic traumatic encephalopathy，CTE)[3]。

初始的创伤引起复杂的级联反应而导致病情发展，根据粗略的时间划分，颅脑创伤的影响可分为原发性损伤和继发性损伤。原发性损伤发生在脑组织受到机械性创伤最初的时间，包括脑震荡、脑挫裂伤、弥漫性轴索损伤、穿透或挤压伤以及脑血管系统的损害，目前很少有预防的措施来减轻或避免原发性损伤。继发性损伤是在接下来几小时到几天内发生的那些由最初损伤导致的一系列生化、代谢、细胞的病理生理现象，其核心是血脑屏障的破坏，其他还包括颅内压增高、脑水肿、神经炎症、氧化应激、神经递质的释放、代谢功能障碍等，最终导致神经细胞死亡。继发性损伤迟发的特性提示在临床上存在一个潜在的治疗窗口来防止神经细胞死亡，重新唤起神经可塑性、改善神经功能。

(一)病理生理

1. 颅内压增高

颅内压有三部分组成:脑组织、脑血流和脑脊液，任何一种内容物增多均会引起颅内压增高。正常情况下，一种成分增多，另两种内容物相对减少(Monro-Kellie原理)，包括脑脊液吸收加快、重新分步和脑血流减少。颅内容物体积增加致颅内压增高存在一临界点，当超过这一临界点时代偿机制逐渐失效，可使颅内压剧增。45%～80%的颅脑创伤患者颅内压增高超过20～22mmHg，颅内压监测在重型颅脑创伤患者中广泛使用。最近的研究表明颅内压＞20mmHg与颅脑创伤的临床结果存在剂量依赖关系，颅内压的监测和控制可降低患者死亡率、预后更好[9]。这已作为Ⅱ级证据推荐用来治疗颅内压超过20mmHg的患者。颅内压增高可降低脑灌注压和脑血流量，导致静脉回流受阻,产生脑组织受压移位,严重者发生脑疝及继发性脑干损伤,引起死亡[2]。通过颅内压可计算出脑灌注压,脑灌注压应维持在50～70 mmHg之间。近年来研究认为,重型颅脑创伤患者脑自动调节机制明显受损,虽然大骨瓣减压在降低颅内压和死亡率方面有效,但是否对功能恢复仍不确定[10]。

2. 脑水肿

颅脑创伤后颅内压升高可以是血肿/挫伤本身的占位效应或继发的脑水肿所致,而脑水肿则是颅内压升高的更主要的原因[11]。脑水肿表现为双峰的时间趋势,约一半患者记录的最高水平在伤后3天,而有25%的患者出现在伤后5天[12]。脑水肿定义为脑组织含水量增加,包括细胞本身及周围间质。颅脑创伤后脑水肿是一个复杂的病理过程,其机制随着损伤性质、患者特点及其他临床特征不同而不同。目前对脑水肿的研究主要涉及血脑屏障完整性破坏、离子泵调节功能障碍、渗透压梯度改变和炎症反应。传统上将脑水肿分为血管源性脑水肿和细胞毒性脑水肿[13]。血管源性脑水肿是由于血脑屏障的破坏造成富含蛋白的成分从血循环通过脑血管内皮细胞进入脑间质。细胞毒性脑水肿是一种离子通道和泵的障碍引起离子梯度和细胞内流失败从而导致细胞肿胀,在星形细胞中更为突出。虽然颅脑创伤相关的脑水肿最初被认为主要源自血管机制,但最近研究表明,细胞毒性脑水肿也起着重要作用[14, 15]。二者在颅脑创伤后水肿发展的不同阶段起着不同的作用,二者之间也会相互关联。

(1)血脑屏障和神经血管单元

血脑屏障是由具有特殊属性的脑内皮细胞连接而成,由跨膜蛋白occludin和claudin组成的复合物通过衔接蛋白ZO-1形成肌动蛋白骨架,邻近细胞通过黏附分子(vascular endothelial cadherin molecules, VECM)进一步连接。这种紧密的黏附连接限制血循环中的蛋白和细胞从细胞旁间隙流动进入脑间质。脑内皮细胞与周围血管内皮细胞不同,它不具备窗孔,表现出低胞饮和非特异性囊泡运输作用,因此,对于亲脂性不强的和分子量大于40kDa的分子在没有高特异性跨膜转运系统的情况下都会被排除在脑间质之外[16-18]。

脑内皮细胞被血管基膜、周细胞和星形细胞终足包饶,其功能会受到相邻细胞的影响。最近研究表明周细胞对血脑屏障的建立和稳定非常关键[16, 18]。星形细胞与血脑屏障功能和内皮运输系统的极性有关[19],它的终足含有高浓度的水通道蛋白(aquaporin, AQP),可促进脑水分子进出血管间隔[20, 21]。这种多细胞结构产生出了神经血管单元这个概念,它代表了脑内皮细胞、周细胞、血管平滑肌细胞、胶质细胞、神经元之间的相互连接关系[16, 17]。调节细胞之间的信号对维持血管结构和功能的稳定非常重要,一个细胞的功能障碍必然会影响其他细胞的结构和功能。

(2)血管源性脑水肿

血管源性脑水肿是由于血脑屏障的破坏引起正常情况下在脑间质外的血浆蛋白、红细胞源的游离铁和免疫细胞从外周血液中渗入脑间质,这些富含蛋白成分的聚集使细胞外肿胀和脑体积增加,阻塞小血管引起局部低灌注。具体机制包括:①机械性血管损伤;②邻近细胞分泌增加通透性的因子;③血管周细胞的分离[22]。血管源性脑水肿在伤后5天左右的第二个高峰期与小胶质细胞的激活有关[23]。而分泌增加通透性的因子可解释有时在缺乏体积较大占位病变的情况下,还可引起迟发性脑水肿。

研究表明血管源性脑水肿根据损伤的严重程度会表现出不同的机制。例如,高能量的爆炸伤导致血脑屏障通透性增加在伤后即刻和48小时之后免疫球蛋白反应性没有差别,这一现象表明血脑屏障大部分的损伤是机械性的且在受伤当时已经发生[24, 25]。而对于相对轻的受伤机制,氧化应激和炎症对血脑屏障渗透性的改变起很大作用,脑水肿在伤后6～24小时达到峰值[26, 27]。此外,轻度外伤还可导致脑微血管在伤后数月出现慢性的变化[28]。

血管内皮生长因子-A（vascular endothelial growth factor-A，VEGF-A）是一种分泌型糖蛋白，通常在神经元、星形细胞、室管膜细胞中表达，对血管生成至关重要，同时也可以增加微血管通透性。VEGF-A 与 VEGFR-1（酪氨酸激酶受体）和 VEGFR-2（激酶结构域插入受体）结合。VEGF-A 在不同时间段有不同影响，早期 VEGF-A 表达破坏血脑屏障引起血管源性脑水肿，后期可促进神经功能修复。外源性 VEGF-A 治疗颅脑创伤可减少病灶体积并改善神经功能结果[29]。

基质金属蛋白酶（matrix metallo proteinase，MMP）是锌依赖性蛋白酶，通常由星形细胞、内皮细胞、神经元、小胶质细胞、周细胞和循环白细胞分泌，它在血脑屏障病生理、细胞外基质降解以及多种因子的调节中起很重要的作用。在颅脑创伤后，MMP 可被氧化应激、细胞因子、趋化因子、炎症细胞、神经元和内皮细胞激活，引起血脑屏障破坏、神经炎症、出血和细胞死亡[2]。MMP-2 和 MMP-9 属于明胶酶，其功能是消化Ⅰ型、Ⅱ型和Ⅲ型胶原蛋白以及明胶，在中枢神经系统中表达最丰富。MMP-2 主要表达在正常的星形细胞中，颅脑创伤后 72 小时 MMP-2 上调，它可反映内皮细胞的变化及血脑屏障的破坏[30]。中性粒细胞是 MMP-9 的主要来源，其他细胞如侵入的白细胞、内皮细胞也存在表达，伤后 MMP-9 被释放到细胞外空间并产生远离释放部位的效应，脑脊液中 MMP-9 水平可作为反映颅脑创伤的生物学标志[31]。

P 物质（substance P，SP）是一种速激肽，是神经炎症的促进剂，其通过核因子-κB（nuclear factor-κB，NF-κB）通路来增加血管通透性、促进白细胞趋化、激活星形细胞和小胶质细胞，最终导致血脑屏障的破坏[32]。在中枢神经系统中，SP 包含在感觉神经纤维中（密集的脑动脉周围）。颅脑创伤后血浆中 SP 的升高与不良预后有关[33]。

（3）细胞毒性脑水肿

细胞毒性脑水肿是细胞内离子通道和渗透压功能障碍，水分从脑间质移动到细胞内引起的肿胀，如果不加限制，细胞水肿就会产生细胞毒性并最终死亡。细胞毒性脑水肿可发生在所有中枢神经细胞中，包括星形细胞、内皮细胞和神经元。最常见的原因来自缺血缺氧，缺血缺氧和葡萄糖输送障碍使细胞三磷酸腺苷（adenosine triphosphate，ATP）储存受到影响，钠/钾/ATP 酶的功能障碍。在生理条件下，这个转运系统通常将 3 个钠离子泵出、2 个钾离子泵入细胞，在没有功能性转运蛋白的情况下，钠离子沿着电化学梯度积累在细胞内，钾的被动扩散可对抗渗透梯度的产生[34]。

然而，单独的细胞肿胀并不会增加脑组织的总含水量，因为它是水的重新分配，脑组织的真正增加水含量需要来自外部液体（脑血管系统或淋巴系统）的进入，细胞毒性脑水肿在没有离子通过血脑屏障的情况下将是一个自限性过程[35]。细胞外的钠离子和脑间质中的氯化物随着进入细胞会急剧减少，结果是产生了血管间隙和脑间质液之间的离子渗透压梯度，这一过程正常会被完好的血脑屏障进行调节[34]。然而，在颅脑创伤后，血脑屏障的破坏和内皮通透性增加导致调节功能障碍，引起血循环分子的流入，其中就包括离子和水。

钠-钾-氯转运体（Na⁺-K⁺-2Cl⁻ cotransporter，NKCC1）主要表达于神经元、胶质细胞、毛细血管和脉络丛内皮细胞。通常，NKCC1 通过由钠/钾/ATP 产生的电化学梯度来介导钠离子、钾离子和氯离子的转运，从而调节细胞体积和离子稳态[36]。颅脑创伤后转运体激活导致细胞内离子和水含量升高，钠离子进入细胞引起水肿。NKCC1 激活也可以触发促分裂原活化蛋白激酶级联，进一步增加颅脑创伤后的脑水肿和神经元损伤[37]。

虽然水分子能够在体内大多数组织中自由的扩散，但它的运动在中枢神经系统中受到一个专门跨膜蛋白家族的调节，这个家族被称为水通道蛋白（aquaporin，AQP），AQP 家族在中枢神经系统中占主导地位的是 AQP-1 和 AQP-4[38]。AQP-1 表达于脉络丛上皮细胞的朝向脑室侧的基膜上,参与脑脊液分泌进入脑室[39]。AQP-4表达于室管膜细胞的基底外侧膜和星形细胞足突,这里有利于脑脊液-脑实质和脑血管-脑实质间的水分转运[40]。在星形细胞中,AQP-4与钾通道形成水-钾运输复合体,在神经元兴奋过后,这有利于从突触连接处清除钾离子和水分[41]。在颅脑创伤后,AQP-4在大脑渗透压的变化中受影响,伤后强的渗透压梯度导致水分子通过星形细胞足突内的AQP-4通道被动扩散,从而导致星形细胞肿胀,这是细胞毒性脑水肿的主要细胞来源[42]。

磺酰脲类受体1-瞬时感受器电位4(sulfonylurea receptor 1 - transient receptor potential member 4,Sur1-Trpm4)通常不在中枢神经系统中表达,但颅脑创伤后在内皮细胞、星形细胞和神经元中转录上调可使其成为治疗干预的理想目标。与NKCC1不同,Sur1-Trpm4是由于细胞内ATP消耗而促进通道开放,引起钠离子内流,细胞去极化,最终细胞毒性死亡[43]。

3. 神经炎症

炎症在颅脑创伤的发病机制中起着重要的作用,传统上认为大脑因为缺乏淋巴系统和存在血脑屏障是一个免疫豁免区域,但在伤后脑组织却出现了经典的炎性反应[44]。大脑对伤后急性和慢性炎性过程的反应包括炎症因子的产生、小胶质细胞的激活和免疫细胞的浸润。

脑实质在颅脑创伤后早期上调内皮细胞中白细胞黏附分子的表达,白细胞通过产生活性氧族、激活蛋白水解酶、分泌细胞因子和趋化因子破坏血脑屏障[2, 45]。分泌的因子包括白细胞介素-1β(interleukin-1β,IL-1β)、IL-6、转化生长因子-β(transforming growth factor-β,TGF-β)和肿瘤坏死因子-α(tumor necrosis factor-α,TNF-α)等[46, 47]。这些细胞因子诱导炎症状态并通过下调紧密连接蛋白,增加MMP、缓激肽和SP等来进一步引起血脑屏障的破坏[48]。

小胶质细胞在颅脑创伤后的炎症反应中作用明显。小胶质细胞是中枢神经系统内初级免疫系统的一个组成部分,有多种激活表型,最常见的是M1和M2分型。正常生理条件下,对于有害的刺激和感染过程进行不断的监控和清除。当出现损伤后,小胶质细胞出现调节紊乱以及细胞形态功能的变化,它表达各种受体和分子来应对周围细胞释放的谷氨酸、ATP、生长因子和细胞因子[49]。其中表达的促炎物质如IL-1β,干扰素-γ(interferon-γ,IFN-γ),TNF-α、一氧化氮(nitric oxide,NO)和活性氧族等可增强小胶质细胞的M1表型,导致分泌更多促炎因子和活性氧族,最终结果是在机体防御的同时也损伤正常组织[49]。表达的抗炎物质如IL-4、IL-13、前列腺素和中性粒细胞可以激活小胶质细胞的M2表型,促进神经突触生长、血管生成、组织修复和抑制免疫反应[50]。颅脑创伤后两种表型被认为是同时但不平衡的激活,但具体哪种机制占优仍存在争议,此外M1和M2分型也存有争议,因为它简化了小胶质细胞在体内反应的复杂性[49]。活化的小胶质细胞可激活星形细胞,它可以通过释放脑源性神经营养因子(brain-derived neurotropic factor,BDNF)调节谷氨酸兴奋毒性水平来对抗神经元死亡并促进轴突生长[49];但同时也能导致胶质疤痕的形成,可抑制轴突再生、阻断神经元之间的连接网络,最终引起颅脑创伤相关的认知功能缺陷[51]。小胶质细胞在急性损伤消退后可维持数周到数月的激活状态,这种状态可潜在的使病人出现退行性改变等慢性并发症,导致对后来损伤的抵抗力下降[52]。

此外,血脑屏障通透性的破坏、趋化因子的分泌可进一步募集来自全身循环的免疫细胞,如巨噬细胞、中性粒细胞和淋巴细胞,它们会进一步加剧炎症的级联反应[53]。不同损伤类型的免疫细胞的浸润有所不同,在局灶性损伤中,损伤部位早期有小胶质细胞反应和中性粒细胞浸润,单核细胞、淋巴细胞和星形细胞发生较晚;对于弥漫性损伤,中性粒细胞浸润极少,早期细胞反应包括小胶质细胞和星形细胞[32, 54]。

虽然大多数炎症因子传统上认为与炎症损害有关,但许多研究结果表明某些因子具有神经保护的作用,这取决于它们的浓度和伤后表达的时间[55]。许多免疫细胞也同时具有损伤和保护的作用,伤后血管内皮细胞的变化在免疫细胞浸润到受损脑组织中起主要调节作用,尤其是通过破坏的血脑屏障。颅脑创伤可引起促炎 T 细胞(Th1,Th17)和抗炎 Treg 细胞的汇集,二者的平衡会影响损伤和修复的程度;浸润的 B 细胞可针对局部抗原形成有害作用的抗体以及抗炎因子 IL-10[56]。炎症反应是免疫细胞和各种因子之间一系列复杂的相互作用,根据其程度和发生的时间会产生不同的结果,很难完全阐明伤后炎症反应是有害的或有益的。了解伤后炎症反应的二重性,通过减少炎症介导的损伤但又没有牺牲炎症反应的有利因素,从而制定合理的治疗方案至关重要。

4. 氧化应激

创伤后氧化应激也会与神经炎症同时发生。在正常的线粒体呼吸过程中,细胞色素 C 参与电子转移将氧还原为水而不产生氧自由基。颅脑创伤后,细胞缺血缺氧,ATP 消耗明显,线粒体内氧化磷酸化停止而产生自由基,线粒体功能紊乱导致的钙离子积聚并加剧该过程,最终导致活性氧族的形成。这其中包括了超氧化物、过氧化氢和羟自由基。形成羟基的另一途径是通过超氧化物和 NO 的反应形成过氧亚硝酸盐。所有这些活性氧族的物质,尤其是过氧亚硝酸盐和超氧化物,都可以直接与 DNA 结合,改变其结构并引起细胞损伤和凋亡[56]。这些活性氧族及其衍生的高反应性自由基,可以诱导脂质膜过氧化、导致微血管损伤、内皮细胞凋亡和内皮细胞紧密连接复合物的破坏,同时也可增加血管周细胞中 MMP 的表达和免疫细胞的浸润来进一步损伤血脑屏障[57,58]。中枢神经系统因含有高浓度的脂质过氧化膜(花生四烯酸,亚麻酸酸,二十二碳六烯酸和亚油酸),对自由基诱导的过氧化反应非常敏感[59]。颅脑创伤后脑组织自身清除自由基能力减弱,抗氧化酶生成减少消耗增加;细胞代谢障碍、离子平衡失调等均为自由基的产生形成了很好的环境,这些都是伤后自由基损害加重的原因。

5. 兴奋毒性和代谢障碍

由于缺血性损伤,谷氨酸(一种兴奋性氨基酸)由细胞内空间释放入细胞外[60]。谷氨酸是神经系统中的主要传递物,除了神经元之间快速的突触传递外,还在神经元生长、轴突导向、大脑发育成熟和突触重塑中起很重要的作用。在正常生理条件下,谷氨酸受神经元和胶质细胞中 ATP 依赖的转运蛋白来调节。然而伤后这些调节机制受到损害,颅脑创伤使去极化的突触前神经元末梢释放过量的谷氨酸,而星形细胞受损或星形胶质谷氨酸转运蛋白活性下降导致其对谷氨酸再摄取机制的改变也会提高突触间隙内的谷氨酸水平[61]。谷氨酸激活不同类型的离子通道受体(离子型)和 G 蛋白偶联受体(代谢型)。由谷氨酸激活的主要离子型受体通常称为 N-甲基-D-天冬氨酸(NMDA),α-氨基-3-羟基-5-甲基异恶唑-4-丙酸酯(AMPA)和红藻氨酸受体。离子型受体是可渗透各种阳离子的配体门控离子通道,这些受体的过度活化导致钙离子通过谷氨酸受体进入细胞引起细胞内钙离子超载、ATP 耗竭,细胞内钙离子浓度增加可引起一系列事件最终引发细胞凋亡和坏死,这些事件包括破坏性钙蛋白激酶活性增加、膜去极化、活性氧族氮族的产生、线粒体损伤和细胞毒性[56,62]。

伤后局部或全局的代谢改变也会发生,重要的触发因素是兴奋性氨基酸释放进入细胞外环境,特别是谷氨酸。谷氨酸浓度增加引起大脑对葡萄糖使用增加(随之而来是细胞外乳酸的积累)来促进离子稳态的重建[63]。在伤后急性期的高度糖酵解阶段之后便是全脑糖酵解减少,这种状态会持续到伤后数周至数月,典型的临床恢复过程与正常脑葡萄糖代谢的恢复相平行,而糖代谢的差异可能是区分轻度和重度颅脑创伤的一个重要因素[64]。

代谢性酸中毒是在缺血期间或线粒体呼吸功能失调时由于乳酸积累而产生。酸敏感离子通道(acid-sensing ion channel,ASIC)代表一组由质子激活的离子通道并作为组织 PH 的传感器[65]。它们属于氨氯吡嗪脒敏感阳离子通道的表皮钠家族,允许钠离子和钙离子进入神经元。已经克隆了至少 6 个 ASIC 亚基,ASIC1a、ASIC2a 和 ASIC2b 在脑和脊髓中表达,ASIC1a 和 ASIC2s 存在于具有高突触密度的脑组织区域中并且促进兴奋性传递。已经显示 ASIC 在缺血损伤中被激活,并且它们通过钠离子、钙离子和锌离子流入细胞而导致神经元细胞死亡[56]。脑乳酸水平在伤后生存患者中恢复正常,而死亡患者中仍然会有 5~10 倍的升高[66]。颅脑创伤患者的乳酸/丙酮酸比率或者可以反映葡萄糖供给不足或糖酵解途径受损[67]。

6. 凋亡

细胞凋亡是由遗传控制参与组织稳态调节的细胞死亡机制,这个过程包括质膜出泡、细胞皱缩、核碎裂、染色质浓缩、DNA 裂解和信使 RNA 衰变[68]。细胞凋亡的诱因包括氧自由基、死亡受体结合、DNA 损伤、蛋白酶活化和离子不平衡。细胞凋亡的两个主要途径是外源途径(Fas 和其他 TNF 受体超家族成员和配体)和内源途径(线粒体相关),这两种途径都存在于细胞质中。外源途径由死亡受体参与,其启动由 caspase-8 活化介导的信号级联反应;而当各种凋亡刺激激发线粒体释放细胞色素 C,内源途径被启动,两种途径最终都引起 caspase-3 激活,导致维持细胞存活和完整性所必需的细胞蛋白降解。此外,Bcl 蛋白之间存在复杂的相互作用,包括了促凋亡(Bax、Bak、Bad、Bim、Bid)或抗凋亡(Bcl-2、Bcl-xL、Bcl-w)家族,Bcl-2 及 Bcl-xL 可抑制 caspase 依赖性和 caspase 非依赖性细胞的死亡。非依赖 caspase 的凋亡途径是通过凋亡诱导因子(apoptosis inducing factor,AIF),AIF 与细胞色素 C 存储在同一线粒体内,DNA 损伤和氧化或兴奋毒性应激均可释放 AIF,其易位至细胞核以诱导细胞凋亡。

(二)生化标志物及影像学技术

常规的影像学技术如 CT 和 MRI 在颅脑创伤后的一线诊断方面具有无可替代的作用,而新开发的神经影像技术可进一步提高对颅脑创伤诊断和预后的准确率和及时性的判断率。与先进的神经影像技术相比,体液中的分子生物标志物的检测在疾病诊断、预后和治疗指导方面更为有效,尤其是基因组和蛋白质组学的发展有助于探索更敏感的标志物。同时,多模式神经监测技术已被证明在颅脑创伤的治疗中起重要作用,可预防继发性脑损伤。

1. 生物标志物

1976 年英国 Glasgow 大学的 Graham Teasdale 和 Bryan J. Jennett 想出了一种客观判断意识障碍患者的方法,即建立的格拉斯哥昏迷量表(Glasgow Coma Scale,GCS,表 1)。它通过测量自发和刺激的言语、运动或睁眼动作来完成对意识障碍患者的最佳评估,意识障碍的程度决定了颅脑创伤的严重程度。根据 GCS 评分将患者分为轻度(13~15 分)、中度(9~12 分)和重度(3~8 分)颅脑创伤[69]。对于中重度颅脑创伤,神经影像和电生理已作为常规诊断和判断预后(Glasgow Outcome Scale,GOS,表 2;Karnofsky Performance Scale,KPS,表 3)的手段,但对于轻度和慢性创伤,分子生物标志物的检测更实用和经济,敏感和特异的标志物在轻度颅脑创伤患者中可能会作为影像学的替代方法[70]。

(1)小 RNA(micro RNA,miRNA)

miRNA 在信号转导、转录调控等方面发挥着关键作用,其在颅脑创伤后有显著变化。Redell 等人比较了重型颅脑创伤患者和健康人血浆的 miRNA,伤后 25~48 小时 miRNA-16 和 miRNA-92a 降低,而 miRNA-765 水平增加是判断严重颅脑创伤理想的标志物[71]。体液中 miRNA 的简化测量的可提供快速诊断并做出有效的治疗决策[72]。此外,在颅脑创伤治疗后,miRNA 水平也发生变化,这表明 miRNA 也是预测预后的标志物。低温治疗能够改善神经功能,一些 miRNA 对伤后的温度变化很敏感,颅脑创伤后 miRNA-9 水平升高可破坏细胞骨架和黏附特性、增加细胞死亡,降低 miRNA-9 的表达可以增强细胞存活,并有助于解释低温治疗效果[73]。

（2）血清自身抗体

伤后血脑屏障的渗透性增加，损伤部位的神经元和胶质细胞将脑源性蛋白（潜在抗原）释放到外周血液中，激活的免疫系统与自身抗原相互作用形成了自身抗体[74]。几种抗原及相应的自身抗体已被鉴定和识别，因为它们长期存在于血清中，这些自身抗体可能成为长期代表损伤严重程度以及疾病预后的靶点。综合评估这些自身抗体与其他标志物可产生有价值的临床信息。

（3）早期的生物标志物

临床蛋白质组学用于鉴定合适的生物标志物来判断疾病的诊断或预后。目前可用的蛋白质和基因标志物被认为是早期生物标志物，在某些方面显示出低特异性和敏感性，其中一些已经在临床实践中应用。代表性的生物标志物源于神经元、轴突、星形细胞和内皮细胞急性损伤、继发炎症和修复过程[75]。早期结构损伤的生物标志物，例如 S-100β、胶质纤维酸性蛋白（glial fibrillary acidic protein，GFAP）和泛素羧基末端水解酶-L1（ubiquitin C-terminal hydrolase-L1，UCH-L1）可用于帮助医生评估轻度颅脑创伤患者损伤的程度以及是否有必要行头颅 CT 扫描。标记物在受伤后几天或几周变得异常可用于预测迟发的并发症或疾病恢复情况[76]。

（4）临床局限和展望

虽然许多生物标志物已证明与颅脑创伤结果相关，但单独使用某一个标志物时，它们的特异性或灵敏度较低，而将生物标志物综合分析可能提供比单个生物标志物更多的信息[77]。虽然在生物标志物上已取得了很大进展，但从科研中质谱实验的筛选到临床中快速可靠诊断的过渡仍然需要一个过程。

2. 神经影像学技术

头颅 CT 用来最初评估颅内病变的程度（Marshall CT 分级，表 4；Rotterdam CT 分级，表 5；Helsinki CT 分级，表 6）。MRI 对脑白质的损伤具有更高的灵敏性。进一步的检测技术包括磁敏感度加权成像（susceptibility weighted imag ing，SWI）、弥散加权成像（diffusion weighted imaging，DWI）、弥散张量成像（diffusion tensor imaging，DTI）和高分辨率纤维束成像（high definition fiber tractography，HDFT）；先进的功能性神经影像学方法包括磁共振波谱（MR spectroscopy，MRS）、功能磁共振成像（functional MRI，fMRI）、脑磁图（magnetoencephalography，MEG）和单光子发射计算机断层扫描（single-photon-emission-computed-tomography，SPECT）。2015 年美国放射学杂志刊登了这些先进技术的使用在组间比较产生了较好的结果，但仍没有证据支持在临床上对患者诊断和预后的判断常规使用这些技术[78]。

（1）SWI

SWI 通过增加出血后血液成分与周围脑实质的对比，从而用于检测微出血病灶。迟发的脑白质损伤和微出血灶伴随着局部炎性细胞标志的表达[79]。微出血灶常表明有弥漫性轴索损伤的剪切力导致微血管损伤，这在常规 MRI 上无法看到。SWI 显示的微出血的总量、体积和程度与GCS、昏迷时间以及伤后 6-12 个月的长期结果有关[80]。同时磁场强度、分辨率和层厚均可能会影响微出血灶的数量，因为更高的分辨率会增加微出血灶的检出率[81]。

（2）DWI

DWI 根据组织周围温度、结构和损伤程度来测量水分子的弥散，如脑脊液可以高度弥散因此在 DWI 上呈低信号并显示高表观弥散系数（apparent diffusion coefficient，ADC）值，急性弥漫性轴索损伤由于出现细胞缺血水肿而使弥散局限，在 DWI 上呈高信号并显示低 ADC 值。与 SWI 不同，DWI 可显示非出血性弥漫性轴索损伤的病灶，有研究证明脑白质和胼胝体中的弥散值与严重颅脑创伤患者出院后的功能结果相关[82]。Hudak 等进行了一项临床试验，通过 DWI 研究了不同类型水肿与预后的关系,并报道细胞毒性脑水肿较血管源性脑水肿有更严重的损伤程度和急性临床症状,虽然两组在伤后 6 个月的功能恢复方面相似,最终得出 ADC 在血管源性脑水肿和细胞毒性脑水肿上表现出混合表达的模式[83]。在伤后亚急性期高的 ADC 值表明细胞外水分的含量明显增加,持续高 ADC 值与病变周围区域的持续损伤有关,而在亚急性期 ADC 值的部分恢复可以解释这些分子相互作用的复杂性[84]。虽然 DWI 在诊断轴索损伤方面具有优势,但目前 DWI 分辨率及对水肿和出血引起信号丢失的敏感性使得其难以清晰地看到轴索损伤的特定位置及其影响的传导通路。

（3）DTI

弥散成像根据检测创伤对脑白质的影响来判断其预后。DTI 是 DWI 的延伸,它是测量白质内水分子的弥散,DTI 技术最强大的应用是具体分析已知或怀疑的病变区域[85]。ADC 或平均弥散率（mean diffusivity，MD）描述了水分子在所有方向上平均弥散的速率。高的各向异性分数（fractional anisotropy，FA）和低 ADC / MD 值表明皮质白质束是完整的;低 FA 和高 ADC / MD 值表明神经纤维受损[86]。Hberg 等在 2014 年得出,FA 是判断损伤程度和机制的主要决定因素,任何程度的弥漫性轴索损伤均可导致丘脑和丘脑的 FA 值降低[87]。

（4）HDFT

HDFT 以高分辨率追踪从皮质到皮质下目标之间的纤维束,它通过 256 种可能的方向显示超过 250,000 条纤维,用高分辨率显示出复杂的 3D 解剖结构[88]。HDFT 提供了轴突通路和投射区域高分辨率的细节,可以显示损伤特定的位置和程度[89]。用 HDFT 可显示邻近基底节的皮质脊髓通路上的病变,通过高分辨率脑白质成像和左/右纤维束成像的比较可对影响运动系统的病灶提供更有力的诊断信息[90]。

（5）MRS

MRS 是一种基于分子的神经影像技术,以细胞内代谢状态作为显示损伤的证据。常见的神经标记物包括:N-乙酰天冬氨酸（N-acetylaspartate，NAA）,一种神经元线粒体标记物,随着神经元丢失或功能障碍而减少;肌酸（creatine，Cr）是完好的脑能量代谢标志物;胆碱（choline，Cho）是细胞膜破坏、合成或修复的标志,脑白质中 Cho 含量增加是髓鞘损伤后的分解产物;乳酸和谷氨酸可提示伤后能量代谢障碍、膜转换和炎症[49，91]。脑皮质挫伤部位的神经代谢变化包括 14 种化学物质的减少和 5 种物质的增加,而在远离创伤部位的代谢水平不会出现明显的变化[92]。颅脑创伤后 NAA 水平和 NAA /Cr 比率降低可提示神经元丢失或功能障碍,降低的 NAA 水平可预测伤后远期结果。当综合应用 MRS 与 DTI 评价预后时,其敏感性可增加至 86%,特异性增加至 97%[93]。

（6）fMRI

fMRI 是根据神经元活动与血流动力学之间的关系评估脑功能。fMRI 通常不仅关注颅脑创伤后认知行为障碍,还关注伤后应激反应、记忆和情感功能的障碍,尤其在颅脑创伤后的额叶损伤,可以检测到信息处理速度和注意力的功能缺陷[94，95]。fMRI 通常在患者完成神经认知功能测试时进行,实时显示脑局部灌注的差异。fMRI 检测到异常的脑激活模式与伤后伴有昏迷患者的神经认知功能缺陷相关,但也存在神经认知功能测试中正常的患者在功能磁共振中表现出不同的脑激活模式[96]。fMRI 对颅脑创伤后神经系统的变化很敏感,是了解认知行为障碍和伤后功能恢复的有效方法。静息状态 fMRI（resting-state fMRI）是一种最新形式的功能磁共振成像,是在没有任何外部任务的情况下分析血氧水平依赖（blood oxygenation lev-el dependent，BOLD）信号中自发的低频波,因此,它重点表现在静息状态下大脑区域的功能[97]。静息状态下对脑网络研究最多的是默认模式网络（default mode network，DMN）,DMN 描述了个体在没有参与任何认知功能时清醒和警觉的状态[98]。

（7）MEG

MEG 是通过一组头部周围的传感器来检测由神经元电流产生的磁场[99]。异常的 δ 波出现于颅脑创伤后轴索损伤导致神经元的传入神经阻滞，在 DTI 上显示降低的 FA 值[100]。MEG 可观察正常情况下不同脑区域之间神经元的变化和重组，或是颅脑创伤后多个疑似致痫灶之间的联系[101]。由于多种无法比较的检测方法和缺乏标准程序，MEG 在颅脑创伤的诊断和判断预后方面作用有限，其在广泛应用于临床前仍需要更多地研究来改进。

（8）SPECT

SPECT 成像是用^{99m}Tc 乙基半胱氨酸二乙酯（ethyl cysteinate diethylester，ECD）作为示踪剂来评估局部脑灌注的一种功能核成像技术。SPECT 可以显示颅脑创伤后脑功能受损的区域，这不仅包括损伤灶附近的局灶性脑血流减少的区域，还包括灌注不对称的额叶、颞叶、顶叶或枕叶。SPECT 显示的低灌注区域与损伤的严重程度、意识丧失、认知功能障碍和脑萎缩有关[102]。但伤后局部脑血流并不总是与 SPECT 中的代谢成比例[103]。同时，许多研究证实 SPECT 对颅内异常的检出率较普通的 CT、MRI 高。

（三）治疗策略

尽管做了许多研究，包括多学科的合作，但颅脑创伤的治疗效果仍然有限。对于大多数医疗机构，高渗性药物降低颅内压、外科手术减压仍是标准的方法。目前基础研究的重点是在重型颅脑创伤患者，但当从基础研究向临床转化时多数不成功，比如促红细胞生成素的临床试验，而孕酮的临床实验直接被叫停，仅有金刚烷胺在亚急性期的治疗还在进行[104]。对于轻型颅脑创伤患者导致的认知和应激功能障碍，多数仍采取经验治疗，相关的基础研究较少。由于颅脑创伤致残率、致死率高，经济花费较大，严重影响公共卫生事业，所以迫切需要更好的治疗方法出现。针对颅脑创伤的病生理机制而研究制定出特定的治疗手段具有很大的潜力，本文就目前对颅脑创伤治疗的关注点作一阐述。

1.颅内压增高、脑水肿

颅内压增高的治疗目前常见的方法是高渗性药物（甘露醇、高渗盐水）、脑室外引流或开颅手术，这些根据指南（重型颅脑创伤救治指南，表 7）的疗法通常用于重型颅脑创伤患者。但是，高渗性药物可能引起血钠升高，血清钠＞170mmol/L 会导致急性肾功能衰竭、血小板减少症和急性呼吸窘迫综合征的[105]。虽然大骨瓣减压在降低颅内压和死亡率方面有效，但是否对功能恢复仍不确定[10]。颅内压增高不能完全反映脑水肿，因此单独降低颅内压的治疗可能对脑水肿的病理改变影响不大，针对脑水肿机制的研究并对其有目的的治疗则显得尤为重要。

甘草酸苷可抑制高迁移率族蛋白-1（high-mobility box protein-1，HMGB-1）与糖基化终末产物受体（receptor for advanced glycation end product，RAGE）结合，VGX-1027 可抑制 Toll 样受体家族 4（toll-like receptor4，TLR4），二者均可阻止血脑屏障破坏和血管源性水肿[106]。AQP4 是颅脑创伤的另一个治疗目标，注射针对 AQP4 的小干扰 RNA 可减轻大鼠伤后脑水肿，选择性 AQP4 拮抗剂也正在研发中[107]。SUR1 受体阻滞剂格列本脲是另一种减轻脑水肿有前景的疗法，目前正处于Ⅱ期临床实验阶段[108]。今后的研究还需要进一步确定减轻脑水肿是否会影响继发性颅脑创伤的一系列病生理过程。

2.神经炎症

平衡神经炎症的毒性与修复是治疗的核心。临床前期实验应用沙利度胺类似物和依那西普（二者均可抑制 TNF-α）在颅脑创伤后早期获益，然而 TNF-α 敲除小鼠在伤后 4 周与野生型小鼠相比有持续运动障碍和更多的组织缺损[109, 110]。米诺环素，一种亲脂性四环素类抗生素，伤后可抑制小胶质细胞激活、减少 IL-1β 的产生、促进功能恢复[111]。通过脑室内注射 IL-1β 拮抗剂也可减少病灶的体积[112]。他汀类药物在伤后具有抗细胞凋亡、抗氧化、增加脑血流和神经发生，然而其主要机制可能是抗炎作用，目前正在进行他汀类药物治疗颅脑创伤患者的随机对照研究[113]。另一种方法是促进小胶质细胞由 M1 表型向 M2 表型的转变，目前正用于治疗多发性硬化症，如格拉默乙酸盐、干扰素-β 或富马酸二甲酯通过减少细胞毒性介质可促进神经炎症在神经新生方面的修复[114]。类似的方法如粒细胞集落刺激因子（granulocyte colony-stimulating factor，G-CSF）与间充质干细胞（mesenchymal stem cell，MSC）也准备在脊髓损伤治疗中联合使用[115]。

3.氧化应激

线粒体具有既产生能量又产生活性氧族的功能，氧化应激是由产生自由基和机体清除能力之间的不平衡所致，氧化应激会削弱线粒体的功能，反过来会产生更多的氧化应激，导致一个恶性循环。几种抗氧化剂如 PEG-SOD、替拉扎特和依达拉奉，虽然它们在颅脑创伤动物模型中显示疗效，但在临床实验中未能获益，其局限性包括狭窄的治疗窗、无法穿过血脑屏障和缺乏特定的靶向目标[116]。已有环孢素（线粒体通透性转变孔抑制剂）在颅脑创伤治疗中安全性的研究，这是以线粒体成分的功能障碍为靶点，但未能定位到线粒体本身[117]。XJB-5-131，一种 GS-氮氧自由基，在体外几乎完全为神经元线粒体的成分，具有针对性，可以穿透血脑屏障，防止颅脑创伤诱导的心磷脂氧化和 caspase 激活，并改善伤后病灶体积和神经认知结果[118]。褪黑激素用于调节睡眠节律，它可以直接清除自由基，也能间接调节内源酶表达，褪黑激素治疗颅脑创伤具有亲脂性、脑通透性高、副作用较少的优势，在动物模型中可增加大脑中的抗氧化剂水平、减少 NF-κB 激活和改善认知功能[119, 120]。

4.兴奋毒性

颅脑创伤后兴奋毒性在组织损伤中扮演重要角色，减轻兴奋毒性包括逆转钙离子聚集和抑制下游 caspase 通路。NMDAR 一直是治疗的关键靶点，非选择性 NMDAR 拮抗剂如 MK801 在颅脑创伤动物模型中具有神经保护作用，然而在临床方面由于心理方面的副作用、部分扣带回和胼胝体压部后皮层的偶然坏死以及治疗窗有限却产生了失败的效果[121]。NMDAR 的空间分布影响兴奋毒性信号传导。突触内 NMDAR 的激活具有神经保护作用，它们增加细胞核钙离子浓度，激活环磷腺苷效应元件结合蛋白（cAMP-response element binding protein，CREB）、BDNF、蛋白激酶 B（AKT）、磷酸化 JACOB 和上调抗氧化剂；相反，颅脑创伤后释放的谷氨酸激活突触外 NMDAR 具有相反的作用，增加了细胞质钙离子浓度，抑制 CREB、BDNF、AKT、磷酸化 JACOB、活性钙蛋白酶，刺激死亡相关蛋白激酶（death-associated protein kinase，DAPK），并激活自噬[122]。选择性的 NR2B（NMDA 的一种异二聚体谷氨酸受体亚基）拮抗剂 Ro25-6981 抑制了颅脑创伤后的自噬反应，美金刚（一种亲脂性的金刚烷胺）许多年前已在颅脑创伤动物模型中进行了测试，最近发现它可以抑制突触外 NMDAR 而保留突触内 NMDAR 功能从而起到保护作用[123]。但是，长期的 NMDAR 阻断可影响脑功能的恢复，异常的突触连接可能反映谷氨酸神经传递的减少或抑制性神经递质 γ-氨基丁酸（γ-aminobutyric acid，GABA）的过度活化[124]。左乙拉西坦常用于颅脑创伤后病人的癫痫治疗，它可能涉及 GABA 激活，抑制突触前谷氨酸的释放[125]。因此可设想一种方法，在伤后早期应用 NMDAR 拮抗剂（美金刚）来抑制兴奋毒性，而在恢复期可应用药物（左乙拉西坦）适当平衡兴奋性和抑制性递质间的关系[104]。

5.脑血流动力学

在颅脑创伤之后，脑血流失调可导致二次损伤。在轻型颅脑创伤中，脑血流失调可使患者对二次打击的抵抗力减弱,而在重型颅脑创伤后早期脑血流量就会减少[126]。最近,Hall 等研究表明位于脑毛细血管附近的周细胞较脑动脉介导的扩张作用可对脑血流产生更大的影响(19% vs. 3%)[127]。关键代谢物如血管扩张剂 NO、前列腺素 E2(prostaglandin-E2,PGE2)和血管收缩剂 20-羟基二十碳四烯酸(20-hydroxyeicosatertraenoic acid,20-HETE)、内皮素-1(endothelin-1,ET-1)可调节周细胞的扩张作用进而影响脑血流。

NO 是一种血管扩张剂,可用于治疗颅脑创伤后缺血。但高浓度的 NO 可以转化为过氧亚硝酸盐,可以引起氧化应激的损害。这导致在治疗时是增加还是减少 NO 的矛盾。目前主要的临床策略增加吸入性 NO,吸入性 NO 是 FDA 批准用于治疗新生儿呼吸衰竭,它也可以在动物模型上改善颅脑创伤后的侧支循环,但吸入性 NO 是否在临床上对颅脑创伤有效还有待确定[128]。同时,正有一项颅脑创伤后一氧化氮合酶(nitric oxide synthase,NOS)抑制剂的临床研究,它可能会改善结果,但肾损伤是一个问题。所以,目前仍不确定是否增加或抑制 NO 才是最好的选择。他汀类药物可降低胆固醇,同时它们具有抗炎作用,也可增加 NO 的产生,扩张毛细血管[129]。临床实验初步判断他汀类药物可能对颅脑创伤的预后有益,但其对脑血流的作用机制尚不清楚,他汀类药物的最佳剂量目前还不确定,需要更大的随机对照实验结果来证实[130]。其他治疗缺血性损伤的方法包括通过全氟化碳增加氧气的输入、ET-1 拮抗剂等,仍需要进一步研究[131-133]。

6.认知功能

儿茶酚胺激动剂可促进颅脑创伤后功能恢复,这在动物模型中已得到证实。去甲肾上腺素能系统和多巴胺系统均涉及颅脑创伤的受伤和康复过程[134]。哌甲酯,作为精神兴奋剂和多巴胺转运蛋白抑制剂,表现出类似安非他明的药理特性,但没有不良的交感神经影响,在诸项动物实验中,均可促进认知功能的恢复[135]。随着临床前研究以及第 Ⅱ、Ⅲ 阶段临床实验的成功,金刚烷胺是一种有前途的颅脑创伤后康复的药物。金刚烷胺通过增加细胞外多巴胺的合成来促进意识障碍患者在亚急性期间的功能恢复,不同于其他释放多巴胺的药物,金刚烷胺可能是一种突触前和突触后的综合效应,它也减弱了 NMDAR 的激活[136]。长期应用多巴胺受体激动剂溴隐亭治疗可以改善大鼠颅脑创伤后空间和认知能力,其也能减轻脂质过氧化,表明其具有抗氧化作用[137]。综上,在颅脑创伤慢性期增强儿茶酚胺神经传递可能是一个改善认识功能的有用的辅助手段。

7.高压氧

高压氧是一种促进脑功能修复的治疗方法,在一个大气压以上的密闭腔室中向患者提供高压高浓度的氧气,其可改善组织氧合以及线粒体代谢,具有抗细胞凋亡和抗炎作用。高压氧对缺血性和出血性脑中风以及颅脑创伤患者具有改善认知功能、减轻凋亡和神经保护作用[138]。但也有研究报道所观察到的功能改善不是高压氧介导的,安慰剂也可以起到非特异的功能改善作用[139]。所以,关于高压氧治疗效果的讨论仍在继续,需要更多的研究来证明其有效性。

8.低温

从 1943 年开始就有利用将身体温度降到 32°～34℃ 来减少脑代谢和神经元肿胀从而达到治疗脑损伤的目的,低温干预的方法包括药物和物理治疗[140]。低温治疗可在伤后 72 小时之内降低颅内压、减轻炎症、减轻脑缺血缺氧,获得更好的预后,具体机制包括下调连接蛋白-43(connexin-43)、caspase-3 和上调谷氨酸转运体-1(glutamate-transporter-1)[141]。缓慢复温(超过 24 小时)可防止快速复温引起的颅内压增高,Tokutomi 等研究得出温度控制在 35°～35.5℃ 就足以控制颅内高压而不会诱发心功能障碍和氧气负荷[142, 143]。但 Sydenham 等人的综述中指出没有充分证据说明低温在治疗颅脑创伤中的益处,相反会增加肺部感染等并发症[144]。最近在欧洲和美国进行两项大规模关于低温的临床实验,二者在降低的温度、维持时间和复温速度上不同,目的是为了解低温治疗颅脑创伤的机制[145, 146]。目前低温治疗的争议依然存在,需要进行多中心随机对照研究来证明。

9.激素

促红细胞生成素(erythropoietin,EPO)是属于Ⅰ型细胞因子超家族的造血生长因子,其受体表达在神经元、星形细胞和脑内皮细胞[147]。它可抑制 MMP-9、细胞死亡、活性氧族和谷氨酸,逆转血管痉挛,调节神经传递,促进血管生成和抗炎作用[148]。重组人 EPO(recombinant humanE-PO,rhEPO)在颅脑创伤后可起到保护作用,包括增加神经发生、恢复空间记忆功能、减少神经元凋亡、下调激活的胶质细胞等[148]。它还通过内皮细胞的动员来增加血管新生[149]。EPO 在治疗颅脑创伤患者的临床实验中产生了矛盾的结果,但由于 EPO 在临床前研究中看到了好的结果,因此需要改进临床前研究的质量,从而推进其在大规模的临床研究中进行。

孕酮(progesterone ,PG)主要是一种作用于生殖系统的激素,近来它被发现在颅脑创伤模型中作为神经保护剂来应用。在动物模型中,它可以抗氧化、上调 GABA、下调小胶质细胞和星形细胞的促炎因子来减轻炎症以及通过 AQP4 减轻脑水肿[150]。在Ⅱ期临床实验中,PG 治疗可降低中重型患者的死亡率、恢复神经功能[151]。但在随后的Ⅲ期临床实验中,当根据病人严重性进行分层后,PG 没有表现出促进功能恢复的作用,该临床实验随即被叫停。而另一项针对重型颅脑创伤患者的Ⅲ期临床试验也未显示出明显的治疗效果[152, 153]。

10.锂

锂是一种精神科常用药物,用于治疗抑郁症。近年来发现它在治疗颅脑创伤后神经功能缺失和神经元保护方面通过多种途径来起作用。锂可以增加大鼠脑组织中神经生长因子(nerve growth factor,NGF)和 VEGF 的表达,刺激脑神经元中 nestin 阳性的祖细胞和海马内祖细胞增殖,从而促进血管新生和神经新生[154-156]。颅脑创伤除了急性损害还会引起长期的神经功能退行性改变,这是 AD 的一个主要风险因子,AD 主要表现为 β 淀粉样蛋白的沉积,应用锂治疗可以减少 β 淀粉样蛋白的负荷,降低 AD 发生的风险[157]。

11.干细胞

干细胞在各种疾病的治疗中已有较长的研究历史,治疗原则主要是动员机体自身的干细胞和移植外源的干细胞,通过这些细胞较强的再生能力和分泌能力来达到目的。干细胞可形成连接神经新生区域(室管膜下区、海马齿状回区域等)和创伤区域的生物桥梁[158],MSC 还具有稳定血脑屏障、减轻氧化应激和免疫调节作用[159-161]。许多动物实验已证实颅脑创伤后的神经和血管新生的增强会伴随着神经功能的恢复,海马区域的神经元对损伤极其敏感,通过生长因子、神经保护药物等动员机体自身干细胞产生神经元是理想的治疗目标[162]。而通过不同途径注射体外培养的干细胞,使其归巢至创伤区域,从而来促进功能恢复,但目前对干细胞产生的再生活性是通过移植的干细胞本身还是其分泌的因子起作用仍有争论[163]。目前已有一些干细胞治疗的临床实验用于颅脑创伤。本书后续部分将眼对于干细胞的作用机制及治疗进行详细阐述。

本部分内容对颅脑创伤这一严重影响公共卫生事业的疾病研究进展进行了阐述,重点是病生理机制及针对相应机制的治疗手段。目前许多治疗在动物模型中有效,但在临床实验中未能表现出满意的效果,因此针对某一特定机制的单一方法不能对颅脑创伤后动态、复杂的变化进行有效治疗,必须结合多种机制来研发,才能为颅脑创伤提供有效的、安全的治疗方案。

表 1 格拉斯哥昏迷量表(Glasgow Coma Scale，GCS)

睁眼反应(E，Eye opening)

4 分：主动地睁开眼睛(spontaneous)

3 分：听到呼唤后会睁眼(to speech)

2 分：有刺激或痛楚会睁眼(to pain)

1 分：对于刺激无反应

C：有外力阻止眼睛睁开(closed)，例如眼皮水肿

说话反应(V，Verbal response)

5 分：说话有条理，会与人交谈(oriented)

4 分：可应答，但说话没有逻辑性(confused)

3 分：可说出单字或胡言乱语(inappropriate words)

2 分：可发出声音(unintelligible sounds)

1 分：无任何反应(none)

T：气管切开无法正常发声(tracheostomy)

E：气管插管无法正常发声(endotracheal tube)

A：失语症(aphasia)

运动反应(M，Motor response)

6 分：可依指令做出各种动作(obey commands)

5 分：施以刺激时，可定位出疼痛位置(localize)

4 分：对疼痛刺激有反应，肢体会闪避(withdrawal)

3 分：对疼痛刺激有反应，肢体会弯曲，试图回避(decorticate flexion)

2 分：对疼痛刺激有反应，肢体反而会伸展开(decerebrate extension)

1 分：无任何反应(no response)

表 2 格拉斯哥预后量表(Glasgow Outcome Scale，GOS)

5 分：恢复良好　恢复正常生活，尽管有轻度缺陷

4 分：轻度残疾　残疾但可独立生活；能在保护下工作

3 分：重度残疾　清醒、残疾，日常生活需要照料

2 分：植物生存　仅有最小反应(如随着睡眠/清醒周期，眼睛能睁开)

1 分：死亡

表 3 远期生活质量评估(Karnofsky Performance Scale，KPS)

100 分：正常，无任何病症

90 分：可以正常活动，仅有轻微的病症

80 分：可以正常活动，但略感吃力

70分:生活可以自理,但不能正常工作

60分:偶尔需要帮助,但生活大部分能够自理

50分:经常需要帮助和护理

40分:绝大部分日常生活需要帮助和护理

30分:卧床不起,需住院治疗,但无生命危险

20分:病情严重,必须住院治疗

10分:病情危重,随时有生命危险

0分:死亡

表 4 Marshall CT 分级

弥漫损伤 I 级(正常)	颅脑 CT 上未见任何异常
弥漫损伤 II 级	颅脑 CT 上见基底池及脑实质密度基本正常,中线结构偏移在 0~5 mm 以内,和/或混杂及高密度影体积不超过 25 cm³,可能会有骨碎片或异物
弥漫损伤 III 级(肿胀)	颅脑 CT 上见基底池受压,但中线结构偏移在 0~5 mm 以内,混杂及高密度影体积不超过 25 cm³
弥漫损伤 IV 级(中线)	中线结构偏移在超过 5 mm,混杂及高密度影体积不超过 25 cm³
局灶损伤 V 级	无须外科手术处理的病灶
局灶损伤 VI 级	混杂及高密度病变体积大于 25 cm³,需要手术治疗。

表 5 Rotterdam CT 分级

颅脑 CT 表现	计分
基底池	
正常	0分
受压	1分
消失	2分
中线移位	
≤5 mm	0分
>5 mm	1分
硬膜外血肿	
有	0分
无	1分
脑室或(创伤性)蛛网膜下腔出血	
无	0分

续表

| 有 | 1分 |
| 总分调整 | +1 |

表 6 Helsinki CT 分级

颅脑 CT 表现	计分
硬膜下血肿	2
脑内血肿	2
硬膜外血肿	−3
病灶体积>25 cm³	2
脑室内出血	3
鞍上池	
正常	0
受压	1
消失	5
总分	−3~14
伤后 6 个月预后风险＝1/(1 ＋ e⁻ᴸᴾ)	
LP(死亡)=-2.666+0.287˙HELSINKI	CT 总分
LP(不良预后)=-1.636+0.319˙HELSINKI	CT 总分

（四）第四版重型颅脑创伤救治指南

1.治疗

（1）去骨瓣减压

LEVEL Ⅱ A：通过伤后 6 个月 GOS-E 评分系统得到，双额去骨瓣减压术并不推荐用于改善重型颅脑创伤患者的预后，重型颅脑创伤定义为伤后 1 小时内有 15 分钟颅内压高值高于 20mmHg，对一线治疗无效且无实性占位的弥漫性脑损伤患者。但是，双额去骨瓣已被证明可以降低颅内压，并缩短在重症监护室的住院天数。

推荐单侧额颞顶大骨瓣减压（不小于 12×15 厘米或 15 厘米骨瓣直径），可以降低死亡率和改善重型颅脑损伤患者神经功能预后，而不是额颞顶小骨瓣减压。

RESCUEicp trial13 结果可能会在这些指南出版后不久发布，本实验的结果可能会影响这些推荐，需要使用该指南的临床医生来考虑。

（2）预防性低体温

LEVEL Ⅱ B：不推荐早期（2.5 小时内）、短期（创伤后 48 小时）预防性低温来改善弥漫性损伤的患者的预后。

（3）高渗治疗

来自第三版中的Ⅲ级推荐并不符合目前的标准，虽然有越来越多的使用高渗盐水作为替代高渗剂，但是，并没有足够的证据支持的对比研究，因此，委员会再次选择了第三版的推荐，原因是对于高渗治疗降低颅压方面,需要更进一步研究。

第 3 版推荐:甘露醇可有效地控制颅内压升高,剂量为 0.25～1 g/kg 体重,应避免使收缩压小于 90mm Hg 时;对于有小脑幕切迹疝症状或非颅外原因所致的进行性神经功能恶化,在颅内压监测前尽量少用甘露醇。

(4)脑脊液引流

LEVEL Ⅲ:脑脊液引流将引流基准水平定位在中脑水平,脑脊液持续引流较间歇引流更有效降低颅内压;对于最初的 GCS 评分<6 分的患者,在伤后 12 小时内,可考虑使用脑脊液引流降低颅内压。

(5)通气治疗

LEVEL Ⅱ B:不推荐延长预防性过度通气的时间(二氧化碳分压≤25mmHg);来自第三版中的Ⅲ级推荐并不符合目前标准,在比较研究方面,没有充足的证据支持一个正式的推荐,但是该委员会选择了第三版第三级的推荐;

第 3 版推荐:过度换气推荐作为一个临时的措施,可以降低颅内压增高;过度通气应避免在损伤后第一个 24 小时进行,因为脑血流往往减少更严重;如果使用过度换气,推荐颈内静脉血氧饱和度(SjO$_2$)或脑组织氧分压(BtpO$_2$)来监测供氧。

(6)麻醉剂,止痛剂和镇静剂

LEVEL Ⅱ B:不推荐使用巴比妥类药物诱发脑电图的爆发抑制状态以预防颅内压升高的发展;对于最大强度标准药物以及外科治疗无效的顽固性颅内压升高,推荐使用大剂量的巴比妥类药物,血流动力学稳定是巴比妥类药物治疗前和治疗中的基本前提;虽然丙泊酚被推荐用于控制颅内压,但并不用于改善死亡率或 6 个月预后,需要注意的是,大剂量丙泊酚可以引起死亡率显著增加。

(7)类固醇

LEVEL Ⅰ:不推荐使用类固醇改善预后或降低颅内压,对于重型颅脑损伤患者,大剂量甲基强的松龙与死亡率增加相关,是禁忌。

(8)营养支持

LEVEL Ⅱ A:由于可以降低死亡率,推荐应在患者伤后至少第 5 天,最多第 7 天达到基本热卡替代要求;

LEVEL Ⅱ B:经胃-空肠营养以降低呼吸机相关肺炎发病率。

(9)预防感染

LEVEL Ⅱ A:总体获益大于该操作相关并发症时,推荐早期气管切开可减少机械通气天数,然而没有证据表明早期气管切开可以降低死亡率或院内肺炎发生率;不推荐使用碘附口腔护理以减少呼吸机相关肺炎,并且它可能导致急性呼吸窘迫综合征。

LEVEL Ⅲ:抗菌浸渍导管可被考虑使用来预防脑室外引流的导管相关性感染。

(10)深静脉血栓形成的预防

LEVEL Ⅲ:推荐使用低分子肝素或小剂量普通肝素同时结合机械性措施来预防深静脉血栓,但是继发颅内出血的风险会增加;如果脑损伤稳定,并预期获益优于颅内出血增加风险时,可考虑使用医用弹力袜和药物来预防;尚无充足证据来推荐预防深静脉血栓的首选用药、用药剂量及时机。

(11)预防癫痫

LEVEL Ⅱ A:不推荐预防性使用苯妥英钠、丙戊酸钠来预防晚期外伤后癫痫;当预期获益优于相关并发症风险时,推荐使用苯妥英,可降低发病早期(伤后 7 天内)外伤后癫痫的发生,然而,早期外伤后癫痫尚未与不良预后相关;目前还没有足够的证据来推荐左乙拉西坦还是苯妥英钠,对预防伤后早期癫痫的疗效和药理毒性的意见。

2.监测

(1)颅内压监测

LEVEL Ⅱ B:推荐利用颅内压监测提供的信息治疗重型颅脑损伤患者,以降低住院日和创伤后2周的死亡率;来自第三版中的Ⅲ级推荐并不符合目前的标准,因为他们来自描述性研究,但委员会重新选择了在这里的第三版的推荐,这样做的理由是保持对颅内压增高风险相关病人的足够认识。

第3版推荐:重型颅脑创伤(复苏后GCS 3～8分)和CT扫描异常的全部抢救患者都应放置颅内压监测,头颅CT扫描异常包括颅内血肿、脑挫伤、脑肿胀、脑疝或基底池受压;重型颅脑损伤患者,如果头颅CT扫描正常,至少满足以下两点才应放置颅内压监测:年龄超过40岁,单侧或双侧的运动受限,或收缩压<90 mmHg。

(2)脑灌注压监测

LEVEL Ⅱ B:对重型颅脑创伤患者根据指南推荐的原则行脑灌注压监测,可降低伤后2周病死率。

(3)高级脑监测

LEVEL Ⅲ:颈静脉球监测动静脉血氧含量差,作为治疗决策的信息源,可降低死亡率和改善损伤后3个月和6个月的预后。

3.阈值

(1)血压阈值

LEVEL Ⅲ:对于15～49岁或70岁以上的患者,收缩压应维持在≥110mmHg,对于50～69岁的患者,收缩压应维持在≥100mmHg,这样可降低病死率和改善预后。

(2)颅内压阈值

LEVEL Ⅱ B:颅内压超过22mmHg时应给予治疗,因高于该数值与死亡率增加相关。

LEVEL Ⅲ:根据颅内压值、临床表现和头颅CT三者结合的结果,做出治疗决策;RESCUEicp trial13结果可能会在这些指南出版后不久发布,本实验的结果可能会影响这些推荐,需要使用该指南的临床医生来考虑。

(3)脑灌注压阈值

LEVEL Ⅱ B:目标脑灌注压在60～70mmHg之间,可增加生存率并改善预后,尚不清楚最优脑灌注压阈值的下限是60或70 mmHg,可能取决于患者自身调节状态。

LEVEL Ⅲ:避免使用液体疗法和升压药维持脑灌注压>70 mmHg的激进做法,这可能会增加成人呼吸衰竭的风险。

(4)高级脑监测阈值

LEVEL Ⅲ:避免颈静脉氧饱和度<50%可能是减少死亡率和改善结局的阈值。

章后参考文献

[1] McGinn MJ, Povlishock JT. Pathophysiology of Traumatic Brain Injury. Neurosurg Clin N Am 2016; 27:397-407.

[2] Winkler EA, Minter D, Yue JK, Manley GT. Cerebral Edema in Traumatic Brain Inju-

ry: Pathophysiology and Prospective Therapeutic Targets. Neurosurg Clin N Am 2016; 27:473-88.

[3] Dixon KJ. Pathophysiology of Traumatic Brain Injury. Phys Med Rehabil Clin N Am 2017; 28:215-225.

[4] Gardner AJ, Shih SL, Adamov EV, Zafonte RD. Research Frontiers in Traumatic Brain Injury: Defining the Injury. Phys Med Rehabil Clin N Am 2017; 28:413-431.

[5] Pearn ML, Niesman IR, Egawa J, et al. Pathophysiology Associated with Traumatic Brain Injury: Current Treatments and Potential Novel Therapeutics. Cell Mol Neurobiol 2017; 37:571-585.

[6] Sulhan S, Lyon KA, Shapiro LA, Huang JH. Neuroinflammation and blood-brain barrier disruption following traumatic brain injury: Pathophysiology and potential therapeutic targets. J Neurosci Res 2018.

[7] Roozenbeek B, Maas AI, Menon DK. Changing patterns in the epidemiology of traumatic brain injury. Nat Rev Neurol 2013; 9:231-6.

[8] Zhang J, Zhang F, Dong JF. Coagulopathy induced by traumatic brain injury: systemic manifestation of a localized injury. Blood 2018; 131:2001-2006.

[9] Vik A, Nag T, Fredriksli OA, et al. Relationship of "dose" of intracranial hypertension to outcome in severe traumatic brain injury. J Neurosurg 2008; 109:678-84.

[10] Hutchinson PJ, Kolias AG, Timofeev IS, et al. Trial of Decompressive Craniectomy for Traumatic Intracranial Hypertension. N Engl J Med 2016; 375:1119-30.

[11] Stocchetti N, Maas AI. Traumatic intracranial hypertension. N Engl J Med 2014; 370: 2121-30.

[12] Stocchetti N, Colombo A, Ortolano F, et al. Time course of intracranial hypertension after traumatic brain injury. J Neurotrauma 2007; 24:1339-46.

[13] Marmarou A. A review of progress in understanding the pathophysiology and treatment of brain edema. Neurosurg Focus 2007; 22:E1.

[14] Beaumont A, Fatouros P, Gennarelli T, et al. Bolus tracer delivery measured by MRI confirms edema without blood-brain barrier permeability in diffuse traumatic brain injury. Acta Neurochir Suppl 2006; 96:171-4.

[15] Marmarou A, Signoretti S, Fatouros PP, et al. Predominance of cellular edema in traumatic brain swelling in patients with severe head injuries. J Neurosurg 2006; 104:720-30.

[16] Winkler EA, Bell RD, Zlokovic BV. Central nervous system pericytes in health and disease. Nat Neurosci 2011; 14:1398-1405.

[17] Zlokovic BV. The blood-brain barrier in health and chronic neurodegenerative disorders. Neuron 2008; 57:178-201.

[18] Winkler EA, Sengillo JD, Bell RD, et al. Blood-spinal cord barrier pericyte reductions contribute to increased capillary permeability. J Cereb Blood Flow Metab 2012; 32:1841-52.

[19] Abbott NJ, Ronnback L, Hansson E. Astrocyte-endothelial interactions at the blood-brain barrier. Nat Rev Neurosci 2006; 7:41-53.

[20] Iliff JJ, Wang M, Liao Y, et al. A paravascular pathway facilitates CSF flow through

the brain parenchyma and the clearance of interstitial solutes, including amyloid beta. Sci Transl Med 2012; 4:147ra111.

[21] Manley GT, Fujimura M, Ma T, et al. Aquaporin-4 deletion in mice reduces brain edema after acute water intoxication and ischemic stroke. Nat Med 2000; 6:159-63.

[22] Zehendner CM, Sebastiani A, Hugonnet A, et al. Traumatic brain injury results in rapid pericyte loss followed by reactive pericytosis in the cerebral cortex. Sci Rep 2015; 5:13497.

[23] Readnower RD, Chavko M, Adeeb S, et al. Increase in blood-brain barrier permeability, oxidative stress, and activated microglia in a rat model of blast-induced traumatic brain injury. J Neurosci Res 2010; 88:3530-9.

[24] Shetty AK, Mishra V, Kodali M, Hattiangady B. Blood brain barrier dysfunction and delayed neurological deficits in mild traumatic brain injury induced by blast shock waves. Front Cell Neurosci 2014; 8:232.

[25] Yeoh S, Bell ED, Monson KL. Distribution of blood-brain barrier disruption in primary blast injury. Ann Biomed Eng 2013; 41:2206-14.

[26] Abdul-Muneer PM, Schuetz H, Wang F, et al. Induction of oxidative and nitrosative damage leads to cerebrovascular inflammation in an animal model of mild traumatic brain injury induced by primary blast. Free Radic Biol Med 2013; 60:282-91.

[27] Elder GA, Gama Sosa MA, De Gasperi R, et al. Vascular and inflammatory factors in the pathophysiology of blast-induced brain injury. Front Neurol 2015; 6:48.

[28] Gama Sosa MA, De Gasperi R, Janssen PL, et al. Selective vulnerability of the cerebral vasculature to blast injury in a rat model of mild traumatic brain injury. Acta Neuropathol Commun 2014; 2:67.

[29] Thau-Zuchman O, Shohami E, Alexandrovich AG, Leker RR. Vascular endothelial growth factor increases neurogenesis after traumatic brain injury. J Cereb Blood Flow Metab 2010; 30:1008-16.

[30] Zhang S, Kojic L, Tsang M, et al. Distinct roles for metalloproteinases during traumatic brain injury. Neurochem Int 2016; 96:46-55.

[31] Nwachuku EL, Puccio AM, Adeboye A, et al. Time course of cerebrospinal fluid inflammatory biomarkers and relationship to 6-month neurologic outcome in adult severe traumatic brain injury. Clin Neurol Neurosurg 2016; 149:1-5.

[32] Corrigan F, Leonard A, Ghabriel M, et al. A substance P antagonist improves outcome in female Sprague Dawley rats following diffuse traumatic brain injury. CNS Neurosci Ther 2012; 18:513-5.

[33] Lorente L, Martin MM, Almeida T, et al. Serum substance P levels are associated with severity and mortality in patients with severe traumatic brain injury. Crit Care 2015; 19:192.

[34] Stiefel MF, Tomita Y, Marmarou A. Secondary ischemia impairing the restoration of ion homeostasis following traumatic brain injury. J Neurosurg 2005; 103:707-14.

[35] Kahle KT, Simard JM, Staley KJ, et al. Molecular mechanisms of ischemic cerebral edema: role of electroneutral ion transport. Physiology (Bethesda) 2009; 24:257-65.

[36] Zhang J, Pu H, Zhang H, et al. Inhibition of Na(+)-K(+)-2Cl(-) cotransporter at-

tenuates blood-brain-barrier disruption in a mouse model of traumatic brain injury. Neurochem Int 2017; 111:23-31.

[37] Lu KT, Huang TC, Tsai YH, Yang YL. Transient receptor potential vanilloid type 4 channels mediate Na-K-Cl-co-transporter-induced brain edema after traumatic brain injury. J Neurochem 2017; 140:718-727.

[38] Verkman AS, Anderson MO, Papadopoulos MC. Aquaporins: important but elusive drug targets. Nat Rev Drug Discov 2014; 13:259-77.

[39] Oshio K, Song Y, Verkman AS, Manley GT. Aquaporin-1 deletion reduces osmotic water permeability and cerebrospinal fluid production. Acta Neurochir Suppl 2003; 86:525-8.

[40] Bloch O, Manley GT. The role of aquaporin-4 in cerebral water transport and edema. Neurosurg Focus 2007; 22:E3.

[41] Nagelhus EA, Mathiisen TM, Ottersen OP. Aquaporin-4 in the central nervous system: cellular and subcellular distribution and coexpression with KIR4.1. Neuroscience 2004; 129: 905-13.

[42] Solenov E, Watanabe H, Manley GT, Verkman AS. Sevenfold-reduced osmotic water permeability in primary astrocyte cultures from AQP-4-deficient mice, measured by a fluorescence quenching method. Am J Physiol Cell Physiol 2004; 286:C426-32.

[43] Patel AD, Gerzanich V, Geng Z, Simard JM. Glibenclamide reduces hippocampal injury and preserves rapid spatial learning in a model of traumatic brain injury. J Neuropathol Exp Neurol 2010; 69:1177-90.

[44] Louveau A, Smirnov I, Keyes TJ, et al. Structural and functional features of central nervous system lymphatic vessels. Nature 2015; 523:337-41.

[45] Worthylake RA, Burridge K. Leukocyte transendothelial migration: orchestrating the underlying molecular machinery. Curr Opin Cell Biol 2001; 13:569-77.

[46] Alves JL. Blood-brain barrier and traumatic brain injury. J Neurosci Res 2014; 92:141-7.

[47] Brown GC, Neher JJ. Inflammatory neurodegeneration and mechanisms of microglial killing of neurons. Mol Neurobiol 2010; 41:242-7.

[48] Rosenberg GA, Yang Y. Vasogenic edema due to tight junction disruption by matrix metalloproteinases in cerebral ischemia. Neurosurg Focus 2007; 22:E4.

[49] Kumar A, Loane DJ. Neuroinflammation after traumatic brain injury: opportunities for therapeutic intervention. Brain Behav Immun 2012; 26:1191-201.

[50] Kigerl KA, Gensel JC, Ankeny DP, et al. Identification of two distinct macrophage subsets with divergent effects causing either neurotoxicity or regeneration in the injured mouse spinal cord. J Neurosci 2009; 29:13435-44.

[51] Sharp DJ, Scott G, Leech R. Network dysfunction after traumatic brain injury. Nat Rev Neurol 2014; 10:156-66.

[52] Witcher KG, Eiferman DS, Godbout JP. Priming the inflammatory pump of the CNS after traumatic brain injury. Trends Neurosci 2015; 38:609-620.

[53] Szmydynger-Chodobska J, Fox LM, Lynch KM, et al. Vasopressin amplifies the pro-

duction of proinflammatory mediators in traumatic brain injury. J Neurotrauma 2010；27：1449-51.

[54] Jassam YN，Izzy S，Whalen M，et al. Neuroimmunology of Traumatic Brain Injury：Time for a Paradigm Shift. Neuron 2017；95：1246-1265.

[55] Morganti-Kossmann MC，Rancan M，Stahel PF，Kossmann T. Inflammatory response in acute traumatic brain injury：a double-edged sword. Curr Opin Crit Care 2002；8：101-5.

[56] Quillinan N，Herson PS，Traystman RJ. Neuropathophysiology of Brain Injury. Anesthesiol Clin 2016；34：453-64.

[57] Schreibelt G，Kooij G，Reijerkerk A，et al. Reactive oxygen species alter brain endothelial tight junction dynamics via RhoA，PI3 kinase，and PKB signaling. FASEB J 2007；21：3666-76.

[58] Tang X，Zhong W，Tu Q，Ding B. NADPH oxidase mediates the expression of MMP-9 in cerebral tissue after ischemia-reperfusion damage. Neurol Res 2014；36：118-25.

[59] Hall ED，Vaishnav RA，Mustafa AG. Antioxidant therapies for traumatic brain injury. Neurotherapeutics 2010；7：51-61.

[60] Arundine M，Tymianski M. Molecular mechanisms of glutamate-dependent neurodegeneration in ischemia and traumatic brain injury. Cell Mol Life Sci 2004；61：657-68.

[61] Yi JH，Hazell AS. Excitotoxic mechanisms and the role of astrocytic glutamate transporters in traumatic brain injury. Neurochem Int 2006；48：394-403.

[62] Weber JT. Altered calcium signaling following traumatic brain injury. Front Pharmacol 2012；3：60.

[63] Kawamata T，Katayama Y，Hovda DA，et al. Administration of excitatory amino acid antagonists via microdialysis attenuates the increase in glucose utilization seen following concussive brain injury. J Cereb Blood Flow Metab 1992；12：12-24.

[64] Wu HM，Huang SC，Hattori N，et al. Subcortical white matter metabolic changes remote from focal hemorrhagic lesions suggest diffuse injury after human traumatic brain injury. Neurosurgery 2004；55：1306-15；discussio 1316-7.

[65] Lopez-Valdes HE，Clarkson AN，Ao Y，et al. Memantine enhances recovery from stroke. Stroke 2014；45：2093-2100.

[66] Verweij BH，Amelink GJ，Muizelaar JP. Current concepts of cerebral oxygen transport and energy metabolism after severe traumatic brain injury. Prog Brain Res 2007；161：111-24.

[67] Vespa PM，O'Phelan K，McArthur D，et al. Pericontusional brain tissue exhibits persistent elevation of lactate/pyruvate ratio independent of cerebral perfusion pressure. Crit Care Med 2007；35：1153-60.

[68] Elmore S. Apoptosis：a review of programmed cell death. Toxicol Pathol 2007；35：495-516.

[69] Reis C，Wang Y，Akyol O，et al. What's New in Traumatic Brain Injury：Update on Tracking，Monitoring and Treatment. Int J Mol Sci 2015；16：11903-65.

[70] Mondello S，Schmid K，Berger RP，et al. The challenge of mild traumatic brain injury：role of biochemical markers in diagnosis of brain damage. Med Res Rev 2014；34：503-31.

[71] Brophy GM，Pineda JA，Papa L，et al. alpha II -Spectrin breakdown product cerebrospinal fluid exposure metrics suggest differences in cellular injury mechanisms after severe traumatic brain injury. J Neurotrauma 2009；26；471-9.

[72] Yokobori S，Hosein K，Burks S，et al. Biomarkers for the clinical differential diagnosis in traumatic brain injury-a systematic review. CNS Neurosci Ther 2013；19；556-65.

[73] Bhalala OG，Srikanth M，Kessler JA. The emerging roles of microRNAs in CNS injuries. Nat Rev Neurol 2013；9；328-39.

[74] Diamond B，Honig G，Mader S，et al. Brain-reactive antibodies and disease. Annu Rev Immunol 2013；31；345-85.

[75] Neher MD，Keene CN，Rich MC，et al. Serum biomarkers for traumatic brain injury. South Med J 2014；107；248-55.

[76] Mondello S，Muller U，Jeromin A，et al. Blood-based diagnostics of traumatic brain injuries. Expert Rev Mol Diagn 2011；11；65-78.

[77] Chou SH，Robertson CS，Participants in the International Multi-disciplinary Consensus Conference on the Multimodality M. Monitoring biomarkers of cellular injury and death in acute brain injury. Neurocrit Care 2014；21 Suppl 2；S187-214.

[78] Wintermark M，Sanelli PC，Anzai Y，et al. Imaging evidence and recommendations for traumatic brain injury；advanced neuro- and neurovascular imaging techniques. AJNR Am J Neuroradiol 2015；36；E1-E11.

[79] Glushakova OY，Johnson D，Hayes RL. Delayed increases in microvascular pathology after experimental traumatic brain injury are associated with prolonged inflammation，blood-brain barrier disruption，and progressive white matter damage. J Neurotrauma 2014；31；1180-93.

[80] Tong KA，Ashwal S，Holshouser BA，et al. Diffuse axonal injury in children；clinical correlation with hemorrhagic lesions. Ann Neurol 2004；56；36-50.

[81] Edlow BL，Wu O. Advanced neuroimaging in traumatic brain injury. Semin Neurol 2012；32；374-400.

[82] Moen KG，Brezova V，Skandsen T，et al. Traumatic axonal injury；the prognostic value of lesion load in corpus callosum，brain stem，and thalamus in different magnetic resonance imaging sequences. J Neurotrauma 2014；31；1486-96.

[83] Hudak AM，Peng L，Marquez de la Plata C，et al. Cytotoxic and vasogenic cerebral oedema in traumatic brain injury；assessment with FLAIR and DWI imaging. Brain Inj 2014；28；1602-9.

[84] Marquez de la Plata C，Ardelean A，Koovakkattu D，et al. Magnetic resonance imaging of diffuse axonal injury；quantitative assessment of white matter lesion volume. J Neurotrauma 2007；24；591-8.

[85] Niogi SN，Mukherjee P，McCandliss BD. Diffusion tensor imaging segmentation of white matter structures using a Reproducible Objective Quantification Scheme (ROQS). Neuroimage 2007；35；166-74.

[86] Niogi SN，Mukherjee P，Ghajar J，et al. Extent of microstructural white matter injury in postconcussive syndrome correlates with impaired cognitive reaction time；a 3T diffusion ten-

sor imaging study of mild traumatic brain injury. AJNR Am J Neuroradiol 2008; 29:967-73.

[87] Haberg AK, Olsen A, Moen KG, et al. White matter microstructure in chronic moderate-to-severe traumatic brain injury: Impact of acute-phase injury-related variables and associations with outcome measures. J Neurosci Res 2015; 93:1109-26.

[88] Sotak CH. The role of diffusion tensor imaging in the evaluation of ischemic brain injury - a review. NMR Biomed 2002; 15:561-9.

[89] Galloway NR, Tong KA, Ashwal S, et al. Diffusion-weighted imaging improves outcome prediction in pediatric traumatic brain injury. J Neurotrauma 2008; 25:1153-62.

[90] Shin SS, Verstynen T, Pathak S, et al. High-definition fiber tracking for assessment of neurological deficit in a case of traumatic brain injury: finding, visualizing, and interpreting small sites of damage. J Neurosurg 2012; 116:1062-9.

[91] Lin AP, Liao HJ, Merugumala SK, et al. Metabolic imaging of mild traumatic brain injury. Brain Imaging Behav 2012; 6:208-23.

[92] Maudsley AA, Govind V, Levin B, et al. Distributions of Magnetic Resonance Diffusion and Spectroscopy Measures with Traumatic Brain Injury. J Neurotrauma 2015; 32:1056-63.

[93] Tollard E, Galanaud D, Perlbarg V, et al. Experience of diffusion tensor imaging and 1H spectroscopy for outcome prediction in severe traumatic brain injury: Preliminary results. Crit Care Med 2009; 37:1448-55.

[94] Stevens MC, Lovejoy D, Kim J, et al. Multiple resting state network functional connectivity abnormalities in mild traumatic brain injury. Brain Imaging Behav 2012; 6:293-318.

[95] Kasahara M, Menon DK, Salmond CH, et al. Traumatic brain injury alters the functional brain network mediating working memory. Brain Inj 2011; 25:1170-87.

[96] Palacios EM, Sala-Llonch R, Junque C, et al. Resting-state functional magnetic resonance imaging activity and connectivity and cognitive outcome in traumatic brain injury. JAMA Neurol 2013; 70:845-51.

[97] Venkatesan UM, Dennis NA, Hillary FG. Chronology and chronicity of altered resting-state functional connectivity after traumatic brain injury. J Neurotrauma 2015; 32:252-64.

[98] Bonnelle V, Leech R, Kinnunen KM, et al. Default mode network connectivity predicts sustained attention deficits after traumatic brain injury. J Neurosci 2011; 31:13442-51.

[99] Hari R, Salmelin R. Magnetoencephalography: From SQUIDs to neuroscience. Neuroimage 20th anniversary special edition. Neuroimage 2012; 61:386-96.

[100] Huang MX, Nichols S, Baker DG, et al. Single-subject-based whole-brain MEG slow-wave imaging approach for detecting abnormality in patients with mild traumatic brain injury. Neuroimage Clin 2014; 5:109-19.

[101] Iwasaki M, Pestana E, Burgess RC, et al. Detection of epileptiform activity by human interpreters: blinded comparison between electroencephalography and magnetoencephalography. Epilepsia 2005; 46:59-68.

[102] Duhaime AC, Gean AD, Haacke EM, et al. Common data elements in radiologic imaging of traumatic brain injury. Arch Phys Med Rehabil 2010; 91:1661-6.

[103] Abu-Judeh HH, Singh M, Masdeu JC, Abdel-Dayem HM. Discordance between FDG

uptake and technetium-[99m] HMPAO brain perfusion in acute traumatic brain injury. J Nucl Med 1998; 39:1357-9.

[104] Kochanek PM, Jackson TC, Ferguson NM, et al. Emerging therapies in traumatic brain injury. Semin Neurol 2015; 35:83-100.

[105] Gonda DD, Meltzer HS, Crawford JR, et al. Complications associated with prolonged hypertonic saline therapy in children with elevated intracranial pressure. Pediatr Crit Care Med 2013; 14:610-20.

[106] Laird MD, Shields JS, Sukumari-Ramesh S, et al. High mobility group box protein-1 promotes cerebral edema after traumatic brain injury via activation of toll-like receptor 4. Glia 2014; 62:26-38.

[107] Fukuda AM, Adami A, Pop V, et al. Posttraumatic reduction of edema with aquaporin-4 RNA interference improves acute and chronic functional recovery. J Cereb Blood Flow Metab 2013; 33:1621-32.

[108] Zweckberger K, Hackenberg K, Jung CS, et al. Glibenclamide reduces secondary brain damage after experimental traumatic brain injury. Neuroscience 2014; 272:199-206.

[109] Chio CC, Chang CH, Wang CC, et al. Etanercept attenuates traumatic brain injury in rats by reducing early microglial expression of tumor necrosis factor-alpha. BMC Neurosci 2013; 14:33.

[110] Baratz R, Tweedie D, Rubovitch V, et al. Tumor necrosis factor-alpha synthesis inhibitor, 3,6'-dithiothalidomide, reverses behavioral impairments induced by minimal traumatic brain injury in mice. J Neurochem 2011; 118:1032-42.

[111] Sanchez Mejia RO, Ona VO, Li M, Friedlander RM. Minocycline reduces traumatic brain injury-mediated caspase-1 activation, tissue damage, and neurological dysfunction. Neurosurgery 2001; 48:1393-9; discussion 1399-401.

[112] Tehranian R, Andell-Jonsson S, Beni SM, et al. Improved recovery and delayed cytokine induction after closed head injury in mice with central overexpression of the secreted isoform of the interleukin-1 receptor antagonist. J Neurotrauma 2002; 19:939-51.

[113] Schneider EB, Efron DT, MacKenzie EJ, et al. Premorbid statin use is associated with improved survival and functional outcomes in older head-injured individuals. J Trauma 2011; 71: 815-9.

[114] Giunti D, Parodi B, Cordano C, et al. Can we switch microglia's phenotype to foster neuroprotection? Focus on multiple sclerosis. Immunology 2014; 141:328-39.

[115] Sikoglu EM, Heffernan ME, Tam K, et al. Enhancement in cognitive function recovery by granulocyte-colony stimulating factor in a rodent model of traumatic brain injury. Behav Brain Res 2014; 259:354-6.

[116] Marshall LF, Maas AI, Marshall SB, et al. A multicenter trial on the efficacy of using tirilazad mesylate in cases of head injury. J Neurosurg 1998; 89:519-25.

[117] Mazzeo AT, Brophy GM, Gilman CB, et al. Safety and tolerability of cyclosporin a in severe traumatic brain injury patients: results from a prospective randomized trial. J Neurotrauma 2009; 26:2195-206.

［118］Ji J，Kline AE，Amoscato A，et al. Lipidomics identifies cardiolipin oxidation as a mitochondrial target for redox therapy of brain injury. Nat Neurosci 2012；15:1407-13.

［119］Samantaray S，Das A，Thakore NP，et al. Therapeutic potential of melatonin in traumatic central nervous system injury. J Pineal Res 2009；47:134-42.

［120］Ozdemir D，Uysal N，Gonenc S，et al. Effect of melatonin on brain oxidative damage induced by traumatic brain injury in immature rats. Physiol Res 2005；54:631-7.

［121］Ikonomidou C，Turski L. Why did NMDA receptor antagonists fail clinical trials for stroke and traumatic brain injury? Lancet Neurol 2002；1:383-6.

［122］Karpova A，Mikhaylova M，Bera S，et al. Encoding and transducing the synaptic or extrasynaptic origin of NMDA receptor signals to the nucleus. Cell 2013；152:1119-33.

［123］Xia P，Chen HS，Zhang D，Lipton SA. Memantine preferentially blocks extrasynaptic over synaptic NMDA receptor currents in hippocampal autapses. J Neurosci 2010；30:11246-50.

［124］Schumann J，Alexandrovich GA，Biegon A，Yaka R. Inhibition of NR2B phosphorylation restores alterations in NMDA receptor expression and improves functional recovery following traumatic brain injury in mice. J Neurotrauma 2008；25:945-57.

［125］Wakita M，Kotani N，Kogure K，Akaike N. Inhibition of excitatory synaptic transmission in hippocampal neurons by levetiracetam involves Zn(2)(＋)-dependent GABA type A receptor-mediated presynaptic modulation. J Pharmacol Exp Ther 2014；348:246-59.

［126］Cantu RC，Gean AD. Second-impact syndrome and a small subdural hematoma: an uncommon catastrophic result of repetitive head injury with a characteristic imaging appearance. J Neurotrauma 2010；27:1557-64.

［127］Hall CN，Reynell C，Gesslein B，et al. Capillary pericytes regulate cerebral blood flow in health and disease. Nature 2014；508:55-60.

［128］Terpolilli NA，Kim SW，Thal SC，et al. Inhaled nitric oxide reduces secondary brain damage after traumatic brain injury in mice. J Cereb Blood Flow Metab 2013；33:311-8.

［129］Giannopoulos S，Katsanos AH，Tsivgoulis G，Marshall RS. Statins and cerebral hemodynamics. J Cereb Blood Flow Metab 2012；32:1973-6.

［130］Jansen JO，Lord JM，Thickett DR，et al. Clinical review: Statins and trauma-a systematic review. Crit Care 2013；17:227.

［131］Feeney DM，Gonzalez A，Law WA. Amphetamine，haloperidol，and experience interact to affect rate of recovery after motor cortex injury. Science 1982；217:855-7.

［132］Salonia R，Empey PE，Poloyac SM，et al. Endothelin-1 is increased in cerebrospinal fluid and associated with unfavorable outcomes in children after severe traumatic brain injury. J Neurotrauma 2010；27:1819-25.

［133］Daugherty WP，Levasseur JE，Sun D，et al. Perfluorocarbon emulsion improves cerebral oxygenation and mitochondrial function after fluid percussion brain injury in rats. Neurosurgery 2004；54:1223-30；discussion 1230.

［134］Wagner AK，Scanlon JM，Becker CR，et al. The influence of genetic variants on striatal dopamine transporter and D2 receptor binding after TBI. J Cereb Blood Flow Metab 2014；34:1328-39.

[135] Wagner AK, Drewencki LL, Chen X, et al. Chronic methylphenidate treatment enhances striatal dopamine neurotransmission after experimental traumatic brain injury. J Neurochem 2009; 108:986-97.

[136] Spitz G, Alway Y, Gould KR, Ponsford JL. Disrupted White Matter Microstructure and Mood Disorders after Traumatic Brain Injury. J Neurotrauma 2017; 34:807-815.

[137] Kline AE, Massucci JL, Ma X, et al. Bromocriptine reduces lipid peroxidation and enhances spatial learning and hippocampal neuron survival in a rodent model of focal brain trauma. J Neurotrauma 2004; 21:1712-22.

[138] Wang GH, Zhang XG, Jiang ZL, et al. Neuroprotective effects of hyperbaric oxygen treatment on traumatic brain injury in the rat. J Neurotrauma 2010; 27:1733-43.

[139] Stoller KP. Hyperbaric oxygen therapy (1.5 ATA) in treating sports related TBI/CTE: two case reports. Med Gas Res 2011; 1:17.

[140] Harris B, Andrews PJ, Murray GD, et al. Systematic review of head cooling in adults after traumatic brain injury and stroke. Health Technol Assess 2012; 16:1-175.

[141] Li YH, Zhang CL, Zhang XY, et al. Effects of mild induced hypothermia on hippocampal connexin 43 and glutamate transporter 1 expression following traumatic brain injury in rats. Mol Med Rep 2015; 11:1991-6.

[142] Polderman KH. Application of therapeutic hypothermia in the ICU: opportunities and pitfalls of a promising treatment modality. Part 1: Indications and evidence. Intensive Care Med 2004; 30:556-75.

[143] Tokutomi T, Morimoto K, Miyagi T, et al. Optimal temperature for the management of severe traumatic brain injury: effect of hypothermia on intracranial pressure, systemic and intracranial hemodynamics, and metabolism. Neurosurgery 2007; 61:256-65; discussion 265-6.

[144] Sydenham E, Roberts I, Alderson P. Hypothermia for traumatic head injury. Cochrane Database Syst Rev 2009:CD001048.

[145] Andrews PJ, Sinclair HL, Battison CG, et al. European society of intensive care medicine study of therapeutic hypothermia (32-35 degrees C) for intracranial pressure reduction after traumatic brain injury (the Eurotherm3235Trial). Trials 2011; 12:8.

[146] Moore EM, Nichol AD, Bernard SA, Bellomo R. Therapeutic hypothermia: benefits, mechanisms and potential clinical applications in neurological, cardiac and kidney injury. Injury 2011; 42:843-54.

[147] Maiese K, Li F, Chong ZZ. New avenues of exploration for erythropoietin. JAMA 2005; 293:90-5.

[148] Chong ZZ, Kang JQ, Maiese K. Hematopoietic factor erythropoietin fosters neuroprotection through novel signal transduction cascades. J Cereb Blood Flow Metab 2002; 22:503-14.

[149] Wang L, Wang X, Su H, et al. Recombinant human erythropoietin improves the neurofunctional recovery of rats following traumatic brain injury via an increase in circulating endothelial progenitor cells. Transl Stroke Res 2015; 6:50-9.

[150] Guennoun R, Labombarda F, Gonzalez Deniselle MC, et al. Progesterone and allopregnanolone in the central nervous system: response to injury and implication for neuroprotec-

tion. J Steroid Biochem Mol Biol 2015；146：48-61.

[151] Wright DW, Kellermann AL, Hertzberg VS, et al. ProTECT：a randomized clinical trial of progesterone for acute traumatic brain injury. Ann Emerg Med 2007；49：391-402，402 e1-2.

[152] Chase A. Traumatic brain injury. No benefit of progesterone therapy in patients with TBI. Nat Rev Neurol 2015；11：65.

[153] Skolnick BE, Maas AI, Narayan RK, et al. A clinical trial of progesterone for severe traumatic brain injury. N Engl J Med 2014；371：2467-76.

[154] Frey BN, Andreazza AC, Rosa AR, et al. Lithium increases nerve growth factor levels in the rat hippocampus in an animal model of mania. Behav Pharmacol 2006；17：311-8.

[155] Thau-Zuchman O, Shohami E, Alexandrovich AG, Leker RR. Combination of vascular endothelial and fibroblast growth factor 2 for induction of neurogenesis and angiogenesis after traumatic brain injury. J Mol Neurosci 2012；47：166-72.

[156] Wexler EM, Geschwind DH, Palmer TD. Lithium regulates adult hippocampal progenitor development through canonical Wnt pathway activation. Mol Psychiatry 2008；13：285-92.

[157] Ekici MA, Uysal O, Cikriklar HI, et al. Effect of etanercept and lithium chloride on preventing secondary tissue damage in rats with experimental diffuse severe brain injury. Eur Rev Med Pharmacol Sci 2014；18：10-27.

[158] Tajiri N, Kaneko Y, Shinozuka K, et al. Stem cell recruitment of newly formed host cells via a successful seduction? Filling the gap between neurogenic niche and injured brain site. PLoS One 2013；8：e74857.

[159] Pati S, Khakoo AY, Zhao J, et al. Human mesenchymal stem cells inhibit vascular permeability by modulating vascular endothelial cadherin/beta-catenin signaling. Stem Cells Dev 2011；20：89-101.

[160] Hughes RH, Silva VA, Ahmed I, et al. Neuroprotection by genipin against reactive oxygen and reactive nitrogen species-mediated injury in organotypic hippocampal slice cultures. Brain Res 2014；1543：308-14.

[161] Hetz RA, Bedi SS, Olson S, et al. Progenitor cells：therapeutic targets after traumatic brain injury. Transl Stroke Res 2012；3：318-23.

[162] Carlson SW, Madathil SK, Sama DM, et al. Conditional overexpression of insulin-like growth factor-1 enhances hippocampal neurogenesis and restores immature neuron dendritic processes after traumatic brain injury. J Neuropathol Exp Neurol 2014；73：734-46.

[163] Liu SJ, Zou Y, Belegu V, et al. Co-grafting of neural stem cells with olfactory en sheathing cells promotes neuronal restoration in traumatic brain injury with an anti-inflammatory mechanism. J Neuroinflammation 2014；11：66.

第二章　干细胞概述

到了二十世纪初，人类只知道脑的基本单位是神经元，同时一个人天生就拥有所有的神经元，这些神经元在任何条件下都不能再生，这种理解使患者因疾病(创伤、自身免疫等)导致神经元死亡后几乎没有治疗选择。在二十世纪中期，这种观念在两个发现下被推翻：①发现神经干细胞；②重组技术允许我们在体外构造与个体基因匹配的神经元[1]。过去 40 年关于干细胞(stemcell)研究的文章数量逐渐增长，可以看出世界各国研究人员对干细胞的浓厚兴趣。

(一)干细胞概念的形成

Haekel 最初在德语"Stammzelle"中来代表最原始的单细胞生物，其他所有生物都是由此进化而来的。后来，他将该术语应用于受精卵，作为单个生物体中所有细胞的起源。Boveri 和 Wilson 将干细胞用于线虫蛔虫的细胞谱系，其经历反复分裂产生了不同的后代。而这之后，在二十世纪前半段几乎没有提到干细胞这个词，干细胞也并未出现在 1980 年以前的大多数胚胎学专著中。许多称为"teloblasts"的细胞经历重复分裂以产生分段的祖细胞，这些细胞有时会被称为干细胞。总之，胚胎学传统上很少使用干细胞一词，在使用它的地方多与重复分裂产生后代有关[2]。

Martin 应用胚胎干细胞一词则是起源于肿瘤(畸胎瘤)相关的生物学而非胚胎学，该名称主要特征是细胞的多能行为[3]。其后，干细胞最主要出现在血液系统的文献中，血液里所有细胞都源于骨髓中一个单一类型的细胞，即血胚细胞(hemocytoblast)或造血干细胞(hematopoietic stem cell，HSC)。这种理论没有被广泛接受，因为发现淋巴细胞有不同的起源。后来研究发现，骨髓移植可挽救放射线导致的动物致死，移植后在脾脏中可见造血细胞集落，这些集落含有红细胞、粒细胞和巨核细胞，当它们移植到另一个受照射的动物个体时宿主时会产生更多的集落。在原文中作者并未提及干细胞，只将这种称为"集落形成单位-脾脏"，其通常被认为就是造血干细胞。我们现在应称其为多潜能祖细胞而不是真正的干细胞，因为它们再次移植后没有表现出比骨髓更强的潜能，其次它们没有形成淋巴细胞[2]。

(二)干细胞的定义

干细胞的现代定义类似于由 Lajtha 提出的一个共识，虽然源于血液学，但它有效地包含了胚胎学的观点[4]。干细胞应具有以下特征：①干细胞可以自我复制；②干细胞可分化成不同功能的细胞后代；③干细胞可持续很长时间；④干细胞的活性受周围环境的调节。前两条表明了干细胞具有自我更新和分化后代的关键能力。干细胞在分裂并产生的子代细胞中至少有一个还保持着干细胞的原始状态，"注定要分化"意味着细胞分化前其分裂可能会持续一段时间，但不是无限期，分化后的终末细胞具有特殊的结构，能够执行特定的功能。第三条表示干细胞应该能在组织培养基中无限生长。如果它是有机体的一部分，它应该是伴随机体的整个生命周期，这种无限周期真正区分了干细胞和祖细胞，祖细胞增殖只能有限数量的循环。第四条表明所有干细胞都存在于控制其增殖和分化的特定微环境中，体外也可以模拟体内的微环境来培养干细胞。

根据定义，干细胞必须分化产生后代，但每种干细胞可产生多少分化的细胞类型？答案非常多变，这取决于相关组织。在肠道中，干细胞与几种类型的肠内分泌细胞一起产生吸收性、杯状、簇状和 Paneth 细胞。在骨髓中，HSC 产生血液和免疫系统的所有细胞类型。而睾丸的精原细胞只产生精子。通常认为表皮干细胞仅产生角质形成细胞，但它们也可形成一种称为 Merkel 细胞的神经内分泌细胞，负责触觉敏感性。肠和表皮的例子表明，神经内分泌细胞可以来自与中枢和周围神经系统不同的表皮干细胞，但这种形成并不表示所有干细胞都具有能够形成其他组织细胞类型更广泛的潜能[2]。

Leblond 将细胞分为静态和扩展。静态的细胞类型完全是有丝分裂后的，它们包括多核肌纤维和神经元，这些主要在胚胎中形成，生后不会分裂。而称之为扩展的一些细胞类型在出生后仍长期继续分裂，并且偶尔能够修复损伤，该类型包括肝、肾和胰腺的结缔组织和上皮组织。最后，还有一种由干细胞供给，其在整个生命中存在持续的更新和消失的组织，包括表皮、肠上皮、造血系统和精原细胞[5]。显然，由 Leblond 分类为静态或扩展的细胞不是干细胞，但一个特定的细胞类型不是干细胞并不意味着该细胞类型所属的组织中没有干细胞。例如，在中枢神经系统的某些部位有一些神经干细胞，骨骼肌中有许多卫星细胞可以在损伤后形成新的肌肉纤维。

尽管在此处提出的定义有合理的共识，但许多文献中仍然存在一个常见术语"干/祖细胞"，它混合了两种完全不同的细胞行为，应避免使用。

（三）干细胞的类型

并非所有干细胞都具有相同的潜能，即产生相似细胞类型的能力。干细胞根据特点和功能分为全能（totipotent），多能（pluripotent）和多潜能（multipotent）干细胞。全能意味着能够在体内形成任何细胞以及胎盘的滋养外胚层；多能意味着能够在体内形成任何细胞；多潜能意味着能够形成多种细胞类型。

在胚胎学中，受精卵形成后细胞细分为三层：内胚层，产生许多内脏器官的细胞；中胚层，产生肌肉和血液；外胚层，产生神经系统和上皮层。对于哺乳动物在原肠胚形成之前，胚胎的组织被分为两大类：胚胎外和胚胎。胚胎外组织主要指细胞羊膜囊和胎盘，这是胚胎发育必不可少但在出生后丢弃的器官。根据定义，唯一已知无可争议的全能干细胞类型是受精卵，它可以产生所有三种胚胎胚层和胚胎外组织。多能干细胞可以分别以"幼稚（naive）"和"始发（primed）"两种不同的状态存在。幼稚细胞在雌性中具有活性的 X 染色体，可以在小鼠胚泡中形成嵌合体，在白血病抑制因子的反应下维持多能性；始发细胞表现 X 染色体失活，不形成嵌合体，在成纤维细胞生长因子的反应下维持多能性。两种类型都可以在体外无限制地繁殖，并且在适当的培养条件下能够产生多种细胞类型，可能是正常生物中的所有细胞类型，但除了胎盘的滋养外胚层，当移植到免疫相容性宿主后可形成畸胎瘤。多能干细胞包含胚胎干细胞（embryonic stem cell，ESC）或诱导多能干细胞（induced pluripotent stem cell，iPSC）。ESC 从早期胚胎的内细胞群在体外培养所得，在一定条件下能够分化为三个胚层的细胞，形成生物体的各种结构[6]，iPSC 是通过分化的细胞（如成纤维细胞、白细胞或上皮细胞）中表达关键的多能性相关转录因子而产生[7]。最优质的 iPSC 系与 ESC 非常相似。成体中保持组织更新的干细胞通常是多潜能干细胞，多潜能干细胞至少可产生两种不同谱系，而且通常来自相同的胚胎胚层。

干细胞还可以根据发育过程出现先后分为 ESC 和组织特异性干细胞（或成体干细胞）。组织特异性干细胞群存在于成体体内并产生后代以代替异常的组织。研究较多的包括造血系统、表皮细胞、肠上皮细胞和睾丸的精原细胞。在正常情况下，组织特异性干细胞不产生其他组织类型的细胞，所有类型的组织特异性干细胞都位于适合干细胞功能的微环境中，这里通常会分泌维持干细胞增殖的 WNT 信号[8]。还有一些类型的干细胞不经历连续分裂，但保留在组织需要再生时起作用，典型的例子是肌肉卫星细胞，它通常是静止的，但在受伤后能够被动员、分裂并融合以形成新的肌纤维[9]。

(四)干细胞的标志

如何证明细胞是否是干细胞,或者,是否具有干细胞的行为? 早期使用 RNA 分析试图来发现所有干细胞的特征被证明是不成功的[10]。细胞通常被认为是干细胞,因为它表达与干细胞相关的一种或多种特定基因产物。事实上,没有分子标记可识别所有干细胞或排除所有非干细胞。一般细胞代谢和分裂所需的成分存在于干细胞中,但它们也存在于许多其他细胞群中。

多能干细胞表达维持多能状态所必需的转录因子[11]。多能性的关键成员是 POU 结构域转录因子 OCT4(也称为 OCT3 和 POU5F1),OCT4 的存在对于多能干细胞的特性是必需的。然而,OCT4 基因条件敲除表明,它不是维持小鼠中的任何组织特异性干细胞群所必需的[12]。因此,OCT4 不能被认为是一般的干细胞标记物。已有人提出了在小鼠或人生殖细胞以外的细胞中发现表达 OCT4 的细胞的说法,但是由于存在交叉反应抗原和假基因而使其复杂化[13]。

1.端粒酶

在所有干细胞中最有可能发现的成分是端粒酶复合物[14]。在每个染色体末端的结构称为端粒,由脊椎动物中是由许多重复的简单序列 TTAGGG 组成。由于 DNA 复制的性质,双螺旋不能被复制到最后,所以一部分端粒在每个细胞周期中丢失。在足够的循环之后,染色体末端的侵蚀激活了感知 DNA 双链断裂的系统并导致细胞死亡。这个过程是大多数原代培养细胞系生存时间有限的重要原因,在体外一定数量的群体倍增后经历衰老。在体内必须有一种修复端粒的机制,这是由端粒酶复合物提供的,其最重要的成分是一种称为 TERT 的 RNA 依赖性 DNA 聚合酶,它包含 DNA 中端粒序列的 CCCTAA 模板[15]。在生殖细胞中发现了高表达的端粒酶,来确保下一代全长染色体的存活。端粒酶也在永久性组织细胞系和大多数癌症中上调。但是,大多数类型的体细胞很少或没有端粒酶。多潜能干细胞含有一些端粒酶,一般足以维持细胞正常周期的分裂,但不足以完全逆转端粒的侵蚀。端粒酶的存在可以被认为是干细胞,虽然它不是特异性的,它也可存在于永久性组织培养系、早期胚胎和大多数癌症中。

2.其他标志物

细胞表面糖蛋白 CD34 存在于人类 HSC 上,可用于从富含它们的骨髓中进行细胞分选,它曾被认为是一些更普遍的干细胞标记物[16]。但是,它也在非干细胞类型中发现,如毛细血管内皮细胞,尚不清楚它是否真的对于 HSC 的行为非常关键。事实上,由于在小鼠 HSC 上没有发现 CD34,而鼠 HSC 通常与人类相似,因此 CD34 对维持干细胞的行为很可能不是特别重要。在人类 ESC 或大多数表皮干细胞上未发现 CD34,表明它不是通用的干细胞标记物。

已知干细胞功能所需的分子标记是 LGR5[17]。这是 WNT 家族信号分子的辅助受体,存在于肠、毛囊、乳腺和胃的干细胞上[18]。这些类型的干细胞都依赖于 WNT 信号传导以进行持续的细胞分裂,因此 LGR5 的存在是非常必要的。然而,在其他类型的干细胞中未发现 LGR5,因此它也不能被认为是通用标记物。

另一种标记物是通过染料排斥提供的,特别是排斥 Hoechst 33342。Hoechst 33342 是双苯甲酰亚胺染料,由紫外光激发以发射蓝色荧光,它被广泛用作 DNA 结合试剂,但它也可以从一些细胞类型中主动泵出,如果细胞亚群比剩余细胞缺少更多的染料,那么它在流式细胞术中显示为比平均值更少的一组蓝色荧光细胞。在某些情况下,这类群体富含干细胞,特别是在小鼠骨髓中,它表现出和使用 FACS 分选富含 HSC 相似程度的干细胞[19]。染料排斥性是由于细胞膜转运分子的活性,包括 P-糖蛋白(MDR1)和 ABC 类转运蛋白,染料排斥表明所有疏水性小分子的输出能力增加,这些小分子对细胞有毒。但这种能力对干细胞行为不太重要,小鼠 ESC 显示染料排斥,而人类则没有[20]。

总之,没有单一基因产物存在于所有干细胞中而不存在其他非干细胞中,许多所谓的干细胞标记物对干细胞行为并不需要。

3.标记保留

Lajtha认为HSC与其细胞后代相比分裂缓慢,分裂之间的较长阶段可以使细胞经历完整的DNA修复,从而最大限度地减少可能导致癌症的体细胞突变[4]。标记保留与分裂缓慢相关的原因如下:当细胞群暴露于DNA前体时,核苷溴脱氧尿苷(BrdU)以与胸苷相同的方式被细胞代谢,所有经历DNA合成的细胞将其掺入其DNA中并因此被标记[21]。可以通过免疫染色来检测细胞核中的BrdU。没有BrdU供应后,只要细胞分裂仍在继续,那么DNA中的BrdU水平将随着每个后续的S期减半,并且在约5～6次分裂后变得检测不到。如果细胞分裂的速度低于平均值,它将更长时间的保留BrdU使其能被检测到。这种相对静止的行为被认为是维持某些类型干细胞再生功能所必需的。在小鼠中如果静息的机制通过敲除关键成分来干扰,HSC或肌肉卫星细胞群生命周期中就会因为它们分裂太多而逐渐耗尽[22]。

然而,干细胞中的标记保留不是普遍的,在肠或表皮干细胞中未显示,当然在培养中经历快速分裂的多能干细胞也未显示。此外,还有许多其他分裂缓慢的非干细胞群可显示,特别是偶尔分裂的分化细胞。因此,标记保留不能被视为通用的干细胞标记。

(五)龛

干细胞龛的概念在20世纪70年代出现以解释这样一个事实,即来自骨髓的CFU-S细胞在体外比体内HSC具有更小的分化潜能[23]。这个理念说明是干细胞需要持续暴露于周围细胞释放的信号以维持其干细胞行为,Spradling首次通过果蝇来证明了该理论[24]。在果蝇卵巢中有干细胞,它们与分泌一种称为Decapentaplegic(Dpp)的TGF-β样分子的体细胞接触,Dpp维持干细胞有丝分裂,但随着它们的分裂,它们的后代与体细胞变得无法接触,更少暴露于Dpp,Dpp信号的下降抑制了卵母细胞的成熟过程,使它们能够分化为成囊细胞。这种现象很好地说明了龛的作用,干细胞只要与龛接触就会继续分裂,当它们不再接触时它们会分化。如果通过实验去除干细胞,其位置可以由已经分化的成囊细胞取代,成囊细胞占据的位置使它再次成为正在分裂的干细胞。

哺乳动物体内的所有干细胞类型可能都存在于这样的特定龛中,龛控制着它们的行为。例如,肠干细胞位于供应WNT信号的Paneth细胞附近[25],精原干细胞位于提供胶质衍生神经营养因子(glial-derived neurotrophic factor,GDNF)Sertoli细胞附近[26]。在这两种情况下,需要信号分子来维持干细胞的有丝分裂,去除这些信号会导致细胞分裂的终止。在骨髓中,HSC通常位于血管附近。WNT信号对于许多干细胞功能的维持非常重要,至少是肠、胃、表皮、毛囊和乳腺这些组织[8]。但不能说龛就是WNT信号,因为其他因素也起作用,譬如WNT信号在HSC和精原干细胞方面的作用就仍不清楚。

(六)细胞移植和体外培养

移植是否应成为干细胞定义的一部分?这面临着两个问题。首先,细胞可以移植到免疫相容性宿主中,并且即使它们不是干细胞也能继续发挥作用。例如肝细胞移植物或胰岛细胞[27,28],还有许多其他移植物。其次,细胞的性质可能会随着移植而改变,因为存在解离、分离和注射等操作以及宿主环境的影响。在血液病的移植中,宿主通常经过射线或用细胞毒性药物治疗,这都可能对干细胞行为产生影响。很明确的是移植后HSC与未受干扰的HSC行为不同[29],移植后只有少数HSC克隆可以再生血液,而在正常的体内平衡中,HSC克隆数量要大得多,并且一些多能祖细胞的存活时间也要长得多。即使HSC它不构成Lajtha干细胞定义的一部分,但HSC移植已经是非常重要的治疗手段了。

干细胞特性可以在移植时发生变化,但在体外培养过程中它们可以强烈地发挥作用。组织培养基通常可以实现细胞快速生长,而移植到体内大多数细胞缓慢分裂或静止。由于这个原因,即使在培养基中显示干细胞行为的细胞当移植到体内后并不显示干细胞行为。最明显的例子是 ESC 本身,在体外 ESC 可以无限制地增殖,并且可以产生广泛的分化后代,但在体内,母体细胞迅速获得更多特定的形式,这取决于早期胚胎中存在的形态发生梯度。还有其他例子,如神经球是悬浮生长的小细胞团块,它们包含未分化的细胞以及神经元和神经胶质,当分离和重新培养后,小部分细胞会产生新的神经球,尽管在哺乳动物大脑中存在一些真实的神经干细胞,但神经球可以从中枢神经系统的任何部分培养,无论其是否含有干细胞[30, 31]。

有许多细胞系被描述为"干细胞",它们与体内真实干细胞的关系并不确定。值得注意的是,"干细胞"现在由各种公司销售用于人类疾病的治疗[32]。其中最常见的是间充质干细胞(mesenchymal stem cell, MSC)。MSC 确实存在于骨髓中,可能是骨的前体,其在体外通常被认为具有广泛的可塑性并且能够在移植后形成许多细胞类型。然而,在 2000 年左右此类文章广泛报道之后,现在认为 MSC 的这些能力被严重夸大,并且他们在移植后可能产生的任何有益影响都是由于炎症、血管生成和免疫调节的作用[33, 34]。根据本文的定义标准,这些大多数不会被视为干细胞。

(七)体内标记

确定体内干细胞行为最可靠的方法是遗传谱系标记。这也是在果蝇研究中开创的。之后,Margolis 和 Spradling(1995)发现了胚胎谱和卵泡细胞克隆均被使用 flippase 重组酶(FRT)标记,干细胞中的标记会无限期地存在[35]。CreER 系统是在小鼠中最广泛使用的干细胞标记[36]。原理是使用 DNA 重组酶(Cre)对体内具有特定启动子高活性细胞类型进行永久的遗传标记,该标记可以随遗传细胞分裂并且不受后代细胞发生分化而影响。修饰的 Cre 可被雌激素样激素激活,使标记能够在特定时间启动。一旦被标记,干细胞将产生标记组织的范围,其分化的后代均带有标记,标记的范围将随着细胞分裂和成熟逐渐增长,并最终通过去除死亡标记细胞和添加新标记细胞达到稳态,这种标记模式从长远来看没有变化。相比之下,如果标记扩增细胞将仅产生瞬时的效应,当它们成熟并死亡后标记就会消失。

通常认为干细胞必须经历非对称分裂,其中一个是干细胞而另一个注定是要分化的[37]。但干细胞通常不是按严格的细胞分裂程序,一些分裂产生两个干细胞,一些产生两个祖细胞,另一些产生一个干细胞,这被称为随机模型[38]。许多研究已经表明干细胞遵循随机而非强制性的非对称分裂程序[39]。如在强制性非对称分裂的情况下,标记的干细胞克隆各自包含一个干细胞加上它们的所有后代,当达到稳定状态时,标记的克隆应该持续保持相同的大小。然而,在随机模型中,如果它们的干细胞分裂形成两个转运扩增细胞,则克隆可能会丢失;如果分裂形成两个干细胞,它们的大小可能会增加。这种情况预测标记克隆的数量应随着时间逐步下降,而克隆的大小应逐渐变得增加,这就意味着标记克隆占据的组织比例保持大致恒定,该行为是在对表皮、精原细胞和肠上皮细胞标记的定量分析谱系时所观察到的。因此,这可能会成为哺乳动物干细胞存在的标准的自我更新、持久和分化等关键特性。如果随机模型确实是正确的,那么它确实意味着存在某些机制可以控制干细胞的数量,防止它们消失或像肿瘤一样生长。这可能是龛的作用,也是未来研究的方向[2]。

(八)临床应用

在很多疾病治疗中,器官移植可以起到根治的效果,但人体器官移植经常面临组织移植后产生的排异反应而导致死亡。而且 ESC 在人类中获取很困难,一个成年患者体内并没有胚胎细胞。如果能利用患者本身的体细胞逆转为干细胞再发育成为所需的组织,那器官移植的排斥问题就会迎刃而解了,这个概念意味着两种不同的细胞直接相互转换。目前有三种获得来自患者多能干细胞的方法:多能干细胞与体细胞融合、体细胞核移植(somatic cell nuclear transfer,SCNT)和直接重新编程。最流行的方法是直接重新编程,它通过转染特定的基因,将体细胞重新编程逆转为干细胞。2006 年,日本学者 Takahashi 和 Yamanaka 将四种基因:Oct-3/4、Sox2、c-Myc 和 Klf4 通过一种逆转录病毒载体,导入小鼠皮肤成纤维细胞中,可以使来自胚胎小鼠或者成年小鼠的不同的纤维原细胞拥有 ESC 的多能性,他们将经由这种方法获得的干细胞命名为 iPSC,这些 iPSC 能表达 ESC 的各种表面标记,可以分化为各种组织细胞。2007 年,Yamanaka 等人采用了 NANOG 作为分子标记,利用人体皮肤细胞成功诱导生成类似 ESC 性质的全能干细胞,经表观遗传学分析证明,在 DNA 甲基化、H3K4、H3K27 甲基化、X 染色体失活等方面,都接近于正常的 ESC,而且这些 iPSC 植入生殖系统后可以正常发育[40-42]。

干细胞移植在理想情况下,细胞在遗传上与患者完美匹配,不需要使用免疫抑制药物,虽然这类药物是传统器官移植所必需的。但因为干细胞在培养基中可能过度增殖或分化不足,其固有的成瘤性会成为一个问题。最近的 I 期临床实验表明,干细胞可能在数年内会导致功能改善,副作用很少[43]。但最终定论仍需要更大的样本、更长的时间来确定。

综上,干细胞没有通用的分子标记,它们并非全处于静止水平,甚至它们可能不能在单个细胞水平上来定义,而是细胞群。当然,被认为是或不是干细胞全部取决于所采用的定义。本文给出的定义包括四个属性,它们构成了当今大多数科学家都能接受的干细胞的共识。也许是因为干细胞受到世界各国学者的广泛研究,干细胞概念还受到了一些哲学家的关注。从干细胞生物学来看,我们不应该考虑干细胞本身,而应考虑在特定环境中显示的干细胞行为。在一些媒体甚至医学界,干细胞被认为是可以做任何事情的奇迹细胞。当对患有某些严重疾病的患者进行移植后,干细胞将重建受损组织并使患者再次康复。实际上没有这样的细胞,但肯定有细胞表现出干细胞的行为,而再生医学的未来必须建立在对干细胞特性的良好科学认识上。

章后参考文献

[1] Tabansky I,Stern JNH. Basics of Stem Cell Biology as Applied to the Brain. In: Pfaff D,Christen Y,eds. Stem Cells in Neuroendocrinology. Cham (CH),2016.

[2] Slack JMW. What is a stem cell? Wiley Interdiscip Rev Dev Biol 2018;e323.

[3] Martin GR. Isolation of a pluripotent cell line from early mouse embryos cultured in medium conditioned by teratocarcinoma stem cells. Proc Natl Acad Sci U S A 1981;78:7634-8.

[4] Lajtha LG. Stem cell concepts. Differentiation 1979;14:23-34.

[5] Leblond CP. The life history of cells in renewing systems. Am J Anat 1981;160:114-58.

[6] Tachibana M,Amato P,Sparman M,et al. Human embryonic stem cells derived by somatic cell nuclear transfer. Cell 2013;153:1228-38.

[7] Gonzalez F,Huangfu D. Mechanisms underlying the formation of induced pluripotent stem cells. Wiley Interdiscip Rev Dev Biol 2016;5:39-65.

[8] Clevers H,Loh KM,Nusse R. Stem cell signaling. An integral program for tissue renewal and regeneration:Wnt signaling and stem cell control. Science 2014;346:1248012.

[9] Brack AS,Rando TA. Tissue-specific stem cells:lessons from the skeletal muscle satellite cell. Cell Stem Cell 2012;10:504-14.

[10] Leychkis Y, Munzer SR, Richardson JL. What is stemness? Stud Hist Philos Biol Biomed Sci 2009; 40:312-20.

[11] Dunn SJ, Martello G, Yordanov B, et al. Defining an essential transcription factor program for naive pluripotency. Science 2014; 344:1156-1160.

[12] Lengner CJ, Camargo FD, Hochedlinger K, et al. Oct4 expression is not required for mouse somatic stem cell self-renewal. Cell Stem Cell 2007; 1:403-15.

[13] Liedtke S, Enczmann J, Waclawczyk S, et al. Oct4 and its pseudogenes confuse stem cell research. Cell Stem Cell 2007; 1:364-6.

[14] Blasco MA. Telomeres and human disease: ageing, cancer and beyond. Nat Rev Genet 2005; 6:611-22.

[15] Bekaert S, Derradji H, Baatout S. Telomere biology in mammalian germ cells and during development. Dev Biol 2004; 274:15-30.

[16] Sidney LE, Branch MJ, Dunphy SE, et al. Concise review: evidence for CD34 as a common marker for diverse progenitors. Stem Cells 2014; 32:1380-9.

[17] van der Flier LG, Clevers H. Stem cells, self-renewal, and differentiation in the intestinal epithelium. Annu Rev Physiol 2009; 71:241-60.

[18] Snippert HJ, Haegebarth A, Kasper M, et al. Lgr6 marks stem cells in the hair follicle that generate all cell lineages of the skin. Science 2010; 327:1385-9.

[19] Goodell MA, Brose K, Paradis G, et al. Isolation and functional properties of murine hematopoietic stem cells that are replicating in vivo. J Exp Med 1996; 183:1797-806.

[20] Zeng H, Park JW, Guo M, et al. Lack of ABCG2 expression and side population properties in human pluripotent stem cells. Stem Cells 2009; 27:2435-45.

[21] Goodlad RA. Quantification of epithelial cell proliferation, cell dynamics, and cell kinetics in vivo. Wiley Interdiscip Rev Dev Biol 2017; 6.

[22] Rumman M, Dhawan J, Kassem M. Concise Review: Quiescence in Adult Stem Cells: Biological Significance and Relevance to Tissue Regeneration. Stem Cells 2015; 33:2903-12.

[23] Schofield R. The relationship between the spleen colony-forming cell and the haemopoietic stem cell. Blood Cells 1978; 4:7-25.

[24] Losick VP, Morris LX, Fox DT, Spradling A. Drosophila stem cell niches: a decade of discovery suggests a unified view of stem cell regulation. Dev Cell 2011; 21:159-71.

[25] Farin HF, Jordens I, Mosa MH, et al. Visualization of a short-range Wnt gradient in the intestinal stem-cell niche. Nature 2016; 530:340-3.

[26] Yoshida S. From cyst to tubule: innovations in vertebrate spermatogenesis. Wiley Interdiscip Rev Dev Biol 2016; 5:119-31.

[27] Cantz T, Sharma AD, Ott M. Concise review: cell therapies for hereditary metabolic liver diseases-concepts, clinical results, and future developments. Stem Cells 2015; 33:1055-62.

[28] Bruni A, Gala-Lopez B, Pepper AR, et al. Islet cell transplantation for the treatment of type 1 diabetes: recent advances and future challenges. Diabetes Metab Syndr Obes 2014; 7:211-23.

[29] Busch K, Klapproth K, Barile M, et al. Fundamental properties of unperturbed haema-

topoiesis from stem cells in vivo. Nature 2015; 518:542-6.

[30] Bond AM, Ming GL, Song H. Adult Mammalian Neural Stem Cells and Neurogenesis: Five Decades Later. Cell Stem Cell 2015; 17:385-95.

[31] Reynolds BA, Rietze RL. Neural stem cells and neurospheres-re-evaluating the relationship. Nat Methods 2005; 2:333-6.

[32] Turner L, Knoepfler P. Selling Stem Cells in the USA: Assessing the Direct-to-Consumer Industry. Cell Stem Cell 2016; 19:154-157.

[33] Wagers AJ, Weissman IL. Plasticity of adult stem cells. Cell 2004; 116:639-48.

[34] Nombela-Arrieta C, Ritz J, Silberstein LE. The elusive nature and function of mesenchymal stem cells. Nat Rev Mol Cell Biol 2011; 12:126-31.

[35] Margolis J, Spradling A. Identification and behavior of epithelial stem cells in the Drosophila ovary. Development 1995; 121:3797-807.

[36] Hsu YC. Theory and Practice of Lineage Tracing. Stem Cells 2015; 33:3197-204.

[37] Knoblich JA. Mechanisms of asymmetric stem cell division. Cell 2008; 132:583-97.

[38] Klein AM, Simons BD. Universal patterns of stem cell fate in cycling adult tissues. Development 2011; 138:3103-11.

[39] Rompolas P, Mesa KR, Kawaguchi K, et al. Spatiotemporal coordination of stem cell commitment during epidermal homeostasis. Science 2016; 352:1471-4.

[40] Takahashi K, Yamanaka S. Induction of pluripotent stem cells from mouse embryonic and adult fibroblast cultures by defined factors. Cell 2006; 126:663-76.

[41] Yu J, Vodyanik MA, Smuga-Otto K, et al. Induced pluripotent stem cell lines derived from human somatic cells. Science 2007; 318:1917-20.

[42] Takahashi K, Tanabe K, Ohnuki M, et al. Induction of pluripotent stem cells from adult human fibroblasts by defined factors. Cell 2007; 131:861-72.

[43] Schwartz SD, Hubschman JP, Heilwell G, et al. Embryonic stem cell trials for macular degeneration: a preliminary report. Lancet 2012; 379:713-20.

第三章 内源性神经干细胞的动员

对于颅脑创伤引起的一系列病理生理改变,目前仍无特别有效的治疗手段。伤后海马区域受损可导致学习记忆功能改变,但少部分人会出现认知功能的恢复,这种自然的恢复过程提示伤后脑内存在着一种自身的修复机制。研究表明,在动物的整个生命周期中,神经干细胞(neural stem cell,NSC)在大脑的特定区域中持续存在,可以自我更新并分化为新的神经元和神经胶质细胞,这些内源性 NSC 可能在中枢神经系统损伤或疾病中发挥再生和修复作用[1]。颅脑创伤后可观察到高水平的细胞增殖和神经新生,这样就提出了利用自身的神经新生能力来重建和修复受损大脑的治疗策略,这也是干细胞治疗的一种手段,其在神经再生领域越来越受到关注。

(一)正常的神经新生

成熟哺乳动物的大脑传统上被认为是没有再生能力的器官,但是当通过共聚焦显微镜发现大脑中存在 NSC 并可以产生神经元和神经胶质细胞后,该观点被修正。成熟脑组织中神经新生的区域主要局限于侧脑室周围的室下区(subventricular zone,SVZ)和海马齿状回颗粒下区(subgranular zone,SGZ)[2,3]。大多数 SVZ 的后代是神经母细胞,沿着喙侧迁移流(rostral migratory stream)向嗅球进行迁移,在那里它们大多数分化为嗅颗粒细胞,这是一群抑制性中间神经元,位于最深层,少部分则分化为周围神经元,位于表面,接收更直接的感觉信息[4,5],SVZ 细胞的另一个亚群迁移到脑皮质区域,它们可能参与修复或细胞更新的机制[6]。SGZ 新产生的细胞由于营养支持有限,超过一半的新生细胞在第一个月内凋亡,那些生存的细胞横向迁移到颗粒细胞层中并显示出成熟颗粒神经元的特性,新生成的颗粒神经元在 3~7 周成熟形成突触并将轴突延伸到其正确的目标区域,其中参与脑回路的细胞占齿状回总颗粒细胞的 6%[7-9]。两个神经源区域之间的关键区别是嗅球区域是用新生神经元取代现有的神经元,而齿状回区域则是连续添加和整合新的神经元[10]。

新神经元的产生涉及不同阶段:新细胞的增殖,靶向区域的迁移,分化为适当的神经元细胞类型并整合到已存在的神经回路中。这些阶段会受到许多理化因素的影响。例如,血清素、糖皮质激素、卵巢类固醇和生长因子都会调节增殖反应,表明这些区域内的细胞增殖具有生理上的重要性[11-14]。在 SVZ 和迁移的神经细胞中表达的转录因子 Pax6 可控制神经元前体细胞的命运[15]。内皮细胞可产生促进 NSC 自我更新和增加神经发生的因子[16,17]。主要作用于 GABA 能系统的酒精依赖可抑制 SGZ 细胞增殖[18]。此外,某些物理刺激也会引起细胞增殖的改变。认知和运动较多的环境增加了 SVZ 和 SGZ 中的细胞增殖和神经新生,而应激减少了这类细胞的反应[19]。疾病或创伤也会对正常功能造成破坏。

(二)新生细胞的功能

在正常成年 SGZ 新生的颗粒细胞具有被动膜特性、产生动作电位和功能性突触输入,可被认为是功能性神经元,成年海马神经新生与学习和记忆功能有关[8,20,21]。例如,神经新生相关基因表达较低的小鼠在学习任务上表现不佳;相反,物理活动刺激可使新的神经元产生增加,伴随着空间学习能力增强[22,23]。此外,通过辐射或药物使海马神经新生减少,可观察到海马依赖性眨眼调节、情景恐惧条件反射以及长期空间记忆功能测试更差[24, 25]。这些研究证明成年海马中新生的神经元在正常海马相关的功能中起关键作用。与海马神经新生明显作用相比，SVZ-嗅神经发生的功能不太确定。到目前为止，较少的研究发现成年嗅球中产生的神经元在嗅觉的维持、辨别和感知中起关键作用[26, 27]。这些新生细胞的功能取决于细胞的数量以及它们的存活、分化和最终整合到现有的神经元回路中。

（三）人脑的神经新生

在正常的成年啮齿类动物脑中，SVZ 和 SGZ 这些区域会定期产生大量新生细胞。具体而言，大鼠齿状回每天产生约 9000 个新细胞，考虑到大鼠总的颗粒细胞群是 $(1\sim2)\times10^6$ 个，这种新生细胞的程度足以影响整个脑的网络[28]。许多新生的细胞只存在 2 周或更短的时间，虽然这个时间对于神经胶质细胞足够长，但对于神经元的形成和整合却不一定够，因其大约需要 10~14 天，然而，这些细胞中也有少数可持续数月至数年[29]。

与啮齿动物相比，人脑中神经新生的程度不太清楚。没有证据表明人类 SVZ 中存在像啮齿动物一样的神经母细胞迁移链[30]。成年人脑中最典型的神经源性区域是侧脑室内的 SVZ，已经确定该区域的星形细胞带可在体内增殖并且在体外可表现为多能的祖细胞[30]。在人类的另一个神经源性区域中，对死于癌症的患者使用 BrdU 染色在组织切片上证明了体内海马齿状回存在神经新生[31]。最近的一项研究发现，人类新神经元的产生和迁移仅局限于儿童早期[32, 33]。

（四）颅脑创伤后内源性 NSC 的反应

因为 SVZ 和 SGZ 这两个区域产生的神经元具有功能性，所以吸引了许多研究者对这种内源性干细胞再生能力的兴趣。有证据表明 SVZ 细胞在颅脑创伤后发生增殖和表型变化，表现为 SVZ 范围扩大、细胞总数增加和增殖细胞数量增加[34-37]。同侧 SVZ 增殖在颅脑创伤后增加 2 至 4 倍，而对侧 SVZ 增殖幅度较小[38]。同样，伤后 SGZ 细胞也会出现明显增加[39]。还发现，幼年大脑在伤后的神经源性反应比成年和老年大脑更强，幼年动物这种高水平的细胞增殖可能有助于更好的功能恢复[40]。

颅脑创伤不仅影响 SVZ 和 SGZ 内 NSC 的增殖，也影响 NSC 的迁移。伤后 NSC 可偏离其正常的生理迁移途径并以血管的相关模式进入损伤部位，虽然促使这种途径改变的信号仍在研究中，但它多被认为是由损伤微环境中活化细胞分泌的趋化因子和炎症因子所致[34, 37, 41, 42]。

颅脑创伤导致神经元丢失的最多的区域还是在皮层。如前所述，伤后大脑会诱发 NSC 从 SVZ 或 SGZ 迁移到皮层病灶，但潜伏在皮层的 NSC 也可能在伤后被激活。在啮齿类动物中，当神经元死亡后，皮层中的 NSC 分化成前脑 VI 层的皮质神经元并存活数月，还可形成适当与下丘脑的连接，人类这种在非神经源性区域的 NSC 可从一些开颅减压术后切除的脑皮质中分离和培养来证实，表现为 NSC+ 标记物的细胞数量增加[38, 43, 44]。这些结果明显表明大脑通过内源性 NSC 在损伤后进行了修复和再生。伤后增殖的细胞同时也在神经胶质瘢痕的形成中起重要作用，其开始于 NG2+ 细胞群的扩大，然后主要是小胶质细胞增殖和成纤维细胞的浸润，这个过程也称为反应性神经胶质增生[45]。胶质瘢痕通过产生硫酸软骨素蛋白多糖和其他髓鞘相关抑制剂抑制轴突再生，但同时该区域的星形细胞可通过谷氨酸、一氧化氮和神经营养因子可防止细胞进一步丢失，以上诸多因素综合导致轴突再生能力没有周围神经系统明显[46-48]。

（五）颅脑创伤后内源性修复机制的因子

颅脑创伤后有活性的细胞可分泌许多促进和减轻损伤的因子，这些因子可介导伤后内源性 NSC 的行为，而且它们之间存在很多相互作用。

1.基质细胞衍生因子-1α(Stromal cell-derived factor 1α，SDF-1α)

伤后 24 小时,在损伤灶周围实质内可观察到趋化因子 SDF-1α 的表达增加且持续 3 天后下降,14 天左右有恢复至基线[49,50]。体外和体内数据均表明局部 SDF-1α 的增加是由周围组织内活性的星形细胞产生[51]。体内研究表明损伤微环境中的 SDF-1α 在将内源性 NSC 招募至损伤区域中并发挥关键作用[50]。体外 SDF-1α 与血管基底膜粘连蛋白协同作用也可增加对 NSC 的趋化作用[52]。此外,阻断 SDF-1α 受体 CXCR4 的活性可减弱 NSC 向损伤灶的迁移[53]。

2.血管内皮生长因子(Vascular endothelial growth factor，VEGF)

在几种颅脑创伤模型中均可观察到 VEGF 的表达增加。伤后 VEGF 的分泌先后分别与损伤灶周围中性粒细胞、内皮细胞和活性星形细胞有关[54]。在体外和体内实验中,VEGF 可直接刺激来增加 NSC 迁移以及通过内皮细胞和其他生长因子间接促进 NSC 迁移[55,56]。VEGF 脑室内注射不仅可以促进增殖,而且还可以减少 NSC 凋亡,从而有助于增加 SVZ 的范围和颅脑创伤后的存活率[57]。

3.表皮生长因子(Epidermal growth factor，EGF)

颅脑创伤后损伤灶周围 EGF 的表达增加相对短暂,最初 24 小时内达到峰值并在 3 天内恢复到基线水平,而海马 CA1 区域表达可持续至 7 天,损伤灶早期增加是由于神经元的上调,而 CA1 区域的持续表达归因于胶质细胞[58]。颅脑创伤不是直接增加 EGF 水平,而是通过上调其受体 EGFR 来诱导内源性细胞对 EGF 信号敏感性的增加[59,60]。EGF 敲除小鼠的研究表明 EGF 在 SVZ 内促进 NSC 增殖和减轻凋亡中起关键作用[61]。

4.成纤维细胞生长因子(Fibroblast growth factor，FGF)

FGF 早在伤后 4 小时就检测到表达增加并且持续 14 天,增加的 FGF 表达局限于损伤灶区域,早期上调是由于巨噬细胞和小胶质细胞,而晚期上调来自星形细胞[62,63]。FGF 是一种典型的有丝分裂原,体外 EGF 和 FGF 联合使用可以维持培养基中的 NSC[64]。伤后抑制 FGF 可降低 NSC 的增殖,同时 FGF 可增加 NSC 向神经元分化,但抑制 FGF 后未观察到分化减少,表明还有其他因素参与神经元分化[65]。

5.脑源性神经营养因子(Brain-derived neurotrophic factor，BDNF)

虽然在脑缺血的模型中 BDNF 上调,但在颅脑创伤后损伤灶周围 BDNF 的增加在很大程度上取决于损伤严重程度[49,66,67]。颅脑创伤后 BDNF 上升最明显的区域反而是在海马的 CA3 区域,而且这种趋势会向双侧延伸[68]。无论表达区域在哪,BDNF 都来源于颗粒细胞和活化的小胶质细胞[66,67]。BDNF 既能抑制未分化 NSC 的增殖,又能促进 NSC 的神经元分化,还可促进新神经元的存活,这是内源性 NSC 趋化到损伤灶后面临的主要问题[69,70]。

6.白介素-1β(Interleukin-1β，IL-1β)

颅脑创伤后 15 分钟损伤灶周围和脑脊液中可检测到 IL-1β 的 mRNA 和蛋白水平明显增加[71,72]。IL-1β 主要由活化的星形细胞、巨噬细胞、淋巴细胞和中性粒细胞分泌[73]。IL-1β 及其受体 IL-1R1 可由 SGZ 的 NSC 表达,但源自 SVZ 的细胞中却未检测到 IL-1R1[74,75]。在动物模型中,外源性 IL-1β 降低了 SGZ 中的细胞增殖,但对 SVZ 中的 NSC 增殖没有影响,表明 IL-1β 与 SGZ 而不是 SVZ 的 NSC 相互作用[74]。IL-1β 具有分解和再生血脑屏障的作用,其介导的血管重塑在颅脑创伤后 NSC 的迁移和神经新生中起重要作用[76]。

7.肿瘤坏死因子-α(Tissue necrosis factor-α，TNF-α)

在伤后 1 小时可检测到 TNF-α 的浓度,在脑裂解物和脑脊液中也可检测出不同的表达模式[77,78]。TNF-α 一般位于损伤灶周围,但重型颅脑创伤后全脑 TNF-α mRNA 水平的升高也有报道[72,79]。TNF-α的产生主要来源于活化的小胶质细胞、星形细胞和 T 细胞。TNF-α通过两种不同的受体发出信号：TNF-α受体 1(TNFR1)，具有促炎和促凋亡功能；TNF-α受体 2(TNFR2)，具有促生长和生存途径[80,81]。虽然受体的功能很清楚，但大脑中 TNF-α的主要功能仍然难以确定，其对 NSC 增殖和分化的影响出现相互矛盾的结果，这种不一致可能是由于细胞类型、TNF-α浓度或处理时间以及 TNFR1 和 TNFR2 的差异表达。TNF-α可能是伤后炎症诱导的 NSC 死亡的重要因素，但与剂量有关，小鼠海马切片显示高浓度的 TNF-α引起细胞凋亡而低浓度则具有神经保护作用，同样在小鼠新生 SVZ 干细胞模型中低浓度可刺激 NSC 增殖和分化[81]。

8.白介素-6(Interleukin-6，IL-6)

伤后 IL-6mRNA 和蛋白质的分布因颅脑创伤模型而异。例如，使用液压打击模型(fluid percussion injury，FPI)，全脑中 IL-6 mRNA 表达在 4 小时后增加，而在控制性皮质损伤模型(controlled cortical impact，CCI)中，伤后 48 小时，IL-6 mRNA 表达才增加[79,82]。伤后 24 小时至 7 天 IL-6 在脑组织、脑脊液和血液样本中均保持升高[83,84]。这种细胞因子主要由小胶质细胞、星形细胞和 T 细胞表达[85]。尽管 IL-6 在很大程度上归类为促炎细胞因子，IL-6 也表现出颅脑创伤相关的神经保护作用，因为伤后脑脊液中 IL-6 水平升高与改善预后相关[86,87]。体外实验，急性暴露于 IL-6 对 SGZ 的 NSC 存活有害而对 SVZ 的 NSC 有益[88]。同时，IL-6 对颅脑创伤后血管生成的影响可能间接地影响 NSC 的迁移，因为其通常采用血管相关的迁移模式归巢。

9.转化生长因子-β(transforming growth factor-β，TGF-β)

TGF-β是一种抗炎细胞因子，主要由小胶质细胞和星形细胞产生，并在海马齿状回中表达[89]。脑创伤的冷冻模型发现 TGF-β在伤后 6 小时达到峰值表达并且持续 1 周[90]。TGF-β主要与颅脑创伤的神经保护相关，但根据作用的脑区域会出现不同的功能。转基因 TGF β 和外源性 TGF β 输注可抑制 NSC 增殖，减少海马神经新生和胶质增生；但在 SVZ 区，脑缺血后鼻内给予 TGF-β却可增加神经新生和增殖，这些研究表明 TGF-β对 SVZ 和 SGZ 的细胞具有不同的作用[91,92]。

(六)颅脑创伤后调节内源性 NSC 的手段

尽管颅脑创伤可以增强内源性 NSC 的反应，但这种自我修复的能力有限，而且这些新生的细胞存活率低，特别是当伤后存在由氧化应激、炎症、缺血等因素产生的恶劣环境，大约 80% 的新生神经元在 2~6 周后死亡，只有 0.2% 受损的神经元被替换[93]。动员内源性神经干细胞的具有创伤较小，防止宿主免疫排斥并且不会引起伦理问题的优点。为了利用这种脑的内源性修复机制，大量研究探索了通过外部手段来促进 NSC 的增殖、迁移、分化和存活的不同策略，并且已经在改善功能方面显示出不同程度的治疗效果。

1.生物活性因子

如前所述，已经证明许多因子可以增强神经新生和改善功能恢复，因此治疗的一种手段是利用生物因子活性来调节相关的内源性修复机制，包括对 NSC 的增殖、迁移以及分化和整合的能力。因子最常见注射途径包括经静脉、脑室、皮质等，然而这种方法有一些制约因素，包括：①从血清/脑脊液中快速清除；②由于蛋白质半衰期导致降解或活性丧失；③血脑屏障对分子量大的蛋白质的渗透限制，即使通过局部注射来绕过血脑屏障，但其局部扩散的速度很慢[94]。因此，在中枢神经系统中，在最佳的时间窗内保持适当的局部浓度仍有一定难度。尽管存在上述限制，但已经有通过蛋白质/肽和受体激动剂/拮抗剂的注射来治疗帕金森氏病和中枢神经系统损伤获得阳性结果的报道。

颅脑创伤后外源性 SDF-1α 注射可增加 NSC 的趋化、引起血管新生、修复血脑屏障、降低促炎因子表达、减轻神经细胞凋亡，阻断 SDF-1α/CXCR4 信号可显著降低微血管密度并使结果恶化[95-97]。侧脑室注射 VEGF 可减少病灶体积、增加 SVZ 细胞增殖和微血管密度[98,99]。通过经鼻途径输送 VEGF 可显著增加嗅球,额叶皮层和丘脑中的浓度[100, 101]。通过皮层下和脑室内注射 EGF 和 FGF 也可增加 SGZ 和 SVZ 中 NSC 的增殖,然而,与 FGF 输注不同,EGF 注射 7 天未能显示对 SGZ 的 NSC 增殖的长期增加,组织学证明 NSC 优先分化为星形细胞命运,虽然观察到 EGF 的影响短暂,但功能结果仍有显著改善[102-105]。BDNF 侧脑室内注射可使 SVZ、纹状体、丘脑区域的细胞增殖增加,但在其他脑区域细胞的命运没有显著变化,增殖的细胞与 TrkB＋(BDNF受体)细胞之间缺乏共定位,这可能表明 BDNF 对 NSC 的直接作用有限,来自周围细胞的旁分泌信号可能发挥更重要的作用[106, 107]。

通过装置来实现各种因子在不同时间段内释放从而保持其生物活性,这些装置在体外或体内系统的应用已有不同的报道[108-111]。而通过协同注射因子来增强作用是另一种理念,Kojima 和 Tater 在脊髓损伤后通过鞘内共同递送 EGF 和 FGF-2 可以增加室管膜细胞的增殖和迁移,而单独传递任何一种因子都不能产生相同的效果[112]。本文提到了许多因子的保护作用,了解复杂的相互作用,选择互补信号以获得协同治疗结果更具有意义。

2.药物

同时,许多药物也已用于治疗颅脑创伤的动物模型和临床实验中。最常见的是促红细胞生成素(Erythropoietin,EPO)和他汀类药物,EPO 在正常脑组织中很少表达,颅脑创伤后其表达上升,他汀类药物伤后可以增加一氧化氮的活性,抑制炎症反应,注射 EPO 和他汀类药物可以促进神经新生,增加 VEGF、BDNF 的表达[113-117]。其他药物包括黄体酮、抗抑郁药 5-羟色胺抑制剂丙咪嗪和氟西汀、组织纤溶酶原激活物(tPA)、治疗中风的中药丹芪胶囊(NeuroAid MLC901)都已显示出对颅脑创伤后神经新生和认知功能的增强作用[118-122]。二甲双胍可使脑缺血后源自幼年小鼠的 NSC 向周围实质的迁移,分化为更多的少突胶质细胞和神经元,并改善了感觉运动功能,但在颅脑创伤领域未见报道[123]。

3.物理方法

在正常情况下体育锻炼和环境等生理刺激可使海马中的 NSC 增殖[23]。颅脑创伤后将这些刺激应用于动物模型,它们通过进一步增加海马新神经元的产生,改善认知功能[124, 125]。经颅低强度激光治疗以及亚低温治疗后也能观察到类似的阳性结果[126, 127]。

总的来说,这些研究均表明增加颅脑创伤后内源性修复能力具有治疗潜力,但与动物模型相比,在人类疾病中的应用显得更为复杂。对颅脑创伤后动员内源性神经新生引起并发症的调查中,出现了令人担忧结果,有人提出,在海马区域内增加的神经新生可导致癫痫和类似癫痫样的症状,消除这种异常的神经新生可以减少治愈癫痫发作[128, 129]。因此,该治疗手段在人类疾病中的正式的大规模应用仍具有挑战。

章后参考文献

[1] Gage FH, Kempermann G, Palmer TD, et al. Multipotent progenitor cells in the adult dentate gyrus. J Neurobiol 1998; 36:249-66.

[2] Alvarez-Buylla A, Nottebohm F. Migration of young neurons in adult avian brain. Nature 1988; 335:353-4.

[3] Weston NM, Sun D. The Potential of Stem Cells in Treatment of Traumatic Brain Injury. Curr Neurol Neurosci Rep 2018; 18:1.

[4] Doetsch F, Alvarez-Buylla A. Network of tangential pathways for neuronal migration in

adult mammalian brain. Proc Natl Acad Sci U S A 1996；93：14895-900.

[5] Lledo PM，Alonso M，Grubb MS. Adult neurogenesis and functional plasticity in neuronal circuits. Nat Rev Neurosci 2006；7：179-93.

[6] Parent JM. The role of seizure-induced neurogenesis in epileptogenesis and brain repair. Epilepsy Res 2002；50：179-89.

[7] Kempermann G，Gage FH. Neurogenesis in the adult hippocampus. Novartis Found Symp 2000；231：220-35；discussion 235-41，302-6.

[8] van Praag H，Schinder AF，Christie BR，et al. Functional neurogenesis in the adult hippocampus. Nature 2002；415：1030-4.

[9] Zhao C，Teng EM，Summers RG，Jr.，et al. Distinct morphological stages of dentate granule neuron maturation in the adult mouse hippocampus. J Neurosci 2006；26：3-11.

[10] Sailor KA，Schinder AF，Lledo PM. Adult neurogenesis beyond the niche：its potential for driving brain plasticity. Curr Opin Neurobiol 2017；42：111-117.

[11] Banasr M，Hery M，Brezun JM，Daszuta A. Serotonin mediates oestrogen stimulation of cell proliferation in the adult dentate gyrus. Eur J Neurosci 2001；14：1417-24.

[12] Cameron HA，Gould E. Adult neurogenesis is regulated by adrenal steroids in the dentate gyrus. Neuroscience 1994；61：203-9.

[13] Kuhn HG，Winkler J，Kempermann G，et al. Epidermal growth factor and fibroblast growth factor-2 have different effects on neural progenitors in the adult rat brain. J Neurosci 1997；17：5820-9.

[14] Tanapat P，Hastings NB，Reeves AJ，Gould E. Estrogen stimulates a transient increase in the number of new neurons in the dentate gyrus of the adult female rat. J Neurosci 1999；19：5792-801.

[15] Gotz M，Nakafuku M，Petrik D. Neurogenesis in the Developing and Adult Brain-Similarities and Key Differences. Cold Spring Harb Perspect Biol 2016；8.

[16] Shen Q，Goderie SK，Jin L，et al. Endothelial cells stimulate self-renewal and expand neurogenesis of neural stem cells. Science 2004；304：1338-40.

[17] Decimo I，Bifari F，Krampera M，Fumagalli G. Neural stem cell niches in health and diseases. Curr Pharm Des 2012；18：1755-83.

[18] Hanson ND，Owens MJ，Nemeroff CB. Depression，antidepressants，and neurogenesis：a critical reappraisal. Neuropsychopharmacology 2011；36：2589-602.

[19] Gould E，Tanapat P. Stress and hippocampal neurogenesis. Biol Psychiatry 1999；46：1472-9.

[20] Clelland CD，Choi M，Romberg C，et al. A functional role for adult hippocampal neurogenesis in spatial pattern separation. Science 2009；325：210-3.

[21] Aimone JB，Li Y，Lee SW，et al. Regulation and function of adult neurogenesis：from genes to cognition. Physiol Rev 2014；94：991-1026.

[22] van Praag H，Christie BR，Sejnowski TJ，Gage FH. Running enhances neurogenesis，learning，and long-term potentiation in mice. Proc Natl Acad Sci U S A 1999；96：13427-31.

[23] van Praag H，Kempermann G，Gage FH. Running increases cell proliferation and neu-

rogenesis in the adult mouse dentate gyrus. Nat Neurosci 1999; 2:266-70.

[24] Shors TJ, Townsend DA, Zhao M, et al. Neurogenesis may relate to some but not all types of hippocampal-dependent learning. Hippocampus 2002; 12:578-84.

[25] Snyder JS, Hong NS, McDonald RJ, Wojtowicz JM. A role for adult neurogenesis in spatial long-term memory. Neuroscience 2005; 130:843-52.

[26] Kageyama R, Imayoshi I, Sakamoto M. The role of neurogenesis in olfaction-dependent behaviors. Behav Brain Res 2012; 227:459-63.

[27] Sakamoto M, Kageyama R, Imayoshi I. The functional significance of newly born neurons integrated into olfactory bulb circuits. Front Neurosci 2014; 8:121.

[28] Cameron HA, McKay RD. Adult neurogenesis produces a large pool of new granule cells in the dentate gyrus. J Comp Neurol 2001; 435:406-17.

[29] Gould E, Vail N, Wagers M, Gross CG. Adult-generated hippocampal and neocortical neurons in macaques have a transient existence. Proc Natl Acad Sci U S A 2001; 98:10910-7.

[30] Sanai N, Tramontin AD, Quinones-Hinojosa A, et al. Unique astrocyte ribbon in adult human brain contains neural stem cells but lacks chain migration. Nature 2004; 427:740-4.

[31] Eriksson PS, Perfilieva E, Bjork-Eriksson T, et al. Neurogenesis in the adult human hippocampus. Nat Med 1998; 4:1313-7.

[32] Curtis MA, Low VF, Faull RL. Neurogenesis and progenitor cells in the adult human brain: a comparison between hippocampal and subventricular progenitor proliferation. Dev Neurobiol 2012; 72:990-1005.

[33] Sanai N, Nguyen T, Ihrie RA, et al. Corridors of migrating neurons in the human brain and their decline during infancy. Nature 2011; 478:382-6.

[34] Ramaswamy S, Goings GE, Soderstrom KE, et al. Cellular proliferation and migration following a controlled cortical impact in the mouse. Brain Res 2005; 1053:38-53.

[35] Chirumamilla S, Sun D, Bullock MR, Colello RJ. Traumatic brain injury induced cell proliferation in the adult mammalian central nervous system. J Neurotrauma 2002; 19:693-703.

[36] Thomsen GM, Le Belle JE, Harnisch JA, et al. Traumatic brain injury reveals novel cell lineage relationships within the subventricular zone. Stem Cell Res 2014; 13:48-60.

[37] Zhang R, Zhang Z, Wang L, et al. Activated neural stem cells contribute to stroke-induced neurogenesis and neuroblast migration toward the infarct boundary in adult rats. J Cereb Blood Flow Metab 2004; 24:441-8.

[38] Richardson RM, Singh A, Sun D, et al. Stem cell biology in traumatic brain injury: effects of injury and strategies for repair. J Neurosurg 2010; 112:1125-38.

[39] Rice AC, Khaldi A, Harvey HB, et al. Proliferation and neuronal differentiation of mitotically active cells following traumatic brain injury. Exp Neurol 2003; 183:406-17.

[40] Sun D, Colello RJ, Daugherty WP, et al. Cell proliferation and neuronal differentiation in the dentate gyrus in juvenile and adult rats following traumatic brain injury. J Neurotrauma 2005; 22:95-105.

[41] Zhang RL, Chopp M, Gregg SR, et al. Patterns and dynamics of subventricular zone neuroblast migration in the ischemic striatum of the adult mouse. J Cereb Blood Flow Metab

2009；29：1240-50.

［42］Kokovay E，Goderie S，Wang Y，et al. Adult SVZ lineage cells home to and leave the vascular niche via differential responses to SDF1/CXCR4 signaling. Cell Stem Cell 2010；7：163-73.

［43］Zheng W，ZhuGe Q，Zhong M，et al. Neurogenesis in adult human brain after traumatic brain injury. J Neurotrauma 2013；30：1872-80.

［44］Richardson RM，Holloway KL，Bullock MR，et al. Isolation of neuronal progenitor cells from the adult human neocortex. Acta Neurochir（Wien）2006；148：773-7.

［45］Susarla BT，Villapol S，Yi JH，et al. Temporal patterns of cortical proliferation of glial cell populations after traumatic brain injury in mice. ASN Neuro 2014；6：159-70.

［46］Kawano H，Kimura-Kuroda J，Komuta Y，et al. Role of the lesion scar in the response to damage and repair of the central nervous system. Cell Tissue Res 2012；349：169-80.

［47］Rolls A，Shechter R，Schwartz M. The bright side of the glial scar in CNS repair. Nat Rev Neurosci 2009；10：235-41.

［48］Huebner EA，Strittmatter SM. Axon regeneration in the peripheral and central nervous systems. Results Probl Cell Differ 2009；48：339-51.

［49］Ramos-Cejudo J，Gutierrez-Fernandez M，Rodriguez-Frutos B，et al. Spatial and temporal gene expression differences in core and periinfarct areas in experimental stroke：a microarray analysis. PLoS One 2012；7：e52121.

［50］Itoh T，Satou T，Ishida H，et al. The relationship between SDF-1alpha/CXCR4 and neural stem cells appearing in damaged area after traumatic brain injury in rats. Neurol Res 2009；31：90-102.

［51］Xu Q，Wang S，Jiang X，et al. Hypoxia-induced astrocytes promote the migration of neural progenitor cells via vascular endothelial factor，stem cell factor，stromal-derived factor-1alpha and monocyte chemoattractant protein-1 upregulation in vitro. Clin Exp Pharmacol Physiol 2007；34：624-31.

［52］Addington CP，Pauken CM，Caplan MR，Stabenfeldt SE. The role of SDF-1alpha-ECM crosstalk in determining neural stem cell fate. Biomaterials 2014；35：3263-72.

［53］Thored P，Arvidsson A，Cacci E，et al. Persistent production of neurons from adult brain stem cells during recovery after stroke. Stem Cells 2006；24：739-47.

［54］Skold MK，von Gertten C，Sandberg-Nordqvist AC，et al. VEGF and VEGF receptor expression after experimental brain contusion in rat. J Neurotrauma 2005；22：353-67.

［55］Mani N，Khaibullina A，Krum JM，Rosenstein JM. Vascular endothelial growth factor enhances migration of astroglial cells in subventricular zone neurosphere cultures. J Neurosci Res 2010；88：248-57.

［56］Schmidt NO，Koeder D，Messing M，et al. Vascular endothelial growth factor-stimulated cerebral microvascular endothelial cells mediate the recruitment of neural stem cells to the neurovascular niche. Brain Res 2009；1268：24-37.

［57］Schanzer A，Wachs FP，Wilhelm D，et al. Direct stimulation of adult neural stem cells in vitro and neurogenesis in vivo by vascular endothelial growth factor. Brain Pathol 2004；14：

237-48.

[58] Kawahara N, Mishima K, Higashiyama S, et al. The gene for heparin-binding epidermal growth factor-like growth factor is stress-inducible: its role in cerebral ischemia. J Cereb Blood Flow Metab 1999; 19:307-20.

[59] Alagappan D, Lazzarino DA, Felling RJ, et al. Brain injury expands the numbers of neural stem cells and progenitors in the SVZ by enhancing their responsiveness to EGF. ASN Neuro 2009; 1.

[60] Ninomiya M, Yamashita T, Araki N, et al. Enhanced neurogenesis in the ischemic striatum following EGF-induced expansion of transit-amplifying cells in the subventricular zone. Neurosci Lett 2006; 403:63-7.

[61] Oyagi A, Morimoto N, Hamanaka J, et al. Forebrain specific heparin-binding epidermal growth factor-like growth factor knockout mice show exacerbated ischemia and reperfusion injury. Neuroscience 2011; 185:116-24.

[62] Frautschy SA, Walicke PA, Baird A. Localization of basic fibroblast growth factor and its mRNA after CNS injury. Brain Res 1991; 553:291-9.

[63] Finklestein SP, Apostolides PJ, Caday CG, et al. Increased basic fibroblast growth factor (bFGF) immunoreactivity at the site of focal brain wounds. Brain Res 1988; 460:253-9.

[64] Gritti A, Parati EA, Cova L, et al. Multipotential stem cells from the adult mouse brain proliferate and self-renew in response to basic fibroblast growth factor. J Neurosci 1996; 16:1091-100.

[65] Agasse F, Nicoleau C, Petit J, et al. Evidence for a major role of endogenous fibroblast growth factor-2 in apoptotic cortex-induced subventricular zone cell proliferation. Eur J Neurosci 2007; 26:3036-42.

[66] Truettner J, Schmidt-Kastner R, Busto R, et al. Expression of brain-derived neurotrophic factor, nerve growth factor, and heat shock protein HSP70 following fluid percussion brain injury in rats. J Neurotrauma 1999; 16:471-86.

[67] Batchelor PE, Liberatore GT, Wong JY, et al. Activated macrophages and microglia induce dopaminergic sprouting in the injured striatum and express brain-derived neurotrophic factor and glial cell line-derived neurotrophic factor. J Neurosci 1999; 19:1708-16.

[68] Shetty AK, Rao MS, Hattiangady B, et al. Hippocampal neurotrophin levels after injury: Relationship to the age of the hippocampus at the time of injury. J Neurosci Res 2004; 78: 520-32.

[69] Gao X, Chen J. Conditional knockout of brain-derived neurotrophic factor in the hippocampus increases death of adult-born immature neurons following traumatic brain injury. J Neurotrauma 2009; 26:1325-35.

[70] Endres M, Fan G, Hirt L, et al. Ischemic brain damage in mice after selectively modifying BDNF or NT4 gene expression. J Cereb Blood Flow Metab 2000; 20:139-44.

[71] Folkersma H, Breve JJ, Tilders FJ, et al. Cerebral microdialysis of interleukin (IL)-1beta and IL-6: extraction efficiency and production in the acute phase after severe traumatic brain injury in rats. Acta Neurochir (Wien) 2008; 150:1277-84; discussion 1284.

[72] Harting MT, Jimenez F, Adams SD, et al. Acute, regional inflammatory response after traumatic brain injury: Implications for cellular therapy. Surgery 2008; 144:803-13.

[73] Fassbender K, Schneider S, Bertsch T, et al. Temporal profile of release of interleukin-1beta in neurotrauma. Neurosci Lett 2000; 284:135-8.

[74] Koo JW, Duman RS. IL-1beta is an essential mediator of the antineurogenic and anhedonic effects of stress. Proc Natl Acad Sci U S A 2008; 105:751-6.

[75] Arguello AA, Fischer SJ, Schonborn JR, et al. Effect of chronic morphine on the dentate gyrus neurogenic microenvironment. Neuroscience 2009; 159:1003-10.

[76] Herx LM, Yong VW. Interleukin-1 beta is required for the early evolution of reactive astrogliosis following CNS lesion. J Neuropathol Exp Neurol 2001; 60:961-71.

[77] Semple BD, Bye N, Ziebell JM, Morganti-Kossmann MC. Deficiency of the chemokine receptor CXCR2 attenuates neutrophil infiltration and cortical damage following closed head injury. Neurobiol Dis 2010; 40:394-403.

[78] Stover JF, Schoning B, Beyer TF, et al. Temporal profile of cerebrospinal fluid glutamate, interleukin-6, and tumor necrosis factor-alpha in relation to brain edema and contusion following controlled cortical impact injury in rats. Neurosci Lett 2000; 288:25-8.

[79] Ahn MJ, Sherwood ER, Prough DS, et al. The effects of traumatic brain injury on cerebral blood flow and brain tissue nitric oxide levels and cytokine expression. J Neurotrauma 2004; 21:1431-42.

[80] Iosif RE, Ekdahl CT, Ahlenius H, et al. Tumor necrosis factor receptor 1 is a negative regulator of progenitor proliferation in adult hippocampal neurogenesis. J Neurosci 2006; 26: 9703-12.

[81] Bernardino L, Xapelli S, Silva AP, et al. Modulator effects of interleukin-1beta and tumor necrosis factor-alpha on AMPA-induced excitotoxicity in mouse organotypic hippocampal slice cultures. J Neurosci 2005; 25:6734-44.

[82] Clausen F, Hanell A, Israelsson C, et al. Neutralization of interleukin-1beta reduces cerebral edema and tissue loss and improves late cognitive outcome following traumatic brain injury in mice. Eur J Neurosci 2011; 34:110-23.

[83] Maegele M, Sauerland S, Bouillon B, et al. Differential immunoresponses following experimental traumatic brain injury, bone fracture and "two-hit"-combined neurotrauma. Inflamm Res 2007; 56:318-23.

[84] Shohami E, Novikov M, Bass R, et al. Closed head injury triggers early production of TNF alpha and IL-6 by brain tissue. J Cereb Blood Flow Metab 1994; 14:615-9.

[85] Godbout JP, Johnson RW. Interleukin-6 in the aging brain. J Neuroimmunol 2004; 147:141-4.

[86] Suzuki S, Tanaka K, Suzuki N. Ambivalent aspects of interleukin-6 in cerebral ischemia: inflammatory versus neurotrophic aspects. J Cereb Blood Flow Metab 2009; 29:464-79.

[87] Chiaretti A, Genovese O, Aloe L, et al. Interleukin 1beta and interleukin 6 relationship with paediatric head trauma severity and outcome. Childs Nerv Syst 2005; 21:185-93; discussion 194.

[88] Nakanishi M，Niidome T，Matsuda S，et al. Microglia-derived interleukin-6 and leukaemia inhibitory factor promote astrocytic differentiation of neural stem/progenitor cells. Eur J Neurosci 2007；25：649-58.

[89] Acarin L，Gonzalez B，Castellano B. Neuronal，astroglial and microglial cytokine expression after an excitotoxic lesion in the immature rat brain. Eur J Neurosci 2000；12：3505-20.

[90] Cook JL，Marcheselli V，Alam J，et al. Temporal changes in gene expression following cryogenic rat brain injury. Brain Res Mol Brain Res 1998；55：9-19.

[91] Buckwalter MS，Yamane M，Coleman BS，et al. Chronically increased transforming growth factor-beta1 strongly inhibits hippocampal neurogenesis in aged mice. Am J Pathol 2006；169：154-64.

[92] Wachs FP，Winner B，Couillard-Despres S，et al. Transforming growth factor-beta1 is a negative modulator of adult neurogenesis. J Neuropathol Exp Neurol 2006；65：358-70.

[93] Arvidsson A，Collin T，Kirik D，et al. Neuronal replacement from endogenous precursors in the adult brain after stroke. Nat Med 2002；8：963-70.

[94] Yi X，Manickam DS，Brynskikh A，Kabanov AV. Agile delivery of protein therapeutics to CNS. J Control Release 2014；190：637-63.

[95] Li ZW，Tang RH，Zhang JP，et al. Inhibiting epidermal growth factor receptor attenuates reactive astrogliosis and improves functional outcome after spinal cord injury in rats. Neurochem Int 2011；58：812-9.

[96] Lau TT，Wang DA. Stromal cell-derived factor-1（SDF-1）：homing factor for engineered regenerative medicine. Expert Opin Biol Ther 2011；11：189-97.

[97] Sun W，Liu J，Huan Y，Zhang C. Intracranial injection of recombinant stromal-derived factor-1 alpha（SDF-1alpha）attenuates traumatic brain injury in rats. Inflamm Res 2014；63：287-97.

[98] Thau-Zuchman O，Shohami E，Alexandrovich AG，Leker RR. Combination of vascular endothelial and fibroblast growth factor 2 for induction of neurogenesis and angiogenesis after traumatic brain injury. J Mol Neurosci 2012；47：166-72.

[99] Thau-Zuchman O，Shohami E，Alexandrovich AG，Leker RR. Vascular endothelial growth factor increases neurogenesis after traumatic brain injury. J Cereb Blood Flow Metab 2010；30：1008-16.

[100] Patel T，Zhou J，Piepmeier JM，Saltzman WM. Polymeric nanoparticles for drug delivery to the central nervous system. Adv Drug Deliv Rev 2012；64：701-5.

[101] Yang JP，Liu HJ，Wang ZL，et al. The dose-effectiveness of intranasal VEGF in treatment of experimental stroke. Neurosci Lett 2009；461：212-6.

[102] Wagner JP，Black IB，DiCicco-Bloom E. Stimulation of neonatal and adult brain neurogenesis by subcutaneous injection of basic fibroblast growth factor. J Neurosci 1999；19：6006-16.

[103] Sun D，Bullock MR，McGinn MJ，et al. Basic fibroblast growth factor-enhanced neurogenesis contributes to cognitive recovery in rats following traumatic brain injury. Exp Neurol 2009；216：56-65.

[104] Sun D, Bullock MR, Altememi N, et al. The effect of epidermal growth factor in the injured brain after trauma in rats. J Neurotrauma 2010; 27:923-38.

[105] Kopec AM, Carew TJ. Growth factor signaling and memory formation: temporal and spatial integration of a molecular network. Learn Mem 2013; 20:531-9.

[106] Pencea V, Bingaman KD, Wiegand SJ, Luskin MB. Infusion of brain-derived neurotrophic factor into the lateral ventricle of the adult rat leads to new neurons in the parenchyma of the striatum, septum, thalamus, and hypothalamus. J Neurosci 2001; 21:6706-17.

[107] Weinstein DE, Burrola P, Kilpatrick TJ. Increased proliferation of precursor cells in the adult rat brain after targeted lesioning. Brain Res 1996; 743:11-6.

[108] Baumann L, Prokoph S, Gabriel C, et al. A novel, biased-like SDF-1 derivative acts synergistically with starPEG-based heparin hydrogels and improves eEPC migration in vitro. J Control Release 2012; 162:68-75.

[109] Emerich DF, Mooney DJ, Storrie H, et al. Injectable hydrogels providing sustained delivery of vascular endothelial growth factor are neuroprotective in a rat model of Huntington's disease. Neurotox Res 2010; 17:66-74.

[110] Mudo G, Bonomo A, Di Liberto V, et al. The FGF-2/FGFRs neurotrophic system promotes neurogenesis in the adult brain. J Neural Transm (Vienna) 2009; 116:995-1005.

[111] Fon D, Zhou K, Ercole F, et al. Nanofibrous scaffolds releasing a small molecule BDNF-mimetic for the re-direction of endogenous neuroblast migration in the brain. Biomaterials 2014, 35.2692 712.

[112] Jimenez Hamann MC, Tator CH, Shoichet MS. Injectable intrathecal delivery system for localized administration of EGF and FGF-2 to the injured rat spinal cord. Exp Neurol 2005; 194:106-19.

[113] Xiong Y, Mahmood A, Chopp M. Angiogenesis, neurogenesis and brain recovery of function following injury. Curr Opin Investig Drugs 2010; 11:298-308.

[114] Xiong Y, Mahmood A, Meng Y, et al. Delayed administration of erythropoietin reducing hippocampal cell loss, enhancing angiogenesis and neurogenesis, and improving functional outcome following traumatic brain injury in rats: comparison of treatment with single and triple dose. J Neurosurg 2010; 113:598-608.

[115] Zhang Y, Chopp M, Mahmood A, et al. Impact of inhibition of erythropoietin treatment-mediated neurogenesis in the dentate gyrus of the hippocampus on restoration of spatial learning after traumatic brain injury. Exp Neurol 2012; 235:336-44.

[116] Lu D, Qu C, Goussev A, et al. Statins increase neurogenesis in the dentate gyrus, reduce delayed neuronal death in the hippocampal CA3 region, and improve spatial learning in rat after traumatic brain injury. J Neurotrauma 2007; 24:1132-46.

[117] Xie C, Cong D, Wang X, et al. The effect of simvastatin treatment on proliferation and differentiation of neural stem cells after traumatic brain injury. Brain Res 2015; 1602:1-8.

[118] Barha CK, Ishrat T, Epp JR, et al. Progesterone treatment normalizes the levels of cell proliferation and cell death in the dentate gyrus of the hippocampus after traumatic brain injury. Exp Neurol 2011; 231:72-81.

[119] Han X, Tong J, Zhang J, et al. Imipramine treatment improves cognitive outcome associated with enhanced hippocampal neurogenesis after traumatic brain injury in mice. J Neurotrauma 2011; 28:995-1007.

[120] Wang Y, Neumann M, Hansen K, et al. Fluoxetine increases hippocampal neurogenesis and induces epigenetic factors but does not improve functional recovery after traumatic brain injury. J Neurotrauma 2011; 28:259-68.

[121] Meng Y, Chopp M, Zhang Y, et al. Subacute intranasal administration of tissue plasminogen activator promotes neuroplasticity and improves functional recovery following traumatic brain injury in rats. PLoS One 2014; 9:e106238.

[122] Quintard H, Lorivel T, Gandin C, et al. MLC901, a Traditional Chinese Medicine induces neuroprotective and neuroregenerative benefits after traumatic brain injury in rats. Neuroscience 2014; 277:72-86.

[123] Dadwal P, Mahmud N, Sinai L, et al. Activating Endogenous Neural Precursor Cells Using Metformin Leads to Neural Repair and Functional Recovery in a Model of Childhood Brain Injury. Stem Cell Reports 2015; 5:166-73.

[124] Gaulke LJ, Horner PJ, Fink AJ, et al. Environmental enrichment increases progenitor cell survival in the dentate gyrus following lateral fluid percussion injury. Brain Res Mol Brain Res 2005; 141:138-50.

[125] Piao CS, Stoica BA, Wu J, et al. Late exercise reduces neuroinflammation and cognitive dysfunction after traumatic brain injury. Neurobiol Dis 2013; 54:252-63.

[126] Xuan W, Vatansever F, Huang L, Hamblin MR. Transcranial low-level laser therapy enhances learning, memory, and neuroprogenitor cells after traumatic brain injury in mice. J Biomed Opt 2014; 19:108003.

[127] Bregy A, Nixon R, Lotocki G, et al. Posttraumatic hypothermia increases doublecortin expressing neurons in the dentate gyrus after traumatic brain injury in the rat. Exp Neurol 2012; 233:821-8.

[128] Cho KO, Lybrand ZR, Ito N, et al. Aberrant hippocampal neurogenesis contributes to epilepsy and associated cognitive decline. Nat Commun 2015; 6:6606.

[129] Sun D. Endogenous neurogenic cell response in the mature mammalian brain following traumatic injury. Exp Neurol 2016; 275 Pt 3:405-410.

第四章　外源性干细胞的移植

颅脑创伤引起的神经组织丢失是永久性的,由于内源性神经干细胞(neural stem cell,NSC)数量有限,移植补充外源性干细胞是对颅脑创伤后脑组织潜在的修复疗法,而且也是吸引更多研究兴趣的领域。移植的干细胞不仅能够通过分化来替代丢失的神经细胞,更重要的是可以提供神经递质、营养支持并重建和稳定受损的大脑[1-3]。移植细胞最理想的状态包括受控的细胞增殖、迁移和分化,较弱的宿主免疫排斥,较好的宿主神经网络整合以及明显的神经缺陷修复能力,同时具有最小的副作用。

人体干细胞移植已在以下几种疾病中进行了实验:帕金森病、大舞蹈病、脊髓损伤、肌萎缩侧索硬化和脊髓空洞症,但仅在帕金森病的一些患者中显示出明显的功能益处[4]。由于创伤造成弥漫性细胞丢失和复杂的继发级联反应,确定颅脑创伤后细胞移植的目标区域可能比上述疾病更复杂。到目前为止,已经有几类干细胞用于颅脑创伤后的治疗,尤其是利用啮齿类动物颅脑创伤模型来评估在人类疾病临床转化的潜力,包括间充质干细胞(mesenchymal stem cell,MSC)、NSC、胚胎干细胞(embryonic stem cell,ESC)、诱导多能干细胞(induced pluripotent stem cell,iPSC)、骨髓基质细胞(bone marrow stromal cell,BMSC)、内皮祖细胞(endothelial progenitor cell,EPC)等。

（一）MSC

MSC是可以从所有组织中获取的多潜能干细胞,它可以分化成各种细胞系,而不仅仅是间充质细胞[5-8]。由于MSC相对容易获得,并且它们来源丰富,以及广泛的分化潜力,对它们的研究兴趣日益浓厚。已证明MSC可选择性地迁移到受损组织并定居,这种归巢能力已被利用来解决干细胞在大脑或心脏等器官难以精确输入的问题,MSC还可通过它们多谱系的分化潜力来帮助受损组织再生[9-14]。此外,移植MSC可降低机体免疫反应并释放有益的生长因子、细胞因子来促进组织自身的修复[15-19]。

1.MSC的生物学性质

MSC是多潜能干细胞,几乎可以从任何成人组织中提取,并且可能分化成多种细胞类型,包括成骨细胞、脂肪细胞、软骨细胞和神经细胞系。MSC在标准培养基条件下贴壁生长且呈纺锤形,要求对CD105,CD73和CD90呈阳性,对CD45、CD34、CD14、CD7α、CD19和HLA-DR呈阴性[20-22]。上述抗原的表达或缺乏是确保MSC和其培养物中其他细胞之间的区别。MSC对颅脑创伤的治疗和功能恢复的潜力从其分化成神经细胞谱系、归巢到损伤部位以及穿过血脑屏障的能力中得到体现。

（1）MSC向神经谱系的分化潜能

Azizi等表明将MSC移植入大脑,它们存活并显示出类似于NSC的迁移能力[23]。此外,尽管这些MSC在植入前可以用胶原蛋白1的抗体染色,但之后不再保持这种特征,它们对纤维连接蛋白的染色在30天和72天后也显著下降,MSC分化为某些谱系的细胞并因此表达某些基因可通过MSC可获得其宿主表型的潜力来解释[24]。

Kopen等人将免疫缺陷的MSC移植入新生小鼠侧脑室,整个标记细胞的分布反映了其在脑内沿着特定路线的迁移过程,另一些细胞迁移到纹状体、海马和小脑,并分化成大胶质细胞,细胞的这种行为符合大脑特定部分的发育过程[25]。MSC 可迁移到经历神经新生的脑区域,在那里它们可能分化成新的神经元,然而,细胞不会迁移到胚胎发育期间神经元群体发育的脑区域,因此,移植的 MSC 模拟的是生后小鼠脑中神经祖细胞的行为[26]。

MSC 神经分化潜能的进一步证据由 Sanchez-Ramos 等人发现,他们发现 MSC 在有或无原代神经培养物共培养的情况下分化为神经元样和神经胶质样细胞[27]。人类 MSC 在小鼠骨髓内可分化为造血干细胞(hematopoietic stem cell,HSC)龛的成分,包括周细胞、成纤维细胞、网状细胞、骨细胞、成骨细胞和内皮细胞[28]。HSC 龛维持祖细胞处于静止状态,保护它们免于分化或凋亡,控制它们的增殖并将其后代释放到血管系统中[29, 30]。

(2)MSC 向损伤部位的归巢

MSC 可以迁移到颅脑创伤的病灶部位[31, 32]。目前已有许多机制来解释这种行为:例如,MSC 的迁移受到趋化因子和生长因子的影响;或是由于表达黏附分子(vascular cell adhesion molecule,VCAM-1)使 MSC 与受损组织的内皮黏附;另一种说法是 MSC 显示了与白细胞相似的归巢机制,白细胞具有对内皮层分泌的趋化因子、选择素和整合蛋白进行连接、滚动、黏附和转移的能力[9, 12, 13]。

在体外共培养中,Rojas 等报道了 MSC 向受损的肺细胞悬液明显增殖和迁移,当 MSC 与健康的肺细胞共培养时这种情况并未发生[33]。Barbash 等人发现心肌梗死模型输注 MSC 的活性明显高于对照组输注 MSC,他们还比较了大鼠受损心肌组织周围 MSC 的定植位点,确定心肌梗死边界区域供体细胞的存在,但在正常心肌组织或对照组中没有,以上表明 MSC 可以定位在受损细胞内[11]。标记物释放的数量会随着时间而减少,MSC 迁移的效率可能在伤后会逐渐下降,Barbash 等发现与 14 天后相比,2 天后移植到大鼠中会有更多 MSC 存在,同时,移植的有效性还可能取决于细胞输注的位置[11]。

(3)MSC 的免疫抑制特性

除了它们分化成各种细胞及其归巢到损伤部位的能力,MSC 的免疫抑制特性导致对其潜在临床应用的兴趣日益增加。例如,体外将自体和同种异体来源 MSC 混合到淋巴细胞中进行反应,可导致淋巴细胞增殖反应的抑制,随着 MSC 数量的增加,这种效应进一步扩大,受抑制的淋巴细胞在缺乏 MSC 刺激时会恢复其增殖特性[17]。在体内,向同种异体皮肤移植物中添加 MSC 也将排斥时间从 7 天延迟至 11 天[34]。

在颅脑创伤小鼠脑中移植 MSC 后 24 小时发现促炎因子白介素-1β(interleukin-1β,IL-1β)、IL-17、IL-6、肿瘤坏死因子-α(tumor necrosis factor-α,TNF-α)、干扰素-γ(Interferon-γ,IFN-γ)和趋化因子巨噬细胞炎性蛋白-2(macrophage inflammatory protein-2,MIP-2)、单核细胞趋化蛋白-1(monocyte chemotactic protein-1,MCP-1)显著降低,而抗炎因子 IL-10 和转化生长因子-β1(transforming growth factor-β1,TGF-β1)的表达水平升高,同时可减少脑皮层小胶质细胞、中性粒细胞、CD3 淋巴细胞和凋亡细胞的数量[15, 35]。另有动物模型显示,MSC 能够使损伤后急性期的调节性 T 细胞免疫应答增强,并且增加巨噬细胞和小胶质细胞表型的 M2∶M1 比率,这种改变可能是由于促凋亡的 CC3 依赖途径对小胶质细胞群的活化具有选择性[36, 37]。综合以上这些研究结果,MSC 具有免疫抑制特性,可以利用 MSC 的这种作用来减少颅脑创伤后的二次损伤。

(4)MSC 的再生辅助

MSC 可促进受损组织自身的再生过程。研究发现移植入小鼠海马的 MSC 可增强自身 NSC 的增殖,迁移和分化[18]。由 MSC 释放的趋化因子可能直接影响 NSC 或通过激活周围的星形细胞间接地影响。MSC 不仅增加了病灶周围和海马的血管密度,而且还增强了伤后脑室下区和海马齿状回的神经新生,此外 MSC 诱导星形细胞中骨形态发生蛋白-2(bone morphogenetic proteins-2,BMP2)和 BMP4 以及连接蛋白 43 的表达,促进突触生长[38-40]。在用 MSC 处理的肺组织中可降低炎症因子的表达,这也有利于受损组织的自身修复[33]。

颅脑创伤的一个常见破坏性结果是损害和破坏了血脑屏障。Menge 等人报道,MSC 移植可上调颅脑创伤小鼠中 TIMP3 基因的表达,而 TIMP3 蛋白的功能是通过降低其渗透性和增强内皮细胞之间的连接而有助于恢复血脑屏障的功能[41]。

(5)MSC 对血脑屏障的穿透性

穿过血脑屏障的能力对于神经系统疾病的治疗是非常重要的。在过去的几十年里,已经有部分学者对穿过血脑屏障策略进行研究[42,43]。最近的研究表明,MSC 可能已经具备穿过血脑屏障的能力[44]。Steingen 等人研究了这种机制,当 MSC 与内皮接触后,通过使用黏附分子 VCAM-1 / VLA-4 和 β1 整联蛋白离开血流并整合到内皮中,穿过内皮屏障后,MSC 通过质粒 podia 可侵入宿主组织[45]。在大脑中,Matsushita 等人报道 MSC 能够通过细胞旁路径穿过血脑屏障,尽管通常会存在抑制这种情况的紧密连接,与淋巴细胞相似,但 MSC 似乎可以暂时破坏这种紧密连接的屏障特性[46]。MSC 穿过血脑屏障的能力是其具有治疗颅脑创伤吸引力的主要原因。

2.MSC 在颅脑创伤动物模型中的研究

越来越多的证据支持移植 MSC 可缓解颅脑创伤的严重后果。这些研究报道了 MSC 可能对神经系统功能恢复的潜在机制。在一项研究中,发现当 MSC 移植到颅脑创伤大鼠中时,可分化为神经元和星形细胞,这通过存在神经元核抗原(neuronal nuclear antigen,NeuN)和胶质原纤维酸性蛋白(glial fibrillary acidic protein,GFAP)来证明[47]。此外,还有报告指出这种分化增强了神经新生,促进了感觉和运动功能的恢复[48,49]。

其他研究报道,静脉注射来自 MSC 分泌的蛋白可导致凋亡神经细胞数量减少,促进血管内皮生长因子(endothelial growth factor,VEGF)的释放[50-52]。这些结果支持 MSC 可促使神经再生、功能恢复的想法[35,53]。MSC 分泌的因子包括各种神经营养因子:脑源性神经营养因子(brain-derived neurotrophic factor,BDNF)、神经生长因子(nerve growth factor,NGF)和 VEGF。体外 MSC 与来自颅脑创伤大鼠脑组织的上清液共培养也可增加 BDNF、NGF、VEGF 以及肝细胞生长因子(hepatocyte growth factor,HGF),这些分泌的因子可促进残留组织细胞的自我修复以及NSC 的增殖[54]。

值得一提的是,改善颅脑创伤的状态可能是由 MSC 产生的因子而非 MSC 本身,神经功能的恢复不是由于 MSC 直接取代死亡的神经细胞,而是由于 MSC 分泌可溶性因子,这些因子刺激局部内源性的祖细胞,最终导致了神经祖细胞生存及其随后的分化[15]。

3.MSC 在人类颅脑创伤中的应用

最近的一项研究表明,MSC 可以显著控制氧化应激的产生,促进细胞迁移,从而有助于损伤后的功能恢复,使用基于 MSC 的治疗可以作为颅脑创伤患者的治疗方法[55]。Cox 等人将 MSC 移植入 10 名患有颅脑创伤且格拉斯哥昏迷量表(Glasgow Coma Scale,GCS)评分在 5 到 8 分之间的儿童,并在 6 个月内随访,有 7 名儿童 GCS 上升,其他 3 名儿童的生活质量没有显著改善,所有儿童均未死亡或遭受 MSC 治疗的不良反应[56]。在该研究之后,也有用 MSC 治疗成人脑卒中并取得有利结果。

Tian 等人表明在颅脑创伤后 MSC 的移植有一个疗效窗口,MSC 通过腰椎穿刺移植入 97 例患者,97 例患者中有 24 例治疗前处于植物状态,结果不同患者在损伤与治疗之间存在不同的时间跨度,该研究表明,MSC 治疗越早实施,患者会显示出更好的改善迹象[57]。

颅脑创伤患者自体 MSC 的递送已被证明是安全和实用手段。有研究在颅脑创伤手术期间将 107~109 个细胞直接移植入脑损伤区域,然后再静脉内移植 108~1010 个细胞,该方法对于具有普通设备的医疗机构便可以开展,治疗过程对 8 名患者(7 名男性和 1 名女性)进行,尽管 1 名患者在前 2 个月经历了两次癫痫发作,但没有患者因操作而死亡或有任何不良反应,接下来后 6 个月的随访,所有患者的 Barthel 指数评分均有所增加[58]。

4.挑战与展望

MSC 的移植是一种治疗颅脑创伤很有前途的方法。近年来 MSC 在神经元再生中的应用取得了相当大的进展,特别是在用于移植前制备这些细胞的方法和随后对脑损伤的修复,但大多数这个方向的体内研究仅限于动物研究,这种方法成功应用于临床仍然存在一些障碍[47,50,59]。例如,一个主要不足是 MSC 对特定靶向组织的了解甚少,Karp 和 Teo 报道了 MSC 靶向何种组织这个问题,而且他们强调了局部移植 MSC 和由 MSC 分泌的因子产生的作用的重要性,旁分泌因素对 MSC 的修复能力有积极作用[10,55]。但是,MSC 对受损组织精确的再生过程仍需要了解。

阻碍成功使用 MSC 的另一个关键问题是它们与肿瘤的潜在相关性。Djouad 等人报道注射 MSC 可能抑制患者的抗肿瘤反应,可能与 MSC 在体外可抑制淋巴细胞增殖,导致免疫反应缺陷有关[34,60]。虽然这种免疫抑制有利于移植物存活,但应用 MSC 治疗颅脑创伤需要额外的预防措施,特别是为了避免 MSC 长期培养生长过程中任何肿瘤上升的可能[61]。此外,现有证据表明 MSC 在炎症下表现出免疫抑制作用,在颅脑创伤后出现严重的炎症反应,在治疗中使用 MSC 可能会引起意外的并发症[16,17,62]。

如前所述,Tian 等人表明使用 MSC 在颅脑创伤后存在疗效窗口,治疗越早疗效越佳,因此,一个要克服的困难是治疗时间窗的问题。此外,在治疗颅脑创伤这一复杂的疾病时,MSC 的来源、数量、注射途径以及颅脑创伤的严重程度等参数都需要在临床研究中具体定义和实施,而且更长期的随访也需要跟进。

(二)NSC

1961 年,Leblond 等人报道可以从脑实质中分离胶质细胞;1965 年,Altman 和 Das 第一个提出了成年大脑中的神经新生的有力证据;但直到 1983 年 Goldman 和 Nottebohm 才首次在成年鸟类中发现了 NSC 神经新生的过程,该过程包括四个阶段:细胞增殖、迁移、存活和神经元分化[63]。成年哺乳动物中枢神经系统中含有 NSC,它们表达低水平的主要组织相容性复合抗原,显示高的存活率,除了参与内源性修复外,当这些 NSC 移植到正常或创伤的啮齿类动物的大脑中,能够存活且分化为区域特异性细胞[64-66]。NSC 可以分为两类,来源于胚胎或成年组织,这两类 NSC 是不同的 NSC 群[67,68]。

1.NSC 的生物学性质

NSC 可以用免疫细胞标记 Nestin(一种中间丝蛋白)、Musashi 1(一种 RNA 结合蛋白)和转录因子 SOX1、SOX2 来鉴定。Nestin 和 Musashi 1 特定表达于 NSC 而非完全分化的神经元,SOX 蛋白虽然不是特定于 NSC,但它们也可以用来进一步区分 NSC 和成熟神经元[69]。

成年哺乳动物的 NSC 具有独特分化、自我更新、静止能力,它们常存在于神经新生特定的龛中,即侧脑室周围的室下区(subventricular zone,SVZ)和海马齿状回的颗粒下区(subgranular zone,SGZ),同时也可以来自下丘脑、杏仁核、大脑皮质和黑质等非神经新生的部位[70]。SVZ 位于室管膜细胞层,位于 SVZ 的 NSC 也称为 B 型细胞,B 型细胞通过室管膜细胞层与脑室内的脑脊液接触,它们产生了瞬时扩增的祖细胞,称为 C 型细胞,然后分裂几次成为成神经细胞(A 型细胞)。

神经细胞迁移到嗅球中并演变成不同的中间神经元亚型[71]。位于 SGZ 的 NSC 被称为放射状神经胶质样 NSC(RGL,1 型细胞),他们分化为中间祖细胞,之后经过增殖变为成神经细胞,接下来成神经细胞沿着 SGZ 迁移并向未成熟神经元过渡,迁移到颗粒状细胞层并形成齿状回颗粒神经元[72]。

成年 NSC 的另一个特征是进入和离开细胞周期的 NSC 能够由静止变得活跃。当它们处于静止状态,成年 NSC 能够感受代谢平衡并保持其基因组完整性。最近的一项研究表明 SGZ 的 NSC 激活后会出现针对下游信号的受体表达,WNT 信号抑制剂以及 γ-氨基丁酸降低均可导致静息状态 NSC 的激活[73-75]。一旦细胞被激活,它们可以遵循不同的分裂方式:不对称分裂为 NSC 和祖细胞;对称分裂为两个 NSC 或两个祖细胞。

成年 NSC 产生的神经元与成熟的神经元具有不同的特性,其需要几个月的时间才能成为一个成熟的神经元,这对它们的功能完善非常重要[76]。由于过度兴奋和长期增强诱导阈值较低,NSC 产生的神经元能够建立新的突触连接并促进与成熟神经元信息交流[77, 78]。使用地西泮结合抑制剂(DBI)减少 γ-氨基丁酸信号可引起位于 SVZ 的成年 NSC 刺激成神经细胞增殖,它们也可以产生少突胶质细胞,当迁移到胼胝体后能够形成髓鞘的轴突[79, 80]。成年 NSC 还可以分化产生星形胶质细胞,位于 SGZ 的 NSC 产生星形细胞的功能,是通过间隙连接来调节周围的神经回路。而且,它们释放三磷酸腺苷(adenosine triphosphate,ATP)、D-丝氨酸和谷氨酸来影响可塑性、兴奋性和突触活动[81]。NSC 在体内通过细胞外信号、与室管膜的细胞间接触、细胞外基质、神经元输入、免疫细胞、局部脉管系统和脑脊液来调节[82]。成人 NSC 可通过激活周细胞释放的血管扩张物质来影响脉管系统并增加血流量,周细胞可以通过间隙连接和表达 VEGF 受体 3 从而促进 NSC 的活化[83-85]。

2.NSC 的来源

(1)人 ESC 和 iPSC

人 ESC 能够自我更新并具有多能性,Thomson 等人于 1998 年从胚胎内细胞团中产生。多能的 ESC 根据不同的环境能够产生神经元、少突胶质细胞和星形细胞等,许多手段都是为了能够将 ESC 导入向 NSC 的分化途径以及特定的纯度更高的细胞类型。基质细胞的存在和基质诱导的活性可促进 ESC 向 NSC 的分化[86]。诱导神经方向发展的一个因素是维甲酸,它可刺激轴突再生,使早期胚胎神经板和神经管图案化,后脑和脊髓的神经元分化,并产生神经祖细胞群,维甲酸刺激引起分化是通过激活 SOX6、SOX1、BRN2 等转录因子,细胞结构(MAP2,神经酰胺),细胞外 WNT 信号分子来实现[87]。BMP 信号传导是另一种神经分化技术,BMP 信号传导促进星形神经胶质和神经元细胞产生,但它可以阻止向少突胶质细胞分化。结果表明,在原肠胚形成之前或期间抑制 BMP 可诱导神经分化,因此 BMP 拮抗剂可用于向神经方向的分化[88]。同时还发现成纤维细胞生长因子 2(fibroblast growth factor-2,FGF-2)有助于神经祖细胞的分离和维持[89]。

2007 年,Takahashi 和 Yamanaka 发布了一种去分化的方法可使小鼠体细胞进入胚胎样细胞,很快就出现从人类的体细胞中产生 iPSC[90, 91]。成纤维细胞或外周血单核细胞使用这种重新编程技术可诱导为 iPSC,该过程分为三个阶段:启动、成熟和稳定[92]。细胞类型背景的丧失是启动阶段的主要目标,并允许继续重新编程处理。其他两个阶段的功能依赖于多能性基因(SOX2 基因座)的激活和转录因子(KLF4、c-MYC、OCT4、SOX2)的表达[93, 94]。iPSC 能够转化为大脑中的任何一类神经元和神经胶质细胞,其向神经祖细胞的转化与 ESC 的转化相似[95]。这包括了 2 种方法,第一个是通过胚状体,由不同细胞组成的 3D 聚集体,包括神经元[96, 97]。第二个是通过单层贴壁,可获得更均一的神经元群体,分化更快速率,但细胞间连接性较低[98, 99]。一旦因子结合,向神经细胞的分化启动,然后体内神经发育过程就会发生[100]。在神经发育过程中,可观察到神经标志物的表达和电生理活动[101]。虽然创造的细胞其电生理特征不成熟,但这些细胞能够连接到现有的功能性神经回路中[102]。Vierbuchen 等通过添加 Asc11、Brn2 和 Myt1l 转录因子跳过了去分化过程,将成纤维细胞直接转化为神经元[103]。

(2)人胚胎脑组织

从尸体中收集人胚胎脑组织,然后进行分离培养。Kim 等人研究了六个不同区域的脑组织端脑、中脑、间脑、小脑、桥脑、延髓和脊髓,将组织解离并接种于培养皿,为了刺激促有丝分裂活性添加 FGF2 和白血病抑制因子,在 37℃、5%CO_2 浓度的培养箱中。所有的组织都产生了含有不同亚型的神经球细胞,并可以分化为神经元、少突胶质细胞和星形细胞,同时发现由前脑衍生神经球产生的神经元明显多于来自其他区域产生的神经元[104]。Lee 等人使用这种研究方法进行了另一项研究,揭示了 61%的干细胞分化为 TUJ1 +神经元,2%成为 PDGFR-a +少突胶质祖细胞,5%成为 GFAP +星形细胞。他们进一步发现了 26%NSC 衍生的分化细胞和 37%NSC 衍生的 TUJ1 +神经元表达 γ-氨基丁酸[105]。

(3)星形细胞重编程

已经有人通过对星形细胞重新编程来获得 NSC。来自小鼠大脑皮层的星形细胞通过表达单个转录因子(PAX6、Neurog2、Mash1、Dlx2)可分化为神经元[106, 107]。Corti 等人将这种技术用于人类,星形细胞重新编程使用的因子包括 OCT4、SOX2 和 NANOG[108]。他们证明了单个转录因子对成熟星形细胞的转化完全足够,产生的 NSC 可自我更新并具有多能性。此外,他们还提出了 NSC 的标记和对生长因子的反应。而且,研究表明通过多种神经源性转录因子的组合也可以获得特定的表型。过表达单个转录因子 OCT4 可以诱导细胞完全重新编程或开始形成另一种表型,因此得出了该因子是 iPSC 重新编程所需的条件,这些细胞可以获得一种特定的、定义明确的谱系表型,它们可更安全的用于治疗[109, 110]。

(4)成年脑组织

从外伤、癫痫等手术中切除的脑组织中可分离出 NSC,它们可以在培养皿中变为神经元和胶质细胞[111]。它们来源于成年的供体,这些细胞可用作自体细胞移植治疗疾病。但是,由于它们来源于成年供体,与 ESC 细胞相比,细胞显示出较低的可塑性。据报道,来自手术切除脑组织培养的 NSC 只有小部分(4±1%)在移植到损伤大鼠脑内后可存活 16 周以上[112]。由于这种限制,成年供体来源的 NSC 应用到临床还面临许多挑战。

3.NSC 的临床应用

应用 NSC 移植在治疗缺血性脑卒中的临床前实验中产生了治疗效果,使用 ESC 和胎脑来源的 NSC 可促进 SVZ、SGZ 细胞增殖和迁移,产生的营养因子可促进血管生成、降低炎症水平和利于卒中后组织再生[113, 114]。由 NSC 产生的多巴胺神经元、纹状体中型多棘神经元、浦肯野神经元在帕金森病、大舞蹈病、运动协调障碍等动物疾病模型中均产生了阳性的结果[115-117]。另一项研究表明,来自人脊髓的 NSC 可在成年大鼠脊髓中成功移植,并且 NSC 可在受损的脊髓中显示出显著的神经元分化,并整合到宿主神经回路中[118]。

在颅脑创伤啮齿类动物模型中,移植成年供体的 NSC 可迁移到受损部位,减少病灶体积,同时表达成熟星形细胞和少突胶质细胞的标记,并显示出长期的存活能力和改善运动、学习功能的能力,尽管 NSC 植入数量有限,但损伤灶周围血管生成增加和移植部位淀粉样前体蛋白积累、α-平滑肌肌动蛋白表达减少。这些研究表明移植的 NSC 能够定向归巢,并分化成神经元和神经胶质,阳性的结果可能是还与局部血管新生增强以及其他因素有关[65, 119-124]。Jahanbazi 等在手术期间分离了来自癫痫人的 NSC,用它们移植到颅脑创伤大鼠模型中,结果表明治疗减少了病变体积、抑制了神经炎症、改善了功能恢复,减少了创伤部位反应性神经胶质增生[125]。

Shear 等人的研究显示,NSC 移植入小鼠纹状体后 1 年,动物长期生存和运动功能改善,没有肿瘤形成,然而免疫组化分析仅显示没有神经元标记物,仅存在少突胶质细胞标记物[126]。在另一项研究中,将预分化为神经元的 NSC 植入颅脑创伤动物的海马中,能够在伤后 1 天分化成神经元,并且表现出认知改善。一个有趣的发现是所有动物中部分移植的细胞都会迁移到齿状回,这可能是由于齿状回能够吸引移植细胞并有助于其分化[127]。这些发现同时还表明移植的区域对细胞分化产生很大影响,但移植物的特异性可能对功能恢复有更大的影响,因为移植的细胞能够捕获影响其分化和成熟的因素,这些因素可能直接存在于移植区域或在移植之后释放[128]。

目前已有一些临床研究涉及 NSC 的治疗。在 2005 年和 2006 年发表的两项临床研究中,对颅脑创伤患者移植 NSC 后,细胞从移植的区域迁移到创伤灶的周围,功能性磁共振成像显示损伤区域活动增加,正电子发射断层扫描(positron emission tomography,PET)显示移植的患者功能显著改善,但体感诱发电位(somatosensory evoked potentials,SEP)显示移植后 6 个月功能改善无显著差异,残疾评定量表(disability rating scale,DRS)得出实验组在移植后的第 6 个月功能开始恢复[129,130]。在 Ⅰ/Ⅱ期临床实验中,纯化的人 NSC 被移植到慢性脊髓损伤患者体内[131],NSC 治疗还应用于肌萎缩侧索硬化和脑中风患者[132]。

4.挑战与展望

NSC 在治疗方面有着广阔而遥远的未来,对它的研究可以更好地理解疾病病理学。尽管有许多人体实验仍在计划中,到目前为止还没有成功的报道。明确 NSC 的来源、适当的治疗剂量、合适的编程技术以及治疗时机都需要标准化,同时也非常需要进一步研究来克服细胞过度生长导致肿瘤等风险。

(三)ESC

人类 ESC 于 1998 年首先从胚泡内细胞团产生,对它的研究远没有 MSC 和 NSC 那么多。ESC 能够在生物体中产生各种特异性细胞类型,因其高度的可塑性和无限制的自我更新、分化能力而具有很强的移植能力。当植入宿主脑组织时,这些细胞可以分化、迁移并形成神经支配[79]。对 ESC 移植的临床前研究已有 20 多年的历史,从人类胎儿脑中分离出的 ESC 在伤后移植到受损脑中能够长期生存,可诱导形成 NSC,迁移到对侧皮质分化成神经元和星形细胞,并整合到宿主的脑回路中[133,134]。来自小鼠胚胎脑组织的 ESC 移植后也可长期存活达 1 年,迁移到创伤部位并分化为神经元或胶质细胞,伴随着宿主的运动和空间学习功能的改善[126,135]。此外,体外过表达生长因子或预分化为表达成熟神经元神经递质的 ESC 在移植后能表现出更好的存活和神经元分化能力,同时伴有神经认知功能的恢复[136-138]。

将源自人 ESC 的皮层神经元移植到新生小鼠的大脑中,可成功整合到视觉和运动皮质的轴突投射中,而且该类神经元可参与修复成年小鼠的皮质损伤[139]。移植到受伤的视皮层后,ESC 可产生枕叶的祖细胞,分化为皮质神经元并建立相应的长距离到视觉皮层的投射,重要的是,分化的神经元还可接受丘脑的视觉传入并对视网膜的体内刺激做出适当地回应,表明它们有恢复受损视觉皮层的能力,然而,移植同样类型的细胞到受损的运动皮层或移植视皮层中运动神经元后未检测到显著整合,这些结果表明来自 ESC 分化的皮质神经元移植到受损大脑后存在区域性特异性修复能力[140]。最近,来自人类的 ESC 也证明了同样的能力[141]。

ESC 在颅脑创伤大鼠移植后 5 天存在细胞的丢失以及分化不全,但功能却有改善说明不是细胞整合入神经元网络,而是由于干细胞介导的营养物质的释放。体外将 ESC 与来自损伤的大脑半球孵育,会出现时间依赖性的 BDNF 显著释放到培养基中,也充分表明 ESC 移植后神经功能的改善可能是与释放的神经营养因子有关[142, 143]。

针对 ESC 移植最大的风险成瘤问题,一些学者做了研究,认为肿瘤发生可能与宿主动物有关而不是与植入细胞的分化状态有关,异种移植发生率更低。对肿瘤的抑制作用主要发生在 ESC 移植到受伤的脑中而非正常的脑中,这可能部分归因于伤后通过激活的免疫反应清除了植入的细胞[144, 145]。

总而言之,虽然 ESC 在神经系统中具有较高的存活率和可塑性移植,上述结果也提供了从神经解剖学新的视角重建受损大脑的疗法和功能的观点。但它们的使用仍然会面临一些问题:ESC 的细胞来源和分化方案有很多种,有的 ESC 在使用前进行了预分化,还有的与视黄酸一起培养以利于分化为神经元样细胞;移植结果的成功高度依赖于移植细胞与宿主网络的整合;同时需要控制它们扩散和分化的速度以防止发展为畸胎瘤的风险;另外还有伦理争议和移植排斥等限制了它们在颅脑创伤临床中的进一步应用。

（四）iPSC

从患者自身的干细胞中产生特定的细胞类型具有免疫学的优势,避免了非自体细胞移植导致宿主的免疫排斥,同时不需要牺牲胚胎。体细胞重新编程技术的发现表明除 ESC 外,还有一种多能干细胞来源,即 iPSC。iPSC 是可以提供大量的三个胚层包括神经元和神经胶质的多能细胞。成人体细胞如成纤维细胞通过强制表达干细胞特异性转录因子 Oct4、Sox2、c-Myc、Klf4 来诱导产生 iPSC[146, 147]。从理论上讲,iPSC 代表了与 ESC 相同的无限细胞来源的能力,这一发现打开了再生医学的大门:①产生患者特异性 iPSC;②分化为特定的细胞类型;③移植它们的后代可以减少免疫排斥的风险。事实上,iPSC 的确可以产生外周神经元、运动神经元、视网膜细胞、耳蜗神经元和多巴胺能神经元[148-152]。另外有报道,神经上皮细胞也可以从 iPSC 中产生并诱导分化为谷氨酸能皮质神经元[153]。

人类 iPSC 在不发生形态改变的前提下也能够通过编程来重演神经新生阶段最终分化产生皮质神经元[139]。重新编程因素最初通过逆转录或慢病毒载体被引入成人分化细胞[146, 147],随后的研究使用多顺反子慢病毒载体试图产生更安全的 iPSC[154]。此外,还有使用重组蛋白或过表达某些类型的 microRNA 来产生 iPSC[155, 156]。

iPSC 独特的属性让人们看到了许多神经系统疾病可以治愈的希望,研究人员还可以使用 iPSC 来研究疾病的基因组学和病因。在成年猴的脊髓损伤模型中,移植人 iPSC 可存活并分化为所有三个神经元谱系,没有任何肿瘤发生的迹象,从而增强了轴突再生和防止脊髓损伤后发生的脱髓鞘改变[157]。到目前为止,iPSC 用于治疗颅脑创伤刚开始,在前期实验研究中,只有两篇关于 iPSC 移植治疗颅脑创伤的文章,研究得出 iPSC 移植与丰富环境的结合可更好的恢复认知和运动功能,但这些报道了对 iPSC 移植后的命运及功能恢复情况仅提供了非常有限的信息[158, 159]。

尽管 iPSC 治疗很有前途,但它也有潜在的副作用。早期的动物模型研究显示胚胎来源的细胞在胚胎中形成良性肿瘤,这些细胞移植到体内可导致动物出现神经退行性疾病,针对这些问题,已经部分研究通过转染自杀基因等来减少这些情况的发生,但不会影响 iPSC 向神经元的分化[159-161]。因为 iPSC 产生的细胞具有未知的遗传背景,因此在临床上使用 iPSC 细胞治疗之前还需要大量的动物实验来了解,同时应仔细评估其安全性。

（五）BMSC

人骨髓含有许多具有多能特征的造血干细胞和非造血干细胞。BMSC 是一种未分化的细胞,包括了干细胞和祖细胞的混合细胞群。这些细胞可以很容易地从患者骨髓的单核细胞中分离、培养,且没有伦理和技术问题。自体获得 BMSC 用于移植的另一个优点是低抗原性,因为它们主要组织相容性复合物抗原(Ⅱ类)的低表达[162]。

BMSC 在适当的条件下可分化为间充质干细胞、神经元和神经胶质样细胞等众多细胞类型[27, 163]。BMSC 治疗颅脑创伤的潜力已在动物模型中被广泛评估。在伤后急性或亚急性期,通过静脉、动脉或局部移植的方法将细胞注射入体内,移植后 14 天很多 BMSC 在受伤部位仍然存活,同时胶质细胞源性神经营养因子(glial cell derived neurotrophic factor, GDNF)的表达增加,凋亡细胞减少,可使运动和认知功能缺陷显著降低[164, 165]。在颅脑创伤后 4 天将 BMSC 与胶原支架结合移植到损伤灶时,可以显著改善的感觉运动和空间学习功能,减少病灶的体积,增强局部血管新生[166]。即使在伤后 2 个月移植,也报道了 BMSC 改善功能的效果[167]。尽管只有少量 BMSC 表达神经元或神经胶质标记物,但没有研究证明 BMSC 可以在体内完全分化为功能性神经元[164]。BMSC 可产生高水平的生长因子、细胞因子和细胞外基质分子,这些分子可能对受损的大脑中具有潜在的神经营养或神经保护作用。事实上,所有使用 BMSC 进行神经移植的研究都证明,其有益作用归因于它们产生因子的神经营养或神经保护作用而非直接细胞替代[168]。

2016 年 Cox 等人利用 BMSC 治疗成年颅脑创伤患者,这个实验能够证明这种治疗方式的安全性,它可以下调炎性细胞因子,以及保护大脑关键区域,促进功能恢复[169]。总之,广泛的实验研究证明了 BMSC 在颅脑创伤中的有益作用,并强调了 BMSC 的潜在用途。

(六)EPC

EPC 是来源于骨髓的前体细胞,能增殖并分化为血管内皮细胞,EPC 同时具有干细胞和血管内皮细胞特征,但它不是干细胞,而是由干细胞向成熟细胞过渡的一种祖细胞。它可以自我更新和分化,不仅参与人胚胎血管生成,同时也参与出生后血管新生和机体损伤后的修复过程。1997 年由 Asahara 等首次分离并证实,这是人类首次对外周血 EPC 的公开报道,从此揭开了 EPC 的研究序幕[170]。本团队在近 5 年也重点对 EPC 在颅脑创伤中的应用做了大量研究。

1.EPC 定义及鉴定

目前缺乏对 EPC 准确而公认的定义,一群不同分化水平的造血细胞和内皮细胞都被定义为 EPC,造成其差异的原因是由于各研究机构所使用的分离、培养和鉴定方法不同,这种不统一性阻止了现有研究成果向临床应用的转化[171-174]。国内外研究者大多从新鲜分离(密度梯度离心法)或分选(磁珠分选法)的骨髓单核细胞中分离 EPC 群体进行培养,有实验室采用贴壁细胞进行培养[175],也有实验室采用初次贴壁中的非贴壁细胞培养获得[176]。根据培养时间的不同,EPC 可分为早期 EPC 和晚期 EPC。早期 EPC 大约在培养 3~5 天后获得,也有人称集落形成单位-内皮细胞(colony forming unit-endothelial cell,CFU-EC),这类细胞体积较小,呈圆形。晚期 EPC 大约在培养 14~21 天后获得,也有称内皮集落形成细胞(endothelial colony-forming cell,ECFC)、血源性内皮细胞(blood outgrowth endothelial cell,BOEC),这类细胞体积相对较大,呈纺锤形。二者相比,早期 EPC 有更高的增殖能力和分泌生长因子的能力,而晚期 EPC 更趋向于成熟,有更好的黏附能力和成血管能力,而且早期 EPC 可分化成晚期 EPC,反之则不然[177-184]。事实上,最初定义的 EPC 包括了由造血干细胞到成熟内皮细胞各个阶段的细胞群。由于移植晚期 EPC 可产生更好的治疗效果,所以晚期 EPC 目前被认为是"真正意义"的 EPC 群体[171-173, 177]。

EPC 与 MSC 不同,后者具有向多种组织分化的能力,如肌肉、骨骼、神经等,而 EPC 只能分化为其相对应的成熟内皮细胞,它是干细胞分化成熟过程中的一个阶段。EPC 与 HSC 都起源于胚外中胚层的血岛,二者具有许多共同的细胞表面抗原,例如 CD34、Tie-2、Flk-1 等。生后 EPC、HSC 及 MSC 一样定居于骨髓,从骨髓中释放,并在外周血循环中运行。仅从形态特征上不能把

EPC 识别出来,鉴别主要靠细胞表面的分子标志。

通过流式细胞技术对 EPC 表面标志物进行检测是最常用的鉴定方法,在大部分的研究中,EPC 被定义为 $CD34^+$ $CD133^+$ 或 $CD34^+$ $CD133^+$ $VEGFR2^+$ 细胞,此外对 $CD45^+$、$CD31^+$、CX-$CR4^+$ 等标志物也有研究[185]。Estes 等利用多色流式细胞仪以及功能检测确认 $CD34^+$ $CD133^+$ 细胞表达 $CD45^+$,但由于该细胞缺乏在体内直接形成血管的能力,而这正是原本 EPC 的一种能力,那么 $CD34^+$ $CD133^+$ 细胞被认为是促血管生成的造血干细胞而不是 EPC[186, 187]。EPC 在形态上无特异性,通过免疫荧光及功能学实验是另一种常用的鉴定方法。EPC 具有内皮细胞如人脐静脉内皮细胞(human umbilical vein endothelial cell,HUVEC)摄取 DiI-Ac-LDL 和结合 FITC-UEA-1 的能力及 KDR、VWF、VE-Cadherin 免疫学标记,但 CD34 的表达要强于 HUVEC,故可认为它仍是一种区别于成熟细胞的前体细胞。但也有学者认为 EPC 的表面标志与成熟内皮细胞几乎无法区分,因此采用了集落形成实验进一步鉴定区分 EPC[173, 177]。综上所述,EPC 没有一个特定的标志物,它展现出来的是在体内具有血管形成功能的循环中的前体细胞,在所有假想 EPC 之中,晚期 EPC 代表具有生后血管再生功能细胞的大多数特性[171]。

2.血管发生和血管新生

血管生长包括血管发生(vasculogenesis)和血管新生(angiogenesis)这两种主要方式。血管发生指成血管细胞即 EPC 在血管生长的原位分化为成熟内皮细胞并形成血管的过程,胚胎早期的新生血管主要通过血管发生(EPC 参与)来完成。在人胚的第二周末,卵黄囊的胚外中胚层一些间充质细胞逐渐聚集成条索或团块状,形成血岛。这些细胞团进一步出现腔隙化,血岛外层的细胞分化为扁平状,形成原始的血管内皮细胞;血岛中心的细胞变成球形,游离于腔内成为 HSC。相邻血岛的原始内皮细胞互相延伸连接,形成原始的毛细血管网。EPC 位于血岛的外周,分化为成熟内皮细胞;HSC 位于血岛的中心,分化为成熟的血细胞。血管新生是从已存在的血管上以出芽方式长出新的毛细血管的过程,即通过成熟血管内皮细胞分裂增殖来形成新的血管,血管新生曾被认为是生后血管生长的唯一机制。包括基底膜降解、内皮细胞激活并迁移到组织间质、分裂、增生、相互连接形成新的管腔,随后新的基底膜形成,局部毛细血管网剪切并重构。尽管血管发生过程曾被认为仅限于胚胎期,但近年来研究发现,成熟个体中骨髓来源的细胞可以进入外周血循环中,参与脑、心脏、肢体的缺血区以及创伤和肿瘤部位的血管再生[188, 189]。Asahara 等进一步研究发现人的外周血中含有内皮细胞的前体细胞,其来源于 $CD34^+$ flk-1^+ 的单核细胞,在体外培养条件下可以逐渐分化为成熟内皮细胞,证实其为 EPC[170]。

3.EPC 的作用机制

EPC 发现的十多年来,其动员、归巢机制现已得到了部分证明,应用 VEGF-A 作为类刺激物,使骨髓基质中一氧化氮(nitric oxide,NO)表达升高,NO 通过旁分泌途径激活基质金属蛋白酶-9(matrix metalloproteinase-9,MMP-9)。在 MMP-9 的作用下,骨髓 EPC 细胞膜上的膜结合型干细胞因子(stem cell factor,SCF)转化为水溶型 SCF。其通过增加细胞外激酶来解离骨髓细胞的黏附分子 VCAM-1,破坏与整合素 $\beta 1$ 超迟抗原-4(very late antigen-4,VLA-4)的绑定,从而达到从骨髓中动员的效果。同时,损伤、缺血的组织发生炎症反应,促进基质细胞衍生因子-1α(stroma-cell derived factor,SDF-1α)的表达和释放,相应受体-EPC 细胞表面的趋化因子受体-4(C-X-C chemokine receptor type-4,CXCR-4)表达上升,促使 EPC 迁移和归巢到损伤的组织中[190]。

4.EPC 的临床应用

EPC 在外伤、缺血、缺氧等因素刺激下,部分 EPC 从骨髓(或其他一些组织、器官)中动员至外周血,形成循环血 EPC,归巢至损伤的部位并分化为血管内皮细胞,通过整合进入已存在的血管

（血管新生）或直接产生新的血管（血管发生）来发挥其作用[191-195]。近十多年来，EPC渐渐成为心脏病、脑缺血、器官移植、肿瘤等许多与缺血、血管生成和再生密切相关疾病的研究热点，其在临床治疗的价值越来越受到重视。

对EPC的治疗效果已进行了许多动物实验，结果显示来源于骨髓的EPC对血管修复及再生非常重要，同时可以促使缺血损伤后组织恢复。与此同时，大量研究还证实了EPC对疾病的预后价值，在患有心血管疾病、炎症、自身免疫性疾病、恶性肿瘤、代谢病或其他疾病的人类循环血中的EPC水平的变化与疾病的严重程度或预后相关。在心肌缺血疾病的研究中，移植组织工程修饰的EPC可增加移植效率、促进血管新生、保护心肌功能；在骨折的研究中，EPC不仅参与了新血管形成，还促进了新骨形成；糖尿病患者血液中正常水平的EPC可以中和糖尿病对血管结构的有害影响；在高血压脑出血和脑梗死的患者中，EPC对判断疾病的预后有重要价值，脑缺血的动物模型中也证实了移植EPC可促进其神经功能恢复[196-199]。

由于内源性EPC的数量非常稀少，在外周血只含有$0.05\sim0.2$个/μl，而在脐血中这一数量也只有$2\sim5$个/μl[200]。脐血获得的EPC与成人外周血获得的EPC相比，数量更多，有更高的端粒酶活性，但随着年龄的增加，获得的细胞数会逐渐减少[175]，移植两种来源的EPC，脐血EPC可产生更高的微血管密度[182, 201]。通过体外培养可以明显增加EPC的数量、提高EPC的纯度，从而满足移植需要，移植入体内后有利于其分化、成熟；同时还可以通过体外转染技术，使EPC表达不同的因子，进一步增强其治疗效果。

临床前期的动物实验给患有缺血、血管生成相关疾病的患者输注EPC进行治疗提供了理论基础。这些实验结果证明移植EPC在某些情况下是安全有效的，但与临床前期的动物实验结果相比，对人类疾病的恢复作用不是特别明显[202-204]。带来的问题是人类疾病的恢复并不能按照此前的动物实验的结果来预测，或可能移植人体的EPC的作用途径与动物的作用途径不全相似。这个困惑在经过最近几年的研究已经变得越来越清晰，是由于各种不同类型的血细胞以及内皮细胞均被含糊的包括在EPC这个单一的概念中[171, 172]。

5.本课题组的研究成果

国内外关于EPC与颅脑创伤的研究尚不多。近年来，本课题组重点开展了颅脑创伤与EPC的研究（前期与天津医科大学总医院合作）。以得出如下结论：①颅脑创伤后患者循环血EPC呈先抑后扬的变化，此特征性变化与患者的伤情及预后相关，在循环血EPC水平被动员升高的同时，VEGF与血管生成素-1（angiopoietin-1，Ang-1）同样发生类似的变化[205-207]；②应用他汀类药物、孕酮、促红细胞生成素等药物刺激动员机体自身的EPC水平升高或是局部注射SDF-1来趋化EPC向损伤灶的归巢从而达到治疗目的[208-211]；③通过静脉和脑室途径移植体外扩增的EPC，能够归巢到损伤区域，修复血脑屏障、促进血管新生，并且改善了颅脑创伤后的神经功能恢复[212, 213]；④颅脑创伤患者亚急性期，循环血EPC数目与血浆氧化应激水平中度相关[214]。

但EPC同多数干细胞一样，面临着因宿主不良的微环境而导致移植细胞的生存不佳，如何进一步提高EPC归巢定位后的生物学效应是其发挥作用的关键。颅脑创伤后氧化应激、炎症和缺氧等微环境导致移植细胞的生存率降低，因此我们团队还在进一步研究伤后局部炎症反应与EPC的关系。通过基因修饰EPC来增加其生存能力，同时希望EPC携带这些治疗因子在病灶局部表达，进一步增加血管新生，从而促进神经功能的恢复，其可能在颅脑创伤的细胞治疗中更有优势。

6.挑战与展望

目前已经初步认定EPC对颅脑创伤后功能恢复有利，进一步深入研究以及丰富EPC与颅脑创伤作用的分子机理是十分必要的。EPC可从自体获得，有望规避伦理上的问题；它是单一谱系的祖细胞,成瘤性低,安全性高,因此很可能是一个新的细胞移植来源。与外源性血管生长因子引起的"治疗性血管新生"相对应,Isner 等称之为"治疗性血管发生"[215]。随着 EPC 在组织损伤中作用机制的不断阐明,随着 EPC 改善疾病预后能力的不断证实,EPC 在颅脑创伤中的功能作用及作用机制将成为今后研究的热点。同时,应用 EPC 治疗改善颅脑创伤后的神经功能损伤或将成为一种新的治疗策略。

(七)其他来源的细胞

除了前面提到的,研究人员最近还探索了其他几种可用于颅脑创伤的干细胞或干细胞样细胞。使用人羊膜衍生的多能祖细胞可显著减弱轴突变性、改善受损大鼠的神经功能和脑组织形态[216,217]。

人脂肪来源的干细胞(adipose-derived stem cell,ASC)可以从脂肪组织中通过胶原酶消化和离心获得,ASC 可分化为脂肪细胞、成骨细胞、成肌细胞、成软骨细胞和神经细胞,供体的年龄可能会影响这些细胞的分化潜能[218,219]。将 ASC 或其培养基通过静脉注射到颅脑创伤大鼠模型中,可显著改善运动和认知功能,并减少局灶性组织损伤和海马细胞丢失[220]。大鼠脊髓损伤模型中,静脉注射 ASC 部分可分化为神经元和少突胶质细胞,同时运动功能获得改善[221]。由于它们相对容易获得,ASC 代表了一个未来细胞治疗的候选。

人脐带血(humanumbilical cord blood,HUCB)是多种干细胞的丰富来源,包括 HSC、MSC,非限制性体干细胞和胚胎样干细胞。然而,进一步研究显示 HUCB 的一个亚群细胞并不表达造血细胞的标记 CD45,在体外也不分化为造血细胞,该单核细胞部分在培养中用 FGF 和 EGF 刺激,可分化为神经标志物 β-betatubulin Ⅲ 和 GFAP[222]。同时,脐带间质或胎盘组织,而不是 HUCB,可作为潜在的非侵入性和容易大量获得的 MSC 来源[31]。研究表明,HUCB 细胞移植入新生鼠的 SVZ 区,1 个月后可增加 20% 的 β-betatubulin Ⅲ 和 GFAP 阳性细胞[223]。颅脑创伤后 24 小时后将 HUCB 细胞经尾静脉移植,连续评估神经功能显示治疗减少了运动和神经系统缺陷,移植的细胞表现为 GFAP 和其他神经元标志物阳性[224]。HUCB 细胞在脊髓损伤模型中移植后也可以存活的同时还能促进宿主内源性神经细胞的存活[225]。为了研究其治疗机制,在裸鼠的大脑中动脉闭塞后 48 小时,将从 HUCB 分离的 CD34＋细胞输注,在缺血灶边界发现内源性神经新生和血管新生增强,当注入抗血管生成剂以抑制新生血管形成后神经新生受损,这些发现表明 HUCB 是通过血管生成作用来支持内源性神经新生[226]。在一项小规模的临床实验中,使用这些 HUCB 细胞治疗颅脑创伤患者,与对照组相比,治疗组的患者神经功能和自理能力均有所改善[227]。

(八)干细胞形成的生物桥

关于干细胞在组织修复中的作用包括直接取代受损的细胞或通过分泌的营养因子来间接调节[115,228]。最近在大鼠的颅脑创伤模型中发现移植的 MSC 在将神经源性区域的干细胞招募到损伤区域的过程中扮演者重要角色,移植的 MSC 起到了一个生物桥梁的作用,生物桥梁内可检测到高表达的 MMP,尤其是 MMP-9,证明其在桥梁中具有重要角色。这种生物桥梁的形成有利于内源性干细胞准确地向创伤区域趋化以及轴突生长,而且通过免疫组化和激光捕获可观察到,它是干细胞移植的另一重要作用[229]。各种来源的干细胞,包括脐血、外周血以及脑组织,均可改变 MMP 的表达,抑制 MMP 的表达可导致神经源性细胞从室下区向损伤区域的迁移,并最终影响功能恢复,也间接说明了 MMP 在生物桥梁内的作用[230,231]。

现有实验室的许多工作已显示干细胞移植是一种具有前景的治疗方法,但是由于干细胞的强大增殖特性,因此存在一种不受控制的增殖可能导致肿瘤的风险,这种风险增加了其应用于临床的顾虑,干细胞移植转化到临床进行大规模实验直到有关干细胞安全性的确凿证据和功效仍很缺乏。

章后参考文献

[1] Rolfe A, Sun D. Stem Cell Therapy in Brain Trauma: Implications for Repair and Regeneration of Injured Brain in Experimental TBI Models. In: Kobeissy FH, ed. Brain Neurotrauma: Molecular, Neuropsychological, and Rehabilitation Aspects. Boca Raton (FL), 2015.

[2] Koliatsos VE, Xu L, Cummings BJ. Stem cell therapies for traumatic brain injury. Regen Med 2015; 10:917-20.

[3] Reyes S, Tajiri N, Borlongan CV. Developments in intracerebral stem cell grafts. Expert Rev Neurother 2015; 15:381-93.

[4] Richardson RM, Singh A, Sun D, et al. Stem cell biology in traumatic brain injury: effects of injury and strategies for repair. J Neurosurg 2010; 112:1125-38.

[5] da Silva Meirelles L, Chagastelles PC, Nardi NB. Mesenchymal stem cells reside in virtually all post-natal organs and tissues. J Cell Sci 2006; 119:2204-13.

[6] Pittenger MF, Mackay AM, Beck SC, et al. Multilineage potential of adult human mesenchymal stem cells. Science 1999; 284:143-7.

[7] Toma C, Pittenger MF, Cahill KS, et al. Human mesenchymal stem cells differentiate to a cardiomyocyte phenotype in the adult murine heart. Circulation 2002; 105:93-8.

[8] Zibara K, Ballout N, Mondello S, et al. Combination of drug and stem cells neurotherapy: Potential interventions in neurotrauma and traumatic brain injury. Neuropharmacology 2019; 145:177-198.

[9] Chamberlain G, Fox J, Ashton B, Middleton J. Concise review: mesenchymal stem cells: their phenotype, differentiation capacity, immunological features, and potential for homing. Stem Cells 2007; 25:2739-49.

[10] Karp JM, Leng Teo GS. Mesenchymal stem cell homing: the devil is in the details. Cell Stem Cell 2009; 4:206-16.

[11] Barbash IM, Chouraqui P, Baron J, et al. Systemic delivery of bone marrow-derived mesenchymal stem cells to the infarcted myocardium: feasibility, cell migration, and body distribution. Circulation 2003; 108:863-8.

[12] Ponte AL, Marais E, Gallay N, et al. The in vitro migration capacity of human bone marrow mesenchymal stem cells: comparison of chemokine and growth factor chemotactic activities. Stem Cells 2007; 25:1737-45.

[13] Ruster B, Gottig S, Ludwig RJ, et al. Mesenchymal stem cells display coordinated rolling and adhesion behavior on endothelial cells. Blood 2006; 108:3938-44.

[14] Meirelles Lda S, Fontes AM, Covas DT, Caplan AI. Mechanisms involved in the therapeutic properties of mesenchymal stem cells. Cytokine Growth Factor Rev 2009; 20:419-27.

[15] Galindo LT, Filippo TR, Semedo P, et al. Mesenchymal stem cell therapy modulates the inflammatory response in experimental traumatic brain injury. Neurol Res Int 2011; 2011: 564089.

[16] Hoogduijn MJ, Popp F, Verbeek R, et al. The immunomodulatory properties of mesenchymal stem cells and their use for immunotherapy. Int Immunopharmacol 2010; 10:1496-500.

[17] Di Nicola M, Carlo-Stella C, Magni M, et al. Human bone marrow stromal cells suppress T-lymphocyte proliferation induced by cellular or nonspecific mitogenic stimuli. Blood 2002; 99:3838-43.

[18] Munoz JR, Stoutenger BR, Robinson AP, et al. Human stem/progenitor cells from bone marrow promote neurogenesis of endogenous neural stem cells in the hippocampus of mice. Proc Natl Acad Sci U S A 2005; 102:18171-6.

[19] Parr AM, Tator CH, Keating A. Bone marrow-derived mesenchymal stromal cells for the repair of central nervous system injury. Bone Marrow Transplant 2007; 40:609-19.

[20] Dominici M, Le Blanc K, Mueller I, et al. Minimal criteria for defining multipotent mesenchymal stromal cells. The International Society for Cellular Therapy position statement. Cytotherapy 2006; 8:315-7.

[21] Horwitz EM, Le Blanc K, Dominici M, et al. Clarification of the nomenclature for MSC: The International Society for Cellular Therapy position statement. Cytotherapy 2005; 7: 393-5.

[22] Woodbury D, Schwarz EJ, Prockop DJ, Black IB. Adult rat and human bone marrow stromal cells differentiate into neurons. J Neurosci Res 2000; 61:364-70.

[23] Azizi SA, Stokes D, Augelli BJ, et al. Engraftment and migration of human bone marrow stromal cells implanted in the brains of albino rats-similarities to astrocyte grafts. Proc Natl Acad Sci U S A 1998; 95:3908-13.

[24] Prockop DJ. Marrow stromal cells as stem cells for nonhematopoietic tissues. Science 1997; 276:71-4.

[25] Kopen GC, Prockop DJ, Phinney DG. Marrow stromal cells migrate throughout forebrain and cerebellum, and they differentiate into astrocytes after injection into neonatal mouse brains. Proc Natl Acad Sci U S A 1999; 96:10711-6.

[26] Hasan A, Deeb G, Rahal R, et al. Mesenchymal Stem Cells in the Treatment of Traumatic Brain Injury. Front Neurol 2017; 8:28.

[27] Sanchez-Ramos J, Song S, Cardozo-Pelaez F, et al. Adult bone marrow stromal cells differentiate into neural cells in vitro. Exp Neurol 2000; 164:247-56.

[28] Muguruma Y, Yahata T, Miyatake H, et al. Reconstitution of the functional human hematopoietic microenvironment derived from human mesenchymal stem cells in the murine bone marrow compartment. Blood 2006; 107:1878-87.

[29] Wilson A, Trumpp A. Bone-marrow haematopoietic-stem-cell niches. Nat Rev Immunol 2006; 6:93-106.

[30] Kiel MJ, Morrison SJ. Uncertainty in the niches that maintain haematopoietic stem cells. Nat Rev Immunol 2008; 8:290-301.

[31] Walker PA, Shah SK, Harting MT, Cox CS, Jr. Progenitor cell therapies for traumatic brain injury: barriers and opportunities in translation. Dis Model Mech 2009; 2:23-38.

[32] Mahmood A, Lu D, Qu C, et al. Long-term recovery after bone marrow stromal cell

treatment of traumatic brain injury in rats. J Neurosurg 2006；104：272-7.

［33］Rojas M，Xu J，Woods CR，et al. Bone marrow-derived mesenchymal stem cells in repair of the injured lung. Am J Respir Cell Mol Biol 2005；33：145-52.

［34］Bartholomew A，Sturgeon C，Siatskas M，et al. Mesenchymal stem cells suppress lymphocyte proliferation in vitro and prolong skin graft survival in vivo. Exp Hematol 2002；30：42-8.

［35］Zhang R，Liu Y，Yan K，et al. Anti-inflammatory and immunomodulatory mechanisms of mesenchymal stem cell transplantation in experimental traumatic brain injury. J Neuroinflammation 2013；10：106.

［36］Walker PA，Bedi SS，Shah SK，et al. Intravenous multipotent adult progenitor cell therapy after traumatic brain injury：modulation of the resident microglia population. J Neuroinflammation 2012；9：228.

［37］Bedi SS，Walker PA，Shah SK，et al. Autologous bone marrow mononuclear cells therapy attenuates activated microglial/macrophage response and improves spatial learning after traumatic brain injury. J Trauma Acute Care Surg 2013；75：410-6.

［38］Chen J，Li Y，Katakowski M，et al. Intravenous bone marrow stromal cell therapy reduces apoptosis and promotes endogenous cell proliferation after stroke in female rat. J Neurosci Res 2003；73：778-86.

［39］Zhang C，Li Y，Chen J，et al. Bone marrow stromal cells upregulate expression of bone morphogenetic proteins 2 and 4，gap junction protein connexin-43 and synaptophysin after stroke in rats. Neuroscience 2006；141：687-95.

［40］Mahmood A，Lu D，Chopp M. Marrow stromal cell transplantation after traumatic brain injury promotes cellular proliferation within the brain. Neurosurgery 2004；55：1185-93.

［41］Menge T，Zhao Y，Zhao J，et al. Mesenchymal stem cells regulate blood-brain barrier integrity through TIMP3 release after traumatic brain injury. Sci Transl Med 2012；4：161ra150.

［42］Abbott NJ，Romero IA. Transporting therapeutics across the blood-brain barrier. Mol Med Today 1996；2：106-13.

［43］Enhanced brain drug delivery：safely crossing the blood-brain barrier. Drug Discov Today Technol 2012；9：e71-e174.

［44］Schmidt A，Ladage D，Steingen C，et al. Mesenchymal stem cells transmigrate over the endothelial barrier. Eur J Cell Biol 2006；85：1179-88.

［45］Steingen C，Brenig F，Baumgartner L，et al. Characterization of key mechanisms in transmigration and invasion of mesenchymal stem cells. J Mol Cell Cardiol 2008；44：1072-84.

［46］Matsushita T，Kibayashi T，Katayama T，et al. Mesenchymal stem cells transmigrate across brain microvascular endothelial cell monolayers through transiently formed inter-endothelial gaps. Neurosci Lett 2011；502：41-5.

［47］Anbari F，Khalili MA，Bahrami AR，et al. Intravenous transplantation of bone marrow mesenchymal stem cells promotes neural regeneration after traumatic brain injury. Neural Regen Res 2014；9：919-23.

［48］Zanier ER，Pischiutta F，Riganti L，et al. Bone marrow mesenchymal stromal cells drive protective M2 microglia polarization after brain trauma. Neurotherapeutics 2014；11：679-

95.

[49] Zanier ER, Montinaro M, Vigano M, et al. Human umbilical cord blood mesenchymal stem cells protect mice brain after trauma. Crit Care Med 2011; 39:2501-10.

[50] Chuang TJ, Lin KC, Chio CC, et al. Effects of secretome obtained from normoxia-preconditioned human mesenchymal stem cells in traumatic brain injury rats. J Trauma Acute Care Surg 2012; 73:1161-7.

[51] Chang CP, Chio CC, Cheong CU, et al. Hypoxic preconditioning enhances the therapeutic potential of the secretome from cultured human mesenchymal stem cells in experimental traumatic brain injury. Clin Sci (Lond) 2013; 124:165-76.

[52] Azari MF, Mathias L, Ozturk E, et al. Mesenchymal stem cells for treatment of CNS injury. Curr Neuropharmacol 2010; 8:316-23.

[53] Grigorian AS, Gilerovich EG, Pavlichenko NN, et al. Effect of transplantation of mesenchymal stem cells on neuronal survival and formation of a glial scar in the brain of rats with severe traumatic brain injury. Bull Exp Biol Med 2011; 150:551-5.

[54] Chen BY, Wang X, Chen LW, Luo ZJ. Molecular targeting regulation of proliferation and differentiation of the bone marrow-derived mesenchymal stem cells or mesenchymal stromal cells. Curr Drug Targets 2012; 13:561-71.

[55] Torrente D, Avila MF, Cabezas R, et al. Paracrine factors of human mesenchymal stem cells increase wound closure and reduce reactive oxygen species production in a traumatic brain injury in vitro model. Hum Exp Toxicol 2014; 33:673-84.

[56] Cox CS, Jr., Baumgartner JE, Harting MT, et al. Autologous bone marrow mononuclear cell therapy for severe traumatic brain injury in children. Neurosurgery 2011; 68:588-600.

[57] Tian C, Wang X, Wang X, et al. Autologous bone marrow mesenchymal stem cell therapy in the subacute stage of traumatic brain injury by lumbar puncture. Exp Clin Transplant 2013; 11:176-81.

[58] Zhang ZX, Guan LX, Zhang K, et al. A combined procedure to deliver autologous mesenchymal stromal cells to patients with traumatic brain injury. Cytotherapy 2008; 10:134-9.

[59] Guan J, Zhu Z, Zhao RC, et al. Transplantation of human mesenchymal stem cells loaded on collagen scaffolds for the treatment of traumatic brain injury in rats. Biomaterials 2013; 34:5937-46.

[60] Djouad F, Plence P, Bony C, et al. Immunosuppressive effect of mesenchymal stem cells favors tumor growth in allogeneic animals. Blood 2003; 102:3837-44.

[61] Kim J, Kang JW, Park JH, et al. Biological characterization of long-term cultured human mesenchymal stem cells. Arch Pharm Res 2009; 32:117-26.

[62] Lenzlinger PM, Morganti-Kossmann MC, Laurer HL, McIntosh TK. The duality of the inflammatory response to traumatic brain injury. Mol Neurobiol 2001; 24:169-81.

[63] Goldman SA, Nottebohm F. Neuronal production, migration, and differentiation in a vocal control nucleus of the adult female canary brain. Proc Natl Acad Sci U S A 1983; 80:2390-4.

[64] Richardson RM, Broaddus WC, Holloway KL, et al. Heterotypic neuronal differentia-

tion of adult subependymal zone neuronal progenitor cells transplanted to the adult hippocampus. Mol Cell Neurosci 2005; 28:674-82.

[65] Sun D, Gugliotta M, Rolfe A, et al. Sustained survival and maturation of adult neural stem/progenitor cells after transplantation into the injured brain. J Neurotrauma 2011; 28:961-72.

[66] Klassen H, Imfeld KL, Ray J, et al. The immunological properties of adult hippocampal progenitor cells. Vision Res 2003; 43:947-56.

[67] Niimi Y, Levison SW. Pediatric brain repair from endogenous neural stem cells of the subventricular zone. Pediatr Res 2018; 83:385-396.

[68] Ould-Brahim F, Sarma SN, Syal C, et al. Metformin Preconditioning of Human Induced Pluripotent Stem Cell-Derived Neural Stem Cells Promotes Their Engraftment and Improves Post-Stroke Regeneration and Recovery. Stem Cells Dev 2018; 27:1085-1096.

[69] Wegner M, Stolt CC. From stem cells to neurons and glia: a Soxist's view of neural development. Trends Neurosci 2005; 28:583-8.

[70] Feliciano DM, Bordey A, Bonfanti L. Noncanonical Sites of Adult Neurogenesis in the Mammalian Brain. Cold Spring Harb Perspect Biol 2015; 7:a018846.

[71] Mirzadeh Z, Merkle FT, Soriano-Navarro M, et al. Neural stem cells confer unique pinwheel architecture to the ventricular surface in neurogenic regions of the adult brain. Cell Stem Cell 2008; 3:265-78.

[72] Sun GJ, Zhou Y, Stadel RP, et al. Tangential migration of neuronal precursors of glutamatergic neurons in the adult mammalian brain. Proc Natl Acad Sci U S A 2015; 112:9484-9.

[73] Cheung TH, Rando TA. Molecular regulation of stem cell quiescence. Nat Rev Mol Cell Biol 2013; 14:329-40.

[74] Shin J, Berg DA, Zhu Y, et al. Single-Cell RNA-Seq with Waterfall Reveals Molecular Cascades underlying Adult Neurogenesis. Cell Stem Cell 2015; 17:360-72.

[75] Song J, Zhong C, Bonaguidi MA, et al. Neuronal circuitry mechanism regulating adult quiescent neural stem-cell fate decision. Nature 2012; 489:150-4.

[76] Zhao C, Teng EM, Summers RG, Jr., et al. Distinct morphological stages of dentate granule neuron maturation in the adult mouse hippocampus. J Neurosci 2006; 26:3-11.

[77] Ge S, Sailor KA, Ming GL, Song H. Synaptic integration and plasticity of new neurons in the adult hippocampus. J Physiol 2008; 586:3759-65.

[78] Ming GL, Song H. Adult neurogenesis in the mammalian brain: significant answers and significant questions. Neuron 2011; 70:687-702.

[79] Alfonso J, Le Magueresse C, Zuccotti A, et al. Diazepam binding inhibitor promotes progenitor proliferation in the postnatal SVZ by reducing GABA signaling. Cell Stem Cell 2012; 10:76-87.

[80] Xing YL, Roth PT, Stratton JA, et al. Adult neural precursor cells from the subventricular zone contribute significantly to oligodendrocyte regeneration and remyelination. J Neurosci 2014; 34:14128-46.

[81] Araque A, Carmignoto G, Haydon PG, et al. Gliotransmitters travel in time and space.

Neuron 2014; 81:728-39.

[82] Gonzalez-Perez O. Neural stem cells in the adult human brain. Biol Biomed Rep 2012; 2:59-69.

[83] Lacar B, Herman P, Platel JC, et al. Neural progenitor cells regulate capillary blood flow in the postnatal subventricular zone. J Neurosci 2012; 32:16435-48.

[84] Kunze A, Congreso MR, Hartmann C, et al. Connexin expression by radial glia-like cells is required for neurogenesis in the adult dentate gyrus. Proc Natl Acad Sci U S A 2009; 106: 11336-41.

[85] Han J, Calvo CF, Kang TH, et al. Vascular endothelial growth factor receptor 3 controls neural stem cell activation in mice and humans. Cell Rep 2015; 10:1158-72.

[86] Vazin T, Chen J, Lee CT, et al. Assessment of stromal-derived inducing activity in the generation of dopaminergic neurons from human embryonic stem cells. Stem Cells 2008; 26: 1517-25.

[87] Maden M. Retinoic acid in the development, regeneration and maintenance of the nervous system. Nat Rev Neurosci 2007; 8:755-65.

[88] Baharvand H, Mehrjardi NZ, Hatami M, et al. Neural differentiation from human embryonic stem cells in a defined adherent culture condition. Int J Dev Biol 2007; 51:371-8.

[89] Elkabetz Y, Panagiotakos G, Al Shamy G, et al. Human ES cell-derived neural rosettes reveal a functionally distinct early neural stem cell stage. Genes Dev 2008; 22:152-65.

[90] Takahashi K, Tanabe K, Ohnuki M, et al. Induction of pluripotent stem cells from adult human fibroblasts by defined factors. Cell 2007; 131:861-72.

[91] Warren L, Manos PD, Ahfeldt T, et al. Highly efficient reprogramming to pluripotency and directed differentiation of human cells with synthetic modified mRNA. Cell Stem Cell 2010; 7:618-30.

[92] Buganim Y, Faddah DA, Jaenisch R. Mechanisms and models of somatic cell reprogramming. Nat Rev Genet 2013; 14:427-39.

[93] Zhang S, Cui W. Sox2, a key factor in the regulation of pluripotency and neural differentiation. World J Stem Cells 2014; 6:305-11.

[94] Yamanaka S. Pluripotency and nuclear reprogramming. Philos Trans R Soc Lond B Biol Sci 2008; 363:2079-87.

[95] Hu BY, Weick JP, Yu J, et al. Neural differentiation of human induced pluripotent stem cells follows developmental principles but with variable potency. Proc Natl Acad Sci U S A 2010; 107:4335-40.

[96] Salimi A, Nadri S, Ghollasi M, et al. Comparison of different protocols for neural differentiation of human induced pluripotent stem cells. Mol Biol Rep 2014; 41:1713-21.

[97] Velasco I, Salazar P, Giorgetti A, et al. Concise review: Generation of neurons from somatic cells of healthy individuals and neurological patients through induced pluripotency or direct conversion. Stem Cells 2014; 32:2811-7.

[98] D'Aiuto L, Zhi Y, Kumar Das D, et al. Large-scale generation of human iPSC-derived neural stem cells/early neural progenitor cells and their neuronal differentiation. Organogenesis

2014；10：365-77.

[99] Nistor PA，May PW，Tamagnini F，et al. Long-term culture of pluripotent stem-cell-derived human neurons on diamond-A substrate for neurodegeneration research and therapy. Biomaterials 2015；61：139-49.

[100] Arenas E，Denham M，Villaescusa JC. How to make a midbrain dopaminergic neuron. Development 2015；142：1918-36.

[101] Mertens J，Marchetto MC，Bardy C，Gage FH. Evaluating cell reprogramming，differentiation and conversion technologies in neuroscience. Nat Rev Neurosci 2016；17：424-37.

[102] Wakeman DR，Hiller BM，Marmion DJ，et al. Cryopreservation Maintains Functionality of Human iPSC Dopamine Neurons and Rescues Parkinsonian Phenotypes In Vivo. Stem Cell Reports 2017；9：149-161.

[103] Vierbuchen T，Ostermeier A，Pang ZP，et al. Direct conversion of fibroblasts to functional neurons by defined factors. Nature 2010；463：1035-41.

[104] Kim HT，Kim IS，Lee IS，et al. Human neurospheres derived from the fetal central nervous system are regionally and temporally specified but are not committed. Exp Neurol 2006；199：222-35.

[105] Lee H，Yun S，Kim IS，et al. Human fetal brain-derived neural stem/progenitor cells grafted into the adult epileptic brain restrain seizures in rat models of temporal lobe epilepsy. PLoS One 2014；9：e104092.

[106] Heinrich C，Blum R，Gascon S，et al. Directing astroglia from the cerebral cortex into subtype specific functional neurons. PLoS Biol 2010；8：e1000373.

[107] Heinrich C，Gascon S，Masserdotti G，et al. Generation of subtype-specific neurons from postnatal astroglia of the mouse cerebral cortex. Nat Protoc 2011；6：214-28.

[108] Corti S，Nizzardo M，Simone C，et al. Direct reprogramming of human astrocytes into neural stem cells and neurons. Exp Cell Res 2012；318：1528-41.

[109] Kim JB，Sebastiano V，Wu G，et al. Oct4-induced pluripotency in adult neural stem cells. Cell 2009；136：411-9.

[110] Szabo E，Rampalli S，Risueno RM，et al. Direct conversion of human fibroblasts to multilineage blood progenitors. Nature 2010；468：521-6.

[111] Richardson RM，Holloway KL，Bullock MR，et al. Isolation of neuronal progenitor cells from the adult human neocortex. Acta Neurochir (Wien) 2006；148：773-7.

[112] Olstorn H，Moe MC，Roste GK，et al. Transplantation of stem cells from the adult human brain to the adult rat brain. Neurosurgery 2007；60：1089-98；discussion 1098-9.

[113] Huang L，Wong S，Snyder EY，et al. Human neural stem cells rapidly ameliorate symptomatic inflammation in early-stage ischemic-reperfusion cerebral injury. Stem Cell Res Ther 2014；5：129.

[114] Watanabe T，Nagai A，Sheikh AM，et al. A human neural stem cell line provides neuroprotection and improves neurological performance by early intervention of neuroinflammatory system. Brain Res 2016；1631：194-203.

[115] Redmond DE，Jr.，Bjugstad KB，Teng YD，et al. Behavioral improvement in a pri-

mate Parkinson's model is associated with multiple homeostatic effects of human neural stem cells. Proc Natl Acad Sci U S A 2007; 104:12175-80.

[116] Cong L, Ran FA, Cox D, et al. Multiplex genome engineering using CRISPR/Cas systems. Science 2013; 339:819-23.

[117] Higuera GA, Iaffaldano G, Bedar M, et al. An expandable embryonic stem cell-derived Purkinje neuron progenitor population that exhibits in vivo maturation in the adult mouse cerebellum. Sci Rep 2017; 7:8863.

[118] Yan J, Xu L, Welsh AM, et al. Extensive neuronal differentiation of human neural stem cell grafts in adult rat spinal cord. PLoS Med 2007; 4:e39.

[119] Koutsoudaki PN, Papastefanaki F, Stamatakis A, et al. Neural stem/progenitor cells differentiate into oligodendrocytes, reduce inflammation, and ameliorate learning deficits after transplantation in a mouse model of traumatic brain injury. Glia 2016; 64:763-79.

[120] Spurlock MS, Ahmed AI, Rivera KN, et al. Amelioration of Penetrating Ballistic-Like Brain Injury Induced Cognitive Deficits after Neuronal Differentiation of Transplanted Human Neural Stem Cells. J Neurotrauma 2017; 34:1981-1995.

[121] Harting MT, Jimenez F, Xue H, et al. Intravenous mesenchymal stem cell therapy for traumatic brain injury. J Neurosurg 2009; 110:1189-97.

[122] Skardelly M, Gaber K, Burdack S, et al. Long-term benefit of human fetal neuronal progenitor cell transplantation in a clinically adapted model after traumatic brain injury. J Neurotrauma 2011; 28:401-14.

[123] Wang E, Gao J, Yang Q, et al. Molecular mechanisms underlying effects of neural stem cells against traumatic axonal injury. J Neurotrauma 2012; 29:295-312.

[124] Bergstrom T, Forsberg-Nilsson K. Neural stem cells: brain building blocks and beyond. Ups J Med Sci 2012; 117:132-42.

[125] Jahanbazi Jahan-Abad A, Sahab Negah S, Hosseini Ravandi H, et al. Human Neural Stem/Progenitor Cells Derived From Epileptic Human Brain in a Self-Assembling Peptide Nanoscaffold Improve Traumatic Brain Injury in Rats. Mol Neurobiol 2018; 55:9122-9138.

[126] Shear DA, Tate MC, Archer DR, et al. Neural progenitor cell transplants promote long-term functional recovery after traumatic brain injury. Brain Res 2004; 1026:11-22.

[127] Gao J, Prough DS, McAdoo DJ, et al. Transplantation of primed human fetal neural stem cells improves cognitive function in rats after traumatic brain injury. Exp Neurol 2006; 201:281-92.

[128] Batista CE, Mariano ED, Marie SK, et al. Stem cells in neurology-current perspectives. Arq Neuropsiquiatr 2014; 72:457-65.

[129] Zhu J, Wu X, Zhang HL. Adult neural stem cell therapy: expansion in vitro, tracking in vivo and clinical transplantation. Curr Drug Targets 2005; 6:97-110.

[130] Zhu J, Zhou L, XingWu F. Tracking neural stem cells in patients with brain trauma. N Engl J Med 2006; 355:2376-8.

[131] Barkho BZ, Zhao X. Adult neural stem cells: response to stroke injury and potential for therapeutic applications. Curr Stem Cell Res Ther 2011; 6:327-38.

[132] Trounson A, Thakar RG, Lomax G, Gibbons D. Clinical trials for stem cell therapies. BMC Med 2011; 9:52.

[133] Wennersten A, Meier X, Holmin S, et al. Proliferation, migration, and differentiation of human neural stem/progenitor cells after transplantation into a rat model of traumatic brain injury. J Neurosurg 2004; 100:88-96.

[134] Lin GQ, He XF, Liang FY, et al. Transplanted human neural precursor cells integrate into the host neural circuit and ameliorate neurological deficits in a mouse model of traumatic brain injury. Neurosci Lett 2018; 674:11-17.

[135] Boockvar JA, Schouten J, Royo N, et al. Experimental traumatic brain injury modulates the survival, migration, and terminal phenotype of transplanted epidermal growth factor receptor-activated neural stem cells. Neurosurgery 2005; 56:163-71; discussion 171.

[136] Becerra GD, Tatko LM, Pak ES, et al. Transplantation of GABAergic neurons but not astrocytes induces recovery of sensorimotor function in the traumatically injured brain. Behav Brain Res 2007; 179:118-25.

[137] Blaya MO, Tsoulfas P, Bramlett HM, Dietrich WD. Neural progenitor cell transplantation promotes neuroprotection, enhances hippocampal neurogenesis, and improves cognitive outcomes after traumatic brain injury. Exp Neurol 2015; 264:67-81.

[138] Bakshi A, Shimizu S, Keck CA, et al. Neural progenitor cells engineered to secrete GDNF show enhanced survival, neuronal differentiation and improve cognitive function following traumatic brain injury. Eur J Neurosci 2006; 23:2119-34.

[139] Espuny-Camacho I, Michelsen KA, Gall D, et al. Pyramidal neurons derived from human pluripotent stem cells integrate efficiently into mouse brain circuits in vivo. Neuron 2013; 77:440-56.

[140] Michelsen KA, Acosta-Verdugo S, Benoit-Marand M, et al. Area-specific reestablishment of damaged circuits in the adult cerebral cortex by cortical neurons derived from mouse embryonic stem cells. Neuron 2015; 85:982-97.

[141] Espuny-Camacho I, Michelsen KA, Linaro D, et al. Human Pluripotent Stem-Cell-Derived Cortical Neurons Integrate Functionally into the Lesioned Adult Murine Visual Cortex in an Area-Specific Way. Cell Rep 2018; 23:2732-2743.

[142] Bentz K, Molcanyi M, Riess P, et al. Embryonic stem cells produce neurotrophins in response to cerebral tissue extract: Cell line-dependent differences. J Neurosci Res 2007; 85:1057-64.

[143] Chen X, Katakowski M, Li Y, et al. Human bone marrow stromal cell cultures conditioned by traumatic brain tissue extracts: growth factor production. J Neurosci Res 2002; 69:687-91.

[144] Erdo F, Buhrle C, Blunk J, et al. Host-dependent tumorigenesis of embryonic stem cell transplantation in experimental stroke. J Cereb Blood Flow Metab 2003; 23:780-5.

[145] Molcanyi M, Riess P, Bentz K, et al. Trauma-associated inflammatory response impairs embryonic stem cell survival and integration after implantation into injured rat brain. J Neurotrauma 2007; 24:625-37.

[146] Takahashi K, Yamanaka S. Induction of pluripotent stem cells from mouse embryonic and adult fibroblast cultures by defined factors. Cell 2006; 126:663-76.

[147] Yu J, Vodyanik MA, Smuga-Otto K, et al. Induced pluripotent stem cell lines derived from human somatic cells. Science 2007; 318:1917-20.

[148] Lee HJ, Park IH, Kim HJ, Kim SU. Human neural stem cells overexpressing glial cell line-derived neurotrophic factor in experimental cerebral hemorrhage. Gene Ther 2009; 16:1066-76.

[149] Ebert AD, Yu J, Rose FF, Jr., et al. Induced pluripotent stem cells from a spinal muscular atrophy patient. Nature 2009; 457:277-80.

[150] Osakada F, Jin ZB, Hirami Y, et al. In vitro differentiation of retinal cells from human pluripotent stem cells by small-molecule induction. J Cell Sci 2009; 122:3169-79.

[151] Nishimura K, Nakagawa T, Ono K, et al. Transplantation of mouse induced pluripotent stem cells into the cochlea. Neuroreport 2009; 20:1250-4.

[152] Hargus G, Cooper O, Deleidi M, et al. Differentiated Parkinson patient-derived induced pluripotent stem cells grow in the adult rodent brain and reduce motor asymmetry in Parkinsonian rats. Proc Natl Acad Sci U S A 2010; 107:15921-6.

[153] Shi Y, Kirwan P, Smith J, et al. Human cerebral cortex development from pluripotent stem cells to functional excitatory synapses. Nat Neurosci 2012; 15:477-86, S1.

[154] Sommer CA, Stadtfeld M, Murphy GJ, et al. Induced pluripotent stem cell generation using a single lentiviral stem cell cassette. Stem Cells 2009; 27:543-9.

[155] Zhou JM, Chu JX, Chen XJ. An improved protocol that induces human embryonic stem cells to differentiate into neural cells in vitro. Cell Biol Int 2008; 32:80-5.

[156] Judson RL, Babiarz JE, Venere M, Blelloch R. Embryonic stem cell-specific microRNAs promote induced pluripotency. Nat Biotechnol 2009; 27:459-61.

[157] Kobayashi Y, Okada Y, Itakura G, et al. Pre-evaluated safe human iPSC-derived neural stem cells promote functional recovery after spinal cord injury in common marmoset without tumorigenicity. PLoS One 2012; 7:e52787.

[158] Dunkerson J, Moritz KE, Young J, et al. Combining enriched environment and induced pluripotent stem cell therapy results in improved cognitive and motor function following traumatic brain injury. Restor Neurol Neurosci 2014; 32:675-87.

[159] Tang H, Sha H, Sun H, et al. Tracking induced pluripotent stem cells-derived neural stem cells in the central nervous system of rats and monkeys. Cell Reprogram 2013; 15:435-42.

[160] Hentze H, Graichen R, Colman A. Cell therapy and the safety of embryonic stem cell-derived grafts. Trends Biotechnol 2007; 25:24-32.

[161] Yagyu S, Hoyos V, Del Bufalo F, Brenner MK. An Inducible Caspase-9 Suicide Gene to Improve the Safety of Therapy Using Human Induced Pluripotent Stem Cells. Mol Ther 2015; 23:1475-85.

[162] Le Blanc K, Ringden O. Immunobiology of human mesenchymal stem cells and future use in hematopoietic stem cell transplantation. Biol Blood Marrow Transplant 2005; 11:321-34.

[163] Gronthos S, Zannettino AC, Hay SJ, et al. Molecular and cellular characterisation of

highly purified stromal stem cells derived from human bone marrow. J Cell Sci 2003；116：1827-35.

［164］Mahmood A，Lu D，Lu M，Chopp M. Treatment of traumatic brain injury in adult rats with intravenous administration of human bone marrow stromal cells. Neurosurgery 2003；53：697-702；discussion 702-3.

［165］Shen Q，Yin Y，Xia QJ，et al. Bone Marrow Stromal Cells Promote Neuronal Restoration in Rats with Traumatic Brain Injury：Involvement of GDNF Regulating BAD and BAX Signaling. Cell Physiol Biochem 2016；38：748-62.

［166］Xiong Y，Qu C，Mahmood A，et al. Delayed transplantation of human marrow stromal cell-seeded scaffolds increases transcallosal neural fiber length，angiogenesis，and hippocampal neuronal survival and improves functional outcome after traumatic brain injury in rats. Brain Res 2009；1263：183-91.

［167］Bonilla C，Zurita M，Otero L，et al. Delayed intralesional transplantation of bone marrow stromal cells increases endogenous neurogenesis and promotes functional recovery after severe traumatic brain injury. Brain Inj 2009；23：760-9.

［168］Li Y，Chopp M. Marrow stromal cell transplantation in stroke and traumatic brain injury. Neurosci Lett 2009；456：120-3.

［169］Cox CS，Jr.，Hetz RA，Liao GP，et al. Treatment of Severe Adult Traumatic Brain Injury Using Bone Marrow Mononuclear Cells. Stem Cells 2017；35：1065-1079.

［170］Asahara T，Murohara T，Sullivan A，et al. Isolation of putative progenitor endothelial cells for angiogenesis. Science 1997；275：964-7.

［171］Steinmetz M，Nickenig G，Werner N. Endothelial-regenerating cells：an expanding universe. Hypertension 2010；55：593-9.

［172］Yoder MC，Ingram DA. Endothelial progenitor cell：ongoing controversy for defining these cells and their role in neoangiogenesis in the murine system. Curr Opin Hematol 2009；16：269-73.

［173］Richardson MR，Yoder MC. Endothelial progenitor cells：quo vadis? J Mol Cell Cardiol 2011；50：266-72.

［174］Ingram DA，Caplice NM，Yoder MC. Unresolved questions，changing definitions，and novel paradigms for defining endothelial progenitor cells. Blood 2005；106：1525-31.

［175］Ingram DA，Mead LE，Tanaka H，et al. Identification of a novel hierarchy of endothelial progenitor cells using human peripheral and umbilical cord blood. Blood 2004；104：2752-60.

［176］Hill JM，Zalos G，Halcox JP，et al. Circulating endothelial progenitor cells，vascular function，and cardiovascular risk. N Engl J Med 2003；348：593-600.

［177］Tsukada S，Kwon SM，Matsuda T，et al. Identification of mouse colony-forming endothelial progenitor cells for postnatal neovascularization：a novel insight highlighted by new mouse colony-forming assay. Stem Cell Res Ther 2013；4：20.

［178］Urbich C，Aicher A，Heeschen C，et al. Soluble factors released by endothelial progenitor cells promote migration of endothelial cells and cardiac resident progenitor cells. J Mol

Cell Cardiol 2005; 39:733-42.

[179] Zampetaki A, Kirton JP, Xu Q. Vascular repair by endothelial progenitor cells. Cardiovasc Res 2008; 78:413-21.

[180] Hur J, Yoon CH, Kim HS, et al. Characterization of two types of endothelial progenitor cells and their different contributions to neovasculogenesis. Arterioscler Thromb Vasc Biol 2004; 24:288-93.

[181] Mukai N, Akahori T, Komaki M, et al. A comparison of the tube forming potentials of early and late endothelial progenitor cells. Exp Cell Res 2008; 314:430-40.

[182] Yoder MC, Mead LE, Prater D, et al. Redefining endothelial progenitor cells via clonal analysis and hematopoietic stem/progenitor cell principals. Blood 2007; 109:1801-9.

[183] Lin Y, Weisdorf DJ, Solovey A, Hebbel RP. Origins of circulating endothelial cells and endothelial outgrowth from blood. J Clin Invest 2000; 105:71-7.

[184] Melero-Martin JM, Khan ZA, Picard A, et al. In vivo vasculogenic potential of human blood-derived endothelial progenitor cells. Blood 2007; 109:4761-8.

[185] Peichev M, Naiyer AJ, Pereira D, et al. Expression of VEGFR-2 and AC133 by circulating human CD34(+) cells identifies a population of functional endothelial precursors. Blood 2000; 95:952-8.

[186] Estes ML, Mund JA, Ingram DA, Case J. Identification of endothelial cells and progenitor cell subsets in human peripheral blood. Curr Protoc Cytom 2010; Chapter 9:Unit 9 33 1-11.

[187] Estes ML, Mund JA, Mead LE, et al. Application of polychromatic flow cytometry to identify novel subsets of circulating cells with angiogenic potential. Cytometry A 2010; 77:831-9.

[188] Asahara T, Masuda H, Takahashi T, et al. Bone marrow origin of endothelial progenitor cells responsible for postnatal vasculogenesis in physiological and pathological neovascularization. Circ Res 1999; 85:221-8.

[189] Zhang ZG, Zhang L, Jiang Q, Chopp M. Bone marrow-derived endothelial progenitor cells participate in cerebral neovascularization after focal cerebral ischemia in the adult mouse. Circ Res 2002; 90:284-8.

[190] Shen L, Gao Y, Qian J, et al. A novel mechanism for endothelial progenitor cells homing: The SDF-1/CXCR4-Rac pathway may regulate endothelial progenitor cells homing through cellular polarization. Med Hypotheses 2011; 76:256-8.

[191] Takahashi T, Kalka C, Masuda H, et al. Ischemia- and cytokine-induced mobilization of bone marrow-derived endothelial progenitor cells for neovascularization. Nat Med 1999; 5:434-8.

[192] Walter DH, Rittig K, Bahlmann FH, et al. Statin therapy accelerates reendothelialization: a novel effect involving mobilization and incorporation of bone marrow-derived endothelial progenitor cells. Circulation 2002; 105:3017-24.

[193] Gill M, Dias S, Hattori K, et al. Vascular trauma induces rapid but transient mobilization of VEGFR2(+)AC133(+) endothelial precursor cells. Circ Res 2001; 88:167-74.

[194] Lev EI, Kleiman NS, Birnbaum Y, et al. Circulating endothelial progenitor cells and

coronary collaterals in patients with non-ST segment elevation myocardial infarction. J Vasc Res 2005；42：408-14.

[195] Khoo CP, Pozzilli P, Alison MR. Endothelial progenitor cells and their potential therapeutic applications. Regen Med 2008；3：863-76.

[196] Atluri P, Miller JS, Emery RJ, et al. Tissue-engineered, hydrogel-based endothelial progenitor cell therapy robustly revascularizes ischemic myocardium and preserves ventricular function. J Thorac Cardiovasc Surg 2014；148：1090-7；discussion 1097-8.

[197] Kawakami Y, Ii M, Matsumoto T, et al. SDF-1/CXCR4 axis in Tie2-lineage cells including endothelial progenitor cells contributes to bone fracture healing. J Bone Miner Res 2015；30：95-105.

[198] Hernandez SL, Gong JH, Chen L, et al. Characterization of circulating and endothelial progenitor cells in patients with extreme-duration type 1 diabetes. Diabetes Care 2014；37：2193-201.

[199] Chen YL, Tsai TH, Wallace CG, et al. Intra-carotid arterial administration of autologous peripheral blood-derived endothelial progenitor cells improves acute ischemic stroke neurological outcomes in rats. Int J Cardiol 2015；201：668-83.

[200] Prater DN, Case J, Ingram DA, Yoder MC. Working hypothesis to redefine endothelial progenitor cells. Leukemia 2007；21：1141-9.

[201] Au P, Daheron LM, Duda DG, et al. Differential in vivo potential of endothelial progenitor cells from human umbilical cord blood and adult peripheral blood to form functional long-lasting vessels. Blood 2008；111：1302-5.

[202] Dimmeler S, Zeiher AM. Cell therapy of acute myocardial infarction：open questions. Cardiology 2009；113：155-60.

[203] George JC. Stem cell therapy in acute myocardial infarction：a review of clinical trials. Transl Res 2010；155：10-9.

[204] Martin-Rendon E, Brunskill SJ, Hyde CJ, et al. Autologous bone marrow stem cells to treat acute myocardial infarction：a systematic review. Eur Heart J 2008；29：1807-18.

[205] Liu L, Liu H, Jiao J, et al. Changes in circulating human endothelial progenitor cells after brain injury. J Neurotrauma 2007；24：936-43.

[206] Liu L, Wei H, Chen F, et al. Endothelial progenitor cells correlate with clinical outcome of traumatic brain injury. Crit Care Med 2011；39：1760-5.

[207] Gong D, Zhang S, Liu L, et al. Dynamic changes of vascular endothelial growth factor and angiopoietin-1 in association with circulating endothelial progenitor cells after severe traumatic brain injury. J Trauma 2011；70：1480-4.

[208] Wang B, Sun L, Tian Y, et al. Effects of atorvastatin in the regulation of circulating EPCs and angiogenesis in traumatic brain injury in rats. J Neurol Sci 2012；319：117-23.

[209] Li Z, Wang B, Kan Z, et al. Progesterone increases circulating endothelial progenitor cells and induces neural regeneration after traumatic brain injury in aged rats. J Neurotrauma 2012；29：343-53.

[210] Wang L, Wang X, Su H, et al. Recombinant human erythropoietin improves the neu-

rofunctional recovery of rats following traumatic brain injury via an increase in circulating endothelial progenitor cells. Transl Stroke Res 2015; 6:50-9.

[211] Li S, Wei M, Zhou Z, et al. SDF-1alpha induces angiogenesis after traumatic brain injury. Brain Res 2012; 1444:76-86.

[212] Zhang Y, Li Y, Wang S, et al. Transplantation of expanded endothelial colony-forming cells improved outcomes of traumatic brain injury in a mouse model. J Surg Res 2013; 185: 441-9.

[213] Huang XT, Zhang YQ, Li SJ, et al. Intracerebroventricular transplantation of ex vivo expanded endothelial colony-forming cells restores blood-brain barrier integrity and promotes angiogenesis of mice with traumatic brain injury. J Neurotrauma 2013; 30:2080-8.

[214] Huang X, Wan D, Lin Y, et al. Endothelial Progenitor Cells Correlated with Oxidative Stress after Mild Traumatic Brain Injury. Yonsei Med J 2017; 58:1012-1017.

[215] Isner JM, Asahara T. Angiogenesis and vasculogenesis as therapeutic strategies for postnatal neovascularization. J Clin Invest 1999; 103:1231-6.

[216] Chen Z, Tortella FC, Dave JR, et al. Human amnion-derived multipotent progenitor cell treatment alleviates traumatic brain injury-induced axonal degeneration. J Neurotrauma 2009; 26:1987-97.

[217] Yan ZJ, Zhang P, Hu YQ, et al. Neural stem-like cells derived from human amnion tissue are effective in treating traumatic brain injury in rat. Neurochem Res 2013; 38:1022-33.

[218] Bunnell BA, Flaat M, Gagliardi C, et al. Adipose-derived stem cells: isolation, expansion and differentiation. Methods 2008; 45:115-20.

[219] Rodriguez AM, Elabd C, Amri EZ, et al. The human adipose tissue is a source of multipotent stem cells. Biochimie 2005; 87:125-8.

[220] Tajiri N, Acosta SA, Shahaduzzaman M, et al. Intravenous transplants of human adipose-derived stem cell protect the brain from traumatic brain injury-induced neurodegeneration and motor and cognitive impairments: cell graft biodistribution and soluble factors in young and aged rats. J Neurosci 2014; 34:313-26.

[221] Kang SK, Shin MJ, Jung JS, et al. Autologous adipose tissue-derived stromal cells for treatment of spinal cord injury. Stem Cells Dev 2006; 15:583-94.

[222] Bicknese AR, Goodwin HS, Quinn CO, et al. Human Umbilical Cord Blood Cells can be Induced to Express Markers for Neurons and Glia. Cell Transplant 2002; 11:261-264.

[223] Zigova T, Song S, Willing AE, et al. Human umbilical cord blood cells express neural antigens after transplantation into the developing rat brain. Cell Transplant 2002; 11:265-74.

[224] Lu D, Sanberg PR, Mahmood A, et al. Intravenous administration of human umbilical cord blood reduces neurological deficit in the rat after traumatic brain injury. Cell Transplant 2002; 11:275-81.

[225] Sun T, Ma QH. Repairing neural injuries using human umbilical cord blood. Mol Neurobiol 2013; 47:938-45.

[226] Taguchi A, Soma T, Tanaka H, et al. Administration of CD34+ cells after stroke enhances neurogenesis via angiogenesis in a mouse model. J Clin Invest 2004; 114:330-8.

［227］Wang S，Cheng H，Dai G，et al. Umbilical cord mesenchymal stem cell transplantation significantly improves neurological function in patients with sequelae of traumatic brain injury. Brain Res 2013；1532：76-84.

［228］Lee JP，Jeyakumar M，Gonzalez R，et al. Stem cells act through multiple mechanisms to benefit mice with neurodegenerative metabolic disease. Nat Med 2007；13：439-47.

［229］Duncan K，Gonzales-Portillo GS，Acosta SA，et al. Stem cell-paved biobridges facilitate stem transplant and host brain cell interactions for stroke therapy. Brain Res 2015；1623：160-5.

［230］Lin CH，Lee HT，Lee SD，et al. Role of HIF-1alpha-activated Epac1 on HSC-mediated neuroplasticity in stroke model. Neurobiol Dis 2013；58：76-91.

［231］Zhao BQ，Wang S，Kim HY，et al. Role of matrix metalloproteinases in delayed cortical responses after stroke. Nat Med 2006；12：441-5.

第五章　干细胞的综合治疗

　　干细胞治疗颅脑创伤的临床前策略缺乏成功的临床转化,这鼓励研究人员采用多种治疗方法而不是单一疗法,通过联合治疗创造一个良好的微环境更有利于干细胞发挥再生和营养作用。事实上,有几项研究已经将多种策略结合用于某些疾病的治疗,如阿尔茨海默病或非中枢神经系统相关疾病包括克隆氏病和艾滋病[1, 2]。由于颅脑创伤的异质性和继发性损伤机制的复杂性,因此综合治疗在颅脑创伤的研究中变得尤为重要[3]。

　　例如,Yu 等人调查了锂和丙戊酸钠协同治疗在颅脑创伤小鼠模型中的作用,锂本身已被证明可以治疗运动缺陷并缓解损伤后的焦虑行为,其主要是通过减少小胶质细胞激活以及环氧合酶-2诱导[4]。脑水肿的减轻也是由于下调一种促炎因子白介素-1β(interleukin-1β,IL-1β)[5]。另一方面,给颅脑创伤大鼠施用丙戊酸盐,可通过改善血脑屏障完整性来增强认知和运动功能[6]。有趣的是,亚治疗剂量的锂和丙戊酸盐的联合治疗颅脑创伤小鼠,减少了病灶体积、增加了血脑屏障的完整性、减弱了海马神经元退化,这些治疗剂量在单独使用时不会产生这种保护作用[7]。在颅脑创伤后移植人胚胎源神经干细胞(neural stem cell,NSC)或人诱导多能干细胞(induced pluripotent stem cell,iPSC)衍生的 NSC 要完全自然分化可能需要长达一年的时间[8-11]。因此,新化合物如 P7C3 类氨基丙基咔唑和人多重神经营养素(MNTS1)显示出一种辅助内源性和外源性 NSC 成功、有效、及时地进行神经元替代的潜力[12, 13]。

　　干细胞综合治疗的策略包括:①提供药物或因子的营养支持;②提供细胞外基质支持;③二者合并[14]。

　　(一)干细胞与孕酮

　　已经报道的两项大型Ⅲ期临床研究结论是孕酮对颅脑创伤患者并无显著影响[15]。但当孕酮与其他治疗方法的结合,尤其是干细胞,在动物模型中检测是有希望的。最近,环境刺激加上孕酮和胚胎源的 NSC 联合应用比在没有环境刺激联合应用的情况更能改善颅脑创伤大鼠的神经功能(通过水迷宫、空间和转子杆实验进行测量),反过来,后一组与单独治疗组相比较会产生更好的结果,联合治疗更强的促进了神经元迁移,存活和分化[16]。此外,还有关于孕酮与内皮祖细胞(endo-thelial progenitor cell,EPC)联合应用在颅脑创伤模型中测试血管生成活性的实验,血管生成与神经新生是颅脑创伤后对干细胞非常有利的环境,可导致氧合作用增加、脑水肿减轻和毒性分子清除[17]。孕酮治疗可显著恢复血脑屏障的完整性并伴随着脑水肿减轻,血管密度和紧密连接蛋白 occludin 的表达增加,最终导致伤后的神经功能恢复作用。应用孕酮拮抗剂逆转了这种效果,证实了孕酮这种强大和特殊作用是通过 EPC 来执行[18]。

　　(二)干细胞与他汀类药物

　　首次检测他汀类药物在联合治疗中的作用是将辛伐他汀与非诺贝特联合使用,非诺贝特是一种过氧化物酶体增殖激活剂的受体 α(peroxisome proliferator activated receptor-α,PPAR-α),非诺贝特先前被证明可以在颅脑创伤后减轻术后水肿、促进神经功能的改善,这主要是由于其抗炎特性[19]。然后使用二者联合治疗与两种药物单独治疗相比,可以更加减少病灶体积、减轻脑水肿,更好地促进神经功能恢复[20]。还有他汀类药物与其他治疗方法联合应用的报道,在大鼠颅脑创伤模型中联合应用阿托伐他汀和骨髓基质细胞(bonemarrow stromal cell, BMSC),只有联合治疗才能对认知功能和神经功能有显著改善,另外,联合治疗组的海马和损伤部位发现了更多移植的BM-SC,其转化为细胞增殖、分化和血管密度的增加[21]。由同一研究小组使用辛伐他汀与间充质干细胞(mesenchymal stem cell, MSC)应用于颅脑创伤,结果显示所有治疗组都可以促进内源性细胞的增殖和神经功能的改善,然而,只有低剂量辛伐他汀伴随高剂量MSC组才显示出最佳治疗结果体现了协同效应[22]。上述研究强调了这种他汀类药物与干细胞联合应用较单一疗法具有明显的神经保护作用,尤其是在神经功能水平。

（三）干细胞与促红细胞生成素

促红细胞生成素(erythropoietin, EPO)是一种用于治疗贫血的诱导红细胞增殖的必需激素,是颅脑创伤中研究最多的因素之一[23]。研究表明EPO在颅脑创伤临床前研究中具有抗氧化、抗炎、抗凋亡,促进血管生成和神经营养等作用[24, 25]。虽然在临床实验中不会复制出如此的结果,但许多学者们仍建议EPO是联合治疗的最佳候选[26]。Chauhan等人在颅脑创伤动物实验中将EPO与辛伐他汀应用,观察到了在神经功能中的联合效应,还发现促进了细胞增殖和轴突完整性的增加[27]。此外,Tunc等人研究了EPO与CD34＋MSC联合治疗在颅脑创伤大鼠模型中的表现,得出联合治疗显著减少了损伤灶周围的缺血性损伤,这主要是由EPO介导,抑制了CD34＋MSC的凋亡,最终由神经功能的恢复体现了联合治疗的保护作用[28]。

（四）干细胞与粒细胞集落刺激因子

粒细胞集落刺激因子(granulocyte-colony stimulating factor, G-CSF)是通过活化的巨噬细胞、内皮细胞和成纤维细胞产生的骨髓生长因子,它最初是在20世纪60年代中期发现,可调节中性粒祖细胞和成熟中性粒细胞生存、增殖和分化[29]。G-CSF受到刺激后与特定受体结合,通过激活受体刺激下游Janus激酶、Ras/MAPK和PI3K/Akt通路,最终引起细胞增殖、抗炎、抗细胞凋亡以及动员干细胞向目标区域迁移[30]。最近研究证明,G-CSF可通过血脑屏障并促进神经元功能恢复[31, 32]。因此,G-CSF是联合治疗颅脑创伤新颖的候选对象。

G-CSF与MSC联合移植可增强MSC的增殖和分化,促进内源性神经新生,最终导致功能恢复[33]。但在一项评估大鼠脑缺血模型单独或联合治疗效果的实验中,虽然联合治疗在梗塞灶及周边产生了显著的血管新生,但它没有体现出更好的神经功能恢复[34]。二者的联合移植也促进了脊髓横断损伤后的功能恢复[35]。还有研究调查了G-CSF与人脐血(human umbilical cord blood, HUCB)细胞联合应用在阿尔茨海默病小鼠模型中的功效,G-CSF表现出抑制炎症反应、增加神经新生、减少淀粉样蛋白的表达和恢复阿尔茨海默病后的认知和突触发生[36]。在另一项研究中,HUCB细胞与G-CSF在小鼠颅脑创伤一周后静脉注射,联合治疗与单独治疗相比具有更高的行为恢复能力[37]。这些结果表明更好的大脑修复过程是通过这两种疗法的协同作用来提供。机制包括由G-CSF动员的内源性干细胞、HUCB移植物分泌的生长因子、抑制神经炎症、减少海马神经元的凋亡以及潜在的移植物宿主间的整合,均有利于重建突触回路[38]。

（五）干细胞和生长因子

生长因子具有在细胞水平调节生长和分化的关键功能,鉴于这些功能经常在受伤部位受到影响,因此生长因子是颅脑创伤有力的候选治疗。作为治疗颅脑创伤有效的治疗方法,大量研究表明,生长因子在颅脑创伤后增强神经营养的活性方面作用显著[39—41]。单独生长因子的全身给药受到血浆半衰期短而且这些大分子不能轻易通过血脑屏障的限制,将因子通过特定的投放系统或整合在干细胞上是两种避免上述问题的途径。但通过特定的可溶性药物投放系统只能产生短期的释放。而生长因子修饰干细胞的优势在于只需一次干预即可产生长期影响,干细胞只要存活就继续分泌所需的生长因子,由于干细胞可迁移到损伤灶,其携带的生长因子就会被定位在正确的位置。

在大鼠缺血性损伤的模型中,血管内皮生长因子(vascular endothelial growth factor,VEGF)治疗可促进血管生成、增强神经功能恢复、抑制细胞凋亡,特别是对皮层和基底节胶质细胞[40,41]。伤后24小时脑内局部注射转染VEGF的MSC,由于VEGF的促血管新生和抗凋亡作用,最终导致病灶体积减小、微血管数量增加和功能结果改善[42]。然而,治疗时间也非常重要,因为病变早期应用VEGF治疗可能会增加血脑屏障的渗漏,继而导致病情恶化[43]。

静脉注射成纤维细胞生长因子-2(fibroblast growth factor-2,FGF-2)联合应用亚低温与单独治疗组相比显著改善了颅脑创伤大鼠的运动功能,但在学习记忆功能方面联合作用体现的不明显[44]。用FGF-2和VEGF转染HUCB细胞可增强干细胞向神经胶质细胞的转化能力,并促进肌萎缩侧索硬化模型中受损神经元的存活[45]。将转染FGF-2或肝细胞生长因子(hepatocyte growth factor,HGF)的MSC移植后可对病灶体积和神经功能缺损减少有积极作用[46,47]。FGF-2通过上调抗凋亡蛋白质Bcl-2可阻止细胞的死亡,它也通过上调神经可塑性标记物突触素和GAP43来诱导突触再生,最终刺激神经新生[48-50]。转染HGF的MSC与未修饰的MSC相比,可导致凋亡细胞百分比下降,病灶周边残余神经元的数量增加,但目前尚不清楚HGF如何阻止神经细胞死亡[47]。最近的研究表明,HGF可能通过激活PI3K/Akt途径抑制小脑颗粒神经细胞的凋亡,HGF还可抑制凋亡诱导因子由细胞质转运到细胞核,因为这种蛋白质的易位可触发细胞凋亡[51]。在其他研究中,神经生长因子(nerve growth factors,NGF)转染到NSC后可增强其改善认知和运动功能的能力[52]。HGF和FGF-2转染可增加血脑屏障稳定性和诱导血管新生,HGF与其他神经营养因子如NGF作用还能促进神经元的存活并增加神经突触外生[53,54]。

用脑源性神经营养因子(brain-derived neurotrophic factor,BDNF)转染的NSC增加了其神经保护作用和运动功能的改善作用,机制是通过提高NSC的生存和增殖以及分化为特定神经元细胞[55]。胶质细胞源性神经营养因子(glial cell line derived neurotrophic factor,GDNF)对多巴胺能神经元有神经保护作用,同时它也有促进NSC增殖,从而可能具有神经再生作用[56,57]。体外GDNF转染的NSC表现出与未转染NSC相同的神经元分化能力,在大脑中动脉闭塞模型前7天或后3小时移植转染与未转染的NSC,修饰后的NSC可导致梗塞灶减少和行为测试得分的改进,迁移到病变部位的移植细胞数量增加,而且大多数分化为神经元,由于损伤灶周围小胶质细胞激活通常会增强,因此转染的细胞因小胶质细胞激活并增加了神经元的存活[58]。用纤维突变体腺病毒将BDNF或GDNF转染至MSC,在伤后24小时通过局部或静脉将其移植入体内,两者均可以有效减少病灶体积和改善功能结果,移植GDNF-MSC可减轻伤后的脑水肿和TUNEL+神经元的数量,BDNF-MSC促进了神经细胞的存活和分化[59-61]。

静脉移植用腺病毒转染含有血管生成素-1(angiopoietin-1,ANG-1)或胎盘生长因子(placental growth factor,PlGF)的MSC可导致病灶周围血管生成增加和功能结果的改善,这两种因子都可以减轻伤后的脑水肿,因为它们具有稳定血管防止渗漏的作用,但只有PIGF转染的MSC对病灶体积有影响,用Ang-MSC治疗却未发现[62,63]。

胰岛素样生长因子1(insulin-like growth factor-1,IGF-1)已被证明可以在受伤部位产生,并在颅脑创伤的恢复中非常重要。在颅脑创伤后用IGF-1治疗可显著降低细胞损伤标志物的表达并导致运动功能恢复。而且,联合注射生长激素和IGF-1可显著改善颅脑创伤后营养和代谢状况[64-66]。值得注意的是,IGF-1也表现出一种在MSC增殖和向神经元分化发展中的重要角色[67]。最后,Koutsoudaki表明海马机械性损伤后IGF-1转染的NSC移植可改善空间学习缺陷,减少星形细胞激活和小胶质细胞/巨噬细胞积聚[68]。

神经营养素-3(neurotrophin-3，NT-3)可刺激 NSC 的神经元分化,用逆转录病毒载体过表达 NT-3 至 MSC,在缺血性损伤 3 天后移植入小鼠的损伤灶周围,转染 NT-3 的 NSC 来源的神经元数量明显增加,在损伤灶增加了 20%,而周边从 5% 增加到 80%,除了增加的神经元外,供体源的神经胶质疤痕被抑制[69]。由此得出 NT-3 修饰的 NSC 移植后更趋向于神经元分化。

一些小组还研究了如何加强颅脑创伤后的干细胞的迁移和归巢。例如,在大鼠颅脑创伤模型中研究基质细胞衍生因子-1(stromal cell derived factor-1，SDF-1)/ CXCR4 轴以检查其对室下区成神经细胞沿着胼胝体向创伤灶迁移和归巢的影响。外源性给予 SDF-1 后通过增加基质金属蛋白酶-2(matrix metalloproteinases-2，MMP-2)的表达及其分泌利用来增加神经母细胞的迁移[70]。另一方面,负荷 SDF-1 的纳米颗粒对颅脑创伤后将 NSC 招募至病变部位的能力有所增加[71]。Wang 等人观察到在颅脑创伤后将过表达 CXCR4 的 MSC 移植到病变区域后,可减弱炎症反应,还观察到局部 VEGF 和 BDNF 表达增加[72]。在脑缺血模型中的转染 CXCR4 的 MSC 可导致神经元分化增加并改善神经功能[73]。

胰高血糖素样肽-1(glucagon like peptide-1，GLP-1)是在食物摄入后由胃肠道分泌出来的内源性胰岛素刺激肽,GLP-1 的受体在整个哺乳动物大脑中表达,这些受体的刺激与神经保护和神经营养有关。转染 GLP-1 的 MSC 以胶囊的方式移植入大鼠颅内,与单独的 MSC 相比,具有更强的抗炎和神经保护作用,随后在脑出血患者中用这种包装的 MSC 进行了 I/II 期临床实验,得出移植后 30% 的 MSC 生存超过 2 周并具有活性,未见到移植相关的副作用[74]。

在另一方面,最近的一项研究使用普萘洛尔,一种肾上腺素受体阻滞剂,与 MSC 联合治疗比普萘洛尔和 MSC 单独治疗更能改善颅脑创伤后认知和记忆功能[75]。在辐射诱导脑损伤小鼠模型中,给予尼莫地平与 MSC 联合使用,尼莫地平已被证实通过增加脑血流量来进行神经保护[76]。虽然联合治疗和单独应用 MSC 都可以挽救体重下降以及运动和认知能力缺陷,但联合治疗导致明显的获救表型的改善,另外,接受联合治疗的小鼠表现出抗凋亡标志物 Bcl-2 水平的上调和促凋亡标志物 p53、Bax 水平的下调,从而证明了尼莫地平在引导 MSC 到达创伤部位的潜在作用[77]。此外,人表皮生长因子受体(epidermal growth factor receptor，EGFR)在颅脑创伤模型中可以停止少突胶质细胞死亡并增强祖细胞向少突胶质细胞的分化[39]。

生长因子可影响干细胞的生存、增殖和分化。选择基因工程干细胞作为生长因子的载体其结果是令人兴奋的,但相关研究仍处于起步阶段,需要在未来给予更多关注。

(六)干细胞和 ROCK 抑制剂

Rho GTPases 和 Rho 相关丝氨酸/苏氨酸激酶的水平和功能在颅脑创伤后被破坏,阻断 Rho—ROCK 通路可以在颅脑创伤中起保护作用,因为该通路的激活抑制了轴突生长[78,79]。Rho 和 ROCK 是 Ephrin 信号通路中的下游效应子,当膜结合的 Ephrin A 型受体配体 5(EphA5)与 EphA 受体结合后启动,这种结合激活了 EphA 受体的激酶结构域信号传导,活化的 EphA 受体激酶随后导致几个信号分子聚集成复合物,复合物反过来激活两个 GEF 中的一个,即 Ephexin 或 Vms-Rho,激活的 GEF 进一步激活 RhoA,RhoA 通过与 ROCK 的 RhoA 结合域(RBD)结合而刺激下游 ROCK 信号通路,最终导致神经纤维生长阻滞[80]。例如,ROCK 通路抑制剂法舒地尔(HA-1077),一种异喹啉衍生物和 ROCK 的另一种抑制剂 Y-27632 具有抗炎、抗凋亡、抗氧化和神经再生的特性[81-86]。法舒地尔能刺激干细胞样 C17.2 细胞的神经生长,还可以动员 NSC 在伤后迁移到损伤部位[87,88]。此外,Y-27632 被证明可促进干细胞向皮质和基底节远端祖细胞的分化,可抑制在胶质瘢痕上硫酸软骨素蛋白多糖对 MSC 的抗神经源性和抗神经分化作用。因此,ROCK 抑制剂也被认为是颅脑创伤后有希望的联合治疗候选对象[89-91]。

(七)干细胞和生物工程

干细胞治疗的目的是确保正确的迁移、增殖、分化和在损伤灶的存活以帮助伤后的功能恢复，细胞替代治疗虽然有多种细胞来源，颅脑创伤后局部或弥漫的结构损伤导致了一个恶劣的环境，不利于移植细胞的存活和整合，一个细胞存活必须要有一个健康有益的细胞外环境。对于受伤的大脑，补充适当的细胞外基质可能有助于损伤微环境的恢复和促进移植细胞的生存、分化和整合。

为实现这一目标，利用生物材料提供细胞外基质是最常见的手段之一。生物材料可以是具有不同理化特性的各种天然或合成的材料[92]。天然材料是从生物体衍生和纯化，包括壳聚糖、藻酸盐、甲基纤维素、透明质酸或蛋白质，如胶原蛋白、纤维连接蛋白和纤维蛋白，天然材料的优点在于它们与哺乳动物的细胞存在天然的结合位点[93,94]。胶原蛋白是一个主要的细胞外基质，丰富的胶原蛋白可提供一个合适的环境有利于组织再生[95]。虽然可获得有益结果，但胶原蛋白不是自身的神经组织，因此，有人已经寻求与NSC更同源的更具有脑自然状态的细胞外基质成分，层粘连蛋白。合成材料多是化学生产的，与天然材料相比，它通常具有更好的一致性和可调节性，典型的是聚乙交酯、聚丙交酯和聚乳酸羟基乙酸共聚物(PLGA)，临床上已被用作可吸收缝线、骨科固定装置和给药工具[96,97]。生物材料支架的设计标准很大程度上取决于它的应用范围。材料属性，如亲水性、细胞黏附性、降解性；支架属性，如形状，孔隙率和机械力量，必须全部考虑。

1.体外创造一个仿生物的微环境

在体外，生物材料系统旨在提供对细胞包裹或附着合适的基质。为了能发挥细胞的最佳功效，生物材料要根据体内细胞微环境来设计。在生物材料设计中考虑的因素包括：细胞黏附信号、机械硬度、可溶性或固定因素，以及其他可用的细胞类型。

(1)细胞黏附

许多生物聚合物本质上是非细胞粘合的，需要用细胞外基质衍生的肽或蛋白质进行修饰[98-100]。将这些衍生的蛋白涂在表面上比较简单，因为它们会自然地吸附，然而，吸附会受到被吸附蛋白质变形的影响进而解除，以及蛋白质可能会扩散或是埋藏在生物材料中无法用于细胞相互作用，导致最终不一致性和潜在的不可复制性[101]。共价修饰蛋白质的生物材料具有确保在生物材料中包含所有蛋白质活性位点的优势，但存在由于化学修饰引起的蛋白质活性大量丢失、变性或无法接触细胞受体，由于蛋白质活性位点已被识别并可促进细胞黏附(通常通过整合素受体)，因此蛋白质的活性位点还是可以专门用于共价修饰并保持生物活性。细胞外基质黏附蛋白在细胞增殖、动员和分化中扮演者重要角色，而且细胞黏附在移植细胞的存活中发挥重要作用[99,102-104]。层粘连蛋白、纤维连接蛋白或基膜黏附蛋白的肽序列等通常在增强细胞与生物材料基质的黏附中使用。同时研究还发现细胞黏附分子可以影响干细胞分化，例如，来自纤维连接蛋白和胶原蛋白的肽序列，在合适的培养条件下，可加强NSC向神经元的分化[105]。

(2)刚性系数

细胞分化可能部分会受到周围基质机械性质的影响[106,107]。例如，将与大脑、肌肉和骨组织刚性匹配的基质与MSC培养，可诱导其分别分化为神经元、肌细胞或成骨细胞，甚至很小的刚性系数变化也可以影响神经元、星形细胞和少突胶质细胞的分化[108,109]。机械性能也可以影响细胞形态，因为细胞外基质的刚性可以增加星形细胞的体积和突起的数量[110]。此外，周围基质的机械性能还可影响细胞骨架构建，反过来影响细胞生长、运动和行为[111-113]。3D生物材料的基质刚性通常通过改变聚合物浓度或相互连接的密度来控制。

（3）细胞共培养

不同细胞之间的相互作用在体内调节细胞行为方面很重要。例如，少突胶质细胞通过 BDNF 和 NT-3 的表达在神经元的营养和调节 NSC 与血管的关系中发挥作用[114，115]。NSC 与内皮细胞共培养可以通过旁分泌信号 VEGF 来促进其增殖[116，117]。

2.增强中枢神经系统移植治疗的结果

（1）促进干细胞生存

干细胞移植治疗中联合生物材料的关键目的是增加细胞的生存率，细胞生存是其发挥作用的前提。细胞移植大多数应用盐水或培养基作为载体。为了提高移植效率，研究者使用生物材料作为载体使细胞能定位于注射部位并提供一个增加移植细胞活力的龛。活体内的微环境复杂且存在多种细胞外基质蛋白，生物材料的策略是整合其中部分基质蛋白来达到目的。

在颅脑创伤模型中，研究发现胚胎衍生的 NSC 如果结合胶原蛋白可以增加 NSC 在受损脑中的存活和迁移[118]。MSC 与胶原联合移植与单独 MSC 移植相比，联合治疗有助于 MSC 在损伤部位的停留和生存、皮质脊髓束轴突发育增加、脑代谢的改善，最终表现出运动和认知功能的进步[119，120]。局部应用绿色荧光蛋白（green fluorescent protein，GFP）表达的 MSC（GFP-MSC）结合薄层纤维蛋白也增加 GFP-MSC 对脑皮质表面的黏附效率[121]。还有一类脑源性细胞外基质被称为水凝胶，它具有多孔网络以及特别的流动性，允许细胞迁移和营养成分自由交换，可以完美的在创伤脑组织不规则的沟槽中适应，因而特别具有吸引力[122-124]。研究发现颅脑创伤后将胚胎来源的 NSC 通过水凝胶移植入大脑皮层后可以提高移植细胞的生存、减少损伤灶的大小和促进新生血管的形成[125]。在 Zhong 等人的研究中，一种透明质酸-肝素-胶原蛋白水凝胶用于鼠胚胎衍生的 NSC，体外实验证明水凝胶联合的 NSC 比单独的 NSC 显示出更少的细胞死亡，重要的是，在体内移植后 2 周也反映了细胞生存数量增加的结果[126]。在体外还研究了另外几种基于细胞外基质的水凝胶来促进各种 NSC 的能力，但它们在颅脑创伤微环境中的功效尚未确定[127]。成年大鼠源的 NSC 接种于壳聚糖引导通道，在脊髓横断性损伤后移植，其存活率高达 100%[128]。

不幸的是，干细胞存活的定量很烦琐，作为测量结果往往被忽略。而且，细胞注入血液或充满液体空腔后会弥散，并不容易计算。而其他如干细胞类型（脑与脊髓，胎儿与成人）、成熟阶段（初始状态与分化状态）、聚集状态（神经球与解离细胞）、损伤模型和严重程度、移植位置、移植时间等都是影响细胞生存的因素。

（2）影响干细胞的分化

在移植前可以通过选择、条件培养基或基因操作来影响干细胞的分化[129-132]。最近一项在帕金森病模型的研究中比较了移植胚胎不同分化阶段细胞的结果，胚胎细胞、胚胎衍生的神经前体和胚胎衍生的神经元在存活率方面没有显著差异，但在行为改善方面存在差异，这可能归因于多巴胺的能力[133]。基因操作可以增强干细胞的成熟，在脊髓损伤后移植过表达 Olig2 的 NSC，与天然的 NSC 相比，修饰的细胞可导致白质迁移更多、髓鞘形成更好和并改善肢体功能[134]。引起移植细胞分化的方法还可通过转染因子来促进特定的表型从而影响细胞在体内的命运。例如，移植胚胎干细胞（embryonic stem cell，ESC）衍生的胚状体并联合纤维蛋白支架，将 PDGF 和 NT3 整合后可增强神经元分化，同时伴有细胞数量的增加，这可能归因于细胞的增殖而非生存[135]。一项研究直接比较了脊髓损伤大鼠在移植预分化与原位分化的纤维蛋白支架上接种的 NSC，实验使用神经元促进因子二丁酰基环 AMP 在移植前 4 天治疗 NSC，或是将其封装在 PLGA 微球体内用于体内释放，与未处理的 NSC 相比，虽然两种方法都导致神经元分化增强，但预分化组导致的生存率更高，由于生存率明显不同，很难评估分化的时机是否会影响其他结果[136]。鉴于室下区具有血管相关性质,NSC 对层粘连蛋白基质的反应很好,同时层粘连蛋白还具有促进 NSC 神经元分化的能力[137,138]。事实上,在移植用层粘连蛋白修饰的凝胶与 NSC 联合应用后可观察到神经元分化增加[139]。此外,Tate 等人也发现与仅用 I 型胶原蛋白凝胶和用纤维连接蛋白修饰后的凝胶相比,用层粘连蛋白修饰的凝胶与 NSC 联合移植后可使 NSC 更多地迁移到宿主中并显示出长期存活率[140]。

(3) 增强功能整合和修复

宿主整合是一个宽泛的术语,描述了移植细胞与宿主组织以有益的方式相互作用的能力,并且是细胞依赖性的。例如,在少突胶质细胞中是通过衡量髓鞘再生的数量和质量。其他整合措施包括通过生长因子或细胞调解来促进轴突生长和可塑性,或在移植物与宿主之间通过突触联系直接形成新的神经元回路。整合的最终目的是促进功能恢复。

接种在 PLGA 支架上的 NSC 在对大鼠脊髓半横切损伤后功能恢复方面比其中任何一种单独的支架或单独的 NSC 更优秀,这是由于皮质脊髓束仅在支架结合的 NSC 组发现[141]。NSC 接种的支架也在大型动物模型中显示出有希望的结果。例如,将人 NSC 结合到 PLGA 支架上并移植到犬和灵长类动物的脊髓损伤中,同样可观察到 NSC 迁移入宿主组织[142,143]。在 Skop 等人的一项研究中,建立了基于壳聚糖支架的多功能膜来改善移植的放射状胶质细胞(radial glial cell, RGC)功能,从而用于中枢神经系统的修复,为保持 RGC 的特征,纤维连接蛋白添加到壳聚糖中后依次与肝素共价连接,肝素可作为 FGF-2 的连接子,将该支架植入颅脑创伤的大鼠脑中,RGC 在移植 3 天后表达 Nestin,表明这些细胞的成功整合和该支架作为干细胞输送方法的预期作用[144]。Duan 等人将负荷 FGF 及其各自的释放系统整合入透明质酸钠胶原蛋白支架中[145]。这种支架可以在体外两周内显著引起 NSC 分化成为多功能神经元,这些发现与 ERK/MAPK 信号持续上调相关,最终导致神经细胞之间的突触分支增加。当注入颅脑创伤后的大鼠脑中时,这种移植可以增加 NSC 在宿主脑中的突触的形成和功能,归因于损伤区域内生长因子的持续释放,此外,这些颅脑创伤大鼠表现出显著的学习和记忆功能进步[145]。

将多种途径联合的一个完美例子是由 Shi 等人进行的一项研究,他们使用了大量技术来优化人 HUCB 源 MSC 在大鼠模型中的输入、迁移和分化[146]。首先,CXCR4,一种涉及干细胞迁移的受体,被转染以确保细胞正确的迁移。其次,将 MSC 与活化的星形细胞一起培养来刺激其增殖。然后将两种预处理的细胞类型接种在新型移植生物材料中,该系统称为 R-B-SPH(RADA16-BD-NF 自组装肽水凝胶支架)。这种组合的 MSC 在移植后表现出更高水平的存活、神经元分化以及突触形成的能力。以上诸多研究都强调了稳定细胞外环境对成功干细胞移植的重要性[147]。

(八)干细胞体外基因治疗:病毒载体

体外基因治疗是另一种技术,是对培养的干细胞体外转染感兴趣基因并随后将修饰的细胞移植入体内。已经开发出许多非常有效的病毒载体可以将基因转染到供体细胞中,针对特定的基因通过产生点突变、缺失、插入和组合使病毒复制缺陷,不同类型的复制缺陷病毒包括腺病毒、单纯疱疹病毒、逆转录病毒或慢病毒。其中腺病毒和单纯疱疹病毒已被广泛用于基因治疗,因为它们具有高效地转染非分裂细胞的能力并且它们缺乏与宿主基因组的整合。逆转录病毒在细胞分裂过程中可整合入宿主的基因组的随机位点。而慢病毒载体优于逆转录病毒的优势是这些载体不依赖于靶细胞的分裂就可稳定整合到宿主基因组中,逆转录病毒和慢病毒载体对宿主基因组的整合可导致目的基因持续表达,但额外的使用逆转录或慢病毒载体可能引起插入突变或不受控制的持续基因表达,导致不法控制的再生,因为病毒可以整合到宿主基因组,同时病毒载体还可能会干扰附近的基因。在某些情况下,这可能会导致细胞向恶性转型,由于这些安全性问题,基于腺病毒和疱疹病毒的载体是优选的。由于腺病毒和疱疹病毒没有整合到宿主基因组中,因此也降低了肿瘤发生的风险,并且它们仅允许目的基因的瞬时表达。在某些疾病治疗中,瞬时表达可能是一个优点,因为目的基因只需要再生的某个阶段表达[51]。

野生型腺病毒 5 型载体利用了柯萨奇病毒和腺病毒受体来转染不同的细胞。但是,许多干细胞类型如 MSC 和造血干细胞(hematopoietic stem cell,HSC)不能被有效地转染因为这些细胞不表达转染所需的病毒受体,这个问题可通过构建了所谓的纤维修饰的腺病毒载体来解决,这些修饰使病毒可以通过其他分子如 αv－整联蛋白、硫酸肝素或其他受体来转染细胞,通过纤维修饰载体与常规腺病毒载体相比,其转染进入 MSC 的效率增加 400 倍[148-150]。

（九）其他治疗措施

Wei 等人将小鼠 NSC 在低氧环境中预处理以激活生存信号通路,希望在宿主的恶劣环境中更好的生存。颅脑创伤后 3 天,在低氧环境中预处理的 NSC 被重新注射到损伤部位[151]。与正常培养的 NSC 相比,预处理的 NSC 可减轻神经精神缺陷,这种缺陷可通过环境互动测试、食物传播偏好测试和环境新颖测试来评估。这种行为的改善类似于上调某些生长因子如 GDNF、VEGF、BDNF 或过表达某些社会行为的基因(如催产素及其受体),同时,这种预处理似乎可以抑制移植细胞及宿主的炎症反应[151]。同样,低氧环境预处理的 MSC 在体外更以表达更高的 HGF 和 VEGF,移植入体内后可以导致运动和认知功能更明显的改善[152]。

将周围神经移植物(peripheral nerve graft,PNG)移植到中枢神经系统中可提供适当的基质从而使轴突长距离再生。PNG 在脊髓损伤后移植可以再生,这种再生与内源性组织重塑结合后可进一步增强[153,154]。用嗅鞘细胞与 NSC 联合移植与单独使用 NSC 相比,细胞存活率增加 3.4 倍[155]。用雪旺氏细胞与 MSC 联合移植可增加 MSC 向病灶的迁移,改善了疾病的预后[156]。

另一项研究显示,用一簇小 RNA(microRNA-17－92)联合 NSC 可以促进细胞分化,增加再生和减少胶质增生,这些结果可能是由于抑制了 JAK－STAT 通路中的几种蛋白质,最终改善了运动的协调性[157]。

颅脑创伤后 MSC 联合甘露醇动脉内移植也已经被证实是一种有效的实验性治疗方法,与甘油或磷酸盐缓冲盐水的 MSC 相比,甘露醇导致血脑屏障的通透性增加,这可在受损脑组织中检测到更多 MSC[158]。

临床前研究已经提供了许多证据来证明联合治疗较单独治疗在颅脑创伤领域确实是一种更好的方法。这种方法需要更好地了解干细胞与其他药物或工具联合的机制,以确保干细胞能成功归巢至创伤灶、合适的增殖和最终在宿主环境中的分化。

章后参考文献

[1] Atri A,Shaughnessy LW,Locascio JJ,Growdon JH. Long-term course and effectiveness of combination therapy in Alzheimer disease. Alzheimer Dis Assoc Disord 2008;22:209-21.

[2] Colombel JF,Sandborn WJ,Reinisch W,et al. Infliximab,azathioprine,or combination therapy for Crohn's disease. N Engl J Med 2010;362:1383-95.

[3] Margulies S,Hicks R,Combination Therapies for Traumatic Brain Injury Workshop L. Combination therapies for traumatic brain injury:prospective considerations. J Neurotrauma 2009;26:925-39.

[4] Yu F,Wang Z,Tchantchou F,et al. Lithium ameliorates neurodegeneration,suppres-

ses neuroinflammation, and improves behavioral performance in a mouse model of traumatic brain injury. J Neurotrauma 2012; 29:362-74.

[5] Zhu ZF, Wang QG, Han BJ, William CP. Neuroprotective effect and cognitive outcome of chronic lithium on traumatic brain injury in mice. Brain Res Bull 2010; 83:272-7.

[6] Dash PK, Orsi SA, Zhang M, et al. Valproate administered after traumatic brain injury provides neuroprotection and improves cognitive function in rats. PLoS One 2010; 5:e11383.

[7] Yu F, Wang Z, Tanaka M, et al. Posttrauma cotreatment with lithium and valproate: reduction of lesion volume, attenuation of blood-brain barrier disruption, and improvement in motor coordination in mice with traumatic brain injury. J Neurosurg 2013; 119:766-73.

[8] Lu P, Wang Y, Graham L, et al. Long-distance growth and connectivity of neural stem cells after severe spinal cord injury. Cell 2012; 150:1264-73.

[9] Lu P, Woodruff G, Wang Y, et al. Long-distance axonal growth from human induced pluripotent stem cells after spinal cord injury. Neuron 2014; 83:789-96.

[10] Lu P, Ceto S, Wang Y, et al. Prolonged human neural stem cell maturation supports recovery in injured rodent CNS. J Clin Invest 2017; 127:3287-3299.

[11] Spurlock MS, Ahmed AI, Rivera KN, et al. Amelioration of Penetrating Ballistic-Like Brain Injury Induced Cognitive Deficits after Neuronal Differentiation of Transplanted Human Neural Stem Cells. J Neurotrauma 2017; 34:1981-1995.

[12] Blaya MO, Bramlett HM, Naidoo J, et al. Neuroprotective efficacy of a proneurogenic compound after traumatic brain injury. J Neurotrauma 2014; 31:476-86.

[13] Blaya MO, Tsoulfas P, Bramlett HM, Dietrich WD. Neural progenitor cell transplantation promotes neuroprotection, enhances hippocampal neurogenesis, and improves cognitive outcomes after traumatic brain injury. Exp Neurol 2015; 264:67-81.

[14] Kim H, Cooke MJ, Shoichet MS. Creating permissive microenvironments for stem cell transplantation into the central nervous system. Trends Biotechnol 2012; 30:55-63.

[15] Stein DG. Embracing failure: What the Phase III progesterone studies can teach about TBI clinical trials. Brain Inj 2015; 29:1259-72.

[16] Nudi ET, Jacqmain J, Dubbs K, et al. Combining Enriched Environment, Progesterone, and Embryonic Neural Stem Cell Therapy Improves Recovery after Brain Injury. J Neurotrauma 2015; 32:1117-29.

[17] Matsubara Y, Matsubara K. Estrogen and progesterone play pivotal roles in endothelial progenitor cell proliferation. Reprod Biol Endocrinol 2012; 10:2.

[18] Yu P, Li S, Zhang Z, et al. Progesterone-mediated angiogenic activity of endothelial progenitor cell and angiogenesis in traumatic brain injury rats were antagonized by progesterone receptor antagonist. Cell Prolif 2017; 50.

[19] Chen XR, Besson VC, Palmier B, et al. Neurological recovery-promoting, anti-inflammatory, and anti-oxidative effects afforded by fenofibrate, a PPAR alpha agonist, in traumatic brain injury. J Neurotrauma 2007; 24:1119-31.

[20] Chen XR, Besson VC, Beziaud T, et al. Combination therapy with fenofibrate, a peroxisome proliferator-activated receptor alpha agonist, and simvastatin, a 3-hydroxy-3-methylglu-

aryl-coenzyme A reductase inhibitor, on experimental traumatic brain injury. J Pharmacol Exp Ther 2008; 326:966-74.

[21] Mahmood A, Lu D, Qu C, et al. Treatment of traumatic brain injury with a combination therapy of marrow stromal cells and atorvastatin in rats. Neurosurgery 2007; 60:546-53; discussion 553-4.

[22] Mahmood A, Goussev A, Lu D, et al. Long-lasting benefits after treatment of traumatic brain injury (TBI) in rats with combination therapy of marrow stromal cells (MSCs) and simvastatin. J Neurotrauma 2008; 25:1441-7.

[23] Bath PM, Sprigg N. Colony stimulating factors (including erythropoietin, granulocyte colony stimulating factor and analogues) for stroke. Cochrane Database Syst Rev 2007:CD005207.

[24] Brines ML, Ghezzi P, Keenan S, et al. Erythropoietin crosses the blood-brain barrier to protect against experimental brain injury. Proc Natl Acad Sci U S A 2000; 97:10526-31.

[25] Gonzalez FF, McQuillen P, Mu D, et al. Erythropoietin enhances long-term neuroprotection and neurogenesis in neonatal stroke. Dev Neurosci 2007; 29:321-30.

[26] Nichol A, French C, Little L, et al. Erythropoietin in traumatic brain injury (EPO-TBI): a double-blind randomised controlled trial. Lancet 2015; 386:2499-506.

[27] Chauhan NB, Gatto R. Synergistic benefits of erythropoietin and simvastatin after traumatic brain injury. Brain Res 2010; 1360:177-92.

[28] Tunc Ata M, Turgut G, Akbulut M, et al. Effect of Erythropoietin and Stem Cells on Traumatic Brain Injury. World Neurosurg 2016; 89:355-61.

[29] Metcalf D. The colony-stimulating factors and cancer. Nat Rev Cancer 2010; 10:425-34.

[30] De La Pena I, Sanberg PR, Acosta S, et al. G-CSF as an adjunctive therapy with umbilical cord blood cell transplantation for traumatic brain injury. Cell Transplant 2015; 24:447-57.

[31] Diederich K, Sevimli S, Dorr H, et al. The role of granulocyte-colony stimulating factor (G-CSF) in the healthy brain: a characterization of G-CSF-deficient mice. J Neurosci 2009; 29:11572-81.

[32] Minnerup J, Sevimli S, Schabitz WR. Granulocyte-colony stimulating factor for stroke treatment: mechanisms of action and efficacy in preclinical studies. Exp Transl Stroke Med 2009; 1:2.

[33] Zhang XM, Du F, Yang D, et al. Granulocyte colony-stimulating factor increases the therapeutic efficacy of bone marrow mononuclear cell transplantation in cerebral ischemia in mice. BMC Neurosci 2011; 12:61.

[34] Balseanu AT, Buga AM, Catalin B, et al. Multimodal Approaches for Regenerative Stroke Therapies: Combination of Granulocyte Colony-Stimulating Factor with Bone Marrow Mesenchymal Stem Cells is Not Superior to G-CSF Alone. Front Aging Neurosci 2014; 6:130.

[35] Luo J, Zhang HT, Jiang XD, et al. Combination of bone marrow stromal cell transplantation with mobilization by granulocyte-colony stimulating factor promotes functional recovery after spinal cord transection. Acta Neurochir (Wien) 2009; 151:1483-92.

[36] Sanchez-Ramos J, Song S, Sava V, et al. Granulocyte colony stimulating factor decreases brain amyloid burden and reverses cognitive impairment in Alzheimer's mice. Neuroscience

2009；163:55-72.

[37] Acosta SA，Tajiri N，Shinozuka K，et al. Combination therapy of human umbilical cord blood cells and granulocyte colony stimulating factor reduces histopathological and motor impairments in an experimental model of chronic traumatic brain injury. PLoS One 2014；9:e90953.

[38] Willing AE，Vendrame M，Mallery J，et al. Mobilized peripheral blood cells administered intravenously produce functional recovery in stroke. Cell Transplant 2003；12:449-54.

[39] Scafidi J，Hammond TR，Scafidi S，et al. Intranasal epidermal growth factor treatment rescues neonatal brain injury. Nature 2014；506:230-4.

[40] Busch HJ，Buschmann IR，Mies G，et al. Arteriogenesis in hypoperfused rat brain. J Cereb Blood Flow Metab 2003；23:621-8.

[41] Zhang A，Liang L，Niu H，et al. Protective effects of VEGF treatment on focal cerebral ischemia in rats. Mol Med Rep 2012；6:1315-8.

[42] Miki Y，Nonoguchi N，Ikeda N，et al. Vascular endothelial growth factor gene-transferred bone marrow stromal cells engineered with a herpes simplex virus type 1 vector can improve neurological deficits and reduce infarction volume in rat brain ischemia. Neurosurgery 2007；61:586-94；discussion 594-5.

[43] Zhang ZG，Zhang L，Jiang Q，et al. VEGF enhances angiogenesis and promotes blood-brain barrier leakage in the ischemic brain. J Clin Invest 2000；106:829-38.

[44] Yan HQ，Yu J，Kline AE，et al. Evaluation of combined fibroblast growth factor-2 and moderate hypothermia therapy in traumatically brain injured rats. Brain Res 2000；887:134-43.

[45] Rizvanov AA，Guseva DS，Salafutdinov，II，et al. Genetically modified human umbilical cord blood cells expressing vascular endothelial growth factor and fibroblast growth factor 2 differentiate into glial cells after transplantation into amyotrophic lateral sclerosis transgenic mice. Exp Biol Med (Maywood) 2011；236:91-8.

[46] Ikeda N，Nonoguchi N，Zhao MZ，et al. Bone marrow stromal cells that enhanced fibroblast growth factor-2 secretion by herpes simplex virus vector improve neurological outcome after transient focal cerebral ischemia in rats. Stroke 2005；36:2725-30.

[47] Zhao MZ，Nonoguchi N，Ikeda N，et al. Novel therapeutic strategy for stroke in rats by bone marrow stromal cells and ex vivo HGF gene transfer with HSV-1 vector. J Cereb Blood Flow Metab 2006；26:1176-88.

[48] Ay I，Sugimori H，Finklestein SP. Intravenous basic fibroblast growth factor (bFGF) decreases DNA fragmentation and prevents downregulation of Bcl-2 expression in the ischemic brain following middle cerebral artery occlusion in rats. Brain Res Mol Brain Res 2001；87:71-80.

[49] Kawamata T，Ren J，Cha JH，Finklestein SP. Intracisternal antisense oligonucleotide to growth associated protein-43 blocks the recovery-promoting effects of basic fibroblast growth factor after focal stroke. Exp Neurol 1999；158:89-96.

[50] Matsuoka N，Nozaki K，Takagi Y，et al. Adenovirus-mediated gene transfer of fibroblast growth factor-2 increases BrdU-positive cells after forebrain ischemia in gerbils. Stroke 2003；34:1519-25.

[51] van Velthoven CT，Kavelaars A，van Bel F，Heijnen CJ. Regeneration of the ischemic

brain by engineered stem cells: fuelling endogenous repair processes. Brain Res Rev 2009; 61:1-13.

[52] Philips MF, Mattiasson G, Wieloch T, et al. Neuroprotective and behavioral efficacy of nerve growth factor-transfected hippocampal progenitor cell transplants after experimental traumatic brain injury. J Neurosurg 2001; 94:765-74.

[53] Davey F, Hilton M, Davies AM. Cooperation between HGF and CNTF in promoting the survival and growth of sensory and parasympathetic neurons. Mol Cell Neurosci 2000; 15:79-87.

[54] Yang XM, Toma JG, Bamji SX, et al. Autocrine hepatocyte growth factor provides a local mechanism for promoting axonal growth. J Neurosci 1998; 18:8369-81.

[55] Chen T, Yu Y, Tang LJ, et al. Neural stem cells over-expressing brain-derived neurotrophic factor promote neuronal survival and cytoskeletal protein expression in traumatic brain injury sites. Neural Regen Res 2017; 12:433-439.

[56] Kilic U, Kilic E, Dietz GP, Bahr M. Intravenous TAT-GDNF is protective after focal cerebral ischemia in mice. Stroke 2003; 34:1304-10.

[57] Dempsey RJ, Sailor KA, Bowen KK, et al. Stroke-induced progenitor cell proliferation in adult spontaneously hypertensive rat brain: effect of exogenous IGF-1 and GDNF. J Neurochem 2003; 87:586-97.

[58] Kameda M, Shingo T, Takahashi K, et al. Adult neural stem and progenitor cells modified to secrete GDNF can protect, migrate and integrate after intracerebral transplantation in rats with transient forebrain ischemia. Eur J Neurosci 2007; 26:1462-78.

[59] Horita Y, Honmou O, Harada K, et al. Intravenous administration of glial cell line-derived neurotrophic factor gene-modified human mesenchymal stem cells protects against injury in a cerebral ischemia model in the adult rat. J Neurosci Res 2006; 84:1495-504.

[60] Kurozumi K, Nakamura K, Tamiya T, et al. Mesenchymal stem cells that produce neurotrophic factors reduce ischemic damage in the rat middle cerebral artery occlusion model. Mol Ther 2005; 11:96-104.

[61] Nomura T, Honmou O, Harada K, et al. I.V. infusion of brain-derived neurotrophic factor gene-modified human mesenchymal stem cells protects against injury in a cerebral ischemia model in adult rat. Neuroscience 2005; 136:161-9.

[62] Liu H, Honmou O, Harada K, et al. Neuroprotection by PlGF gene-modified human mesenchymal stem cells after cerebral ischaemia. Brain 2006; 129:2734-45.

[63] Onda T, Honmou O, Harada K, et al. Therapeutic benefits by human mesenchymal stem cells (hMSCs) and Ang-1 gene-modified hMSCs after cerebral ischemia. J Cereb Blood Flow Metab 2008; 28:329-40.

[64] Hatton J, Kryscio R, Ryan M, et al. Systemic metabolic effects of combined insulin-like growth factor-I and growth hormone therapy in patients who have sustained acute traumatic brain injury. J Neurosurg 2006; 105:843-52.

[65] Kazanis I, Bozas E, Philippidis H, Stylianopoulou F. Neuroprotective effects of insulin-like growth factor-I (IGF-I) following a penetrating brain injury in rats. Brain Res 2003; 991:34-

45.

[66] Li XS, Williams M, Bartlett WP. Induction of IGF-1 mRNA expression following traumatic injury to the postnatal brain. Brain Res Mol Brain Res 1998; 57:92-6.

[67] Huat TJ, Khan AA, Pati S, et al. IGF-1 enhances cell proliferation and survival during early differentiation of mesenchymal stem cells to neural progenitor-like cells. BMC Neurosc 2014; 15:91.

[68] Koutsoudaki PN, Papastefanaki F, Stamatakis A, et al. Neural stem/progenitor cells differentiate into oligodendrocytes, reduce inflammation, and ameliorate learning deficits after transplantation in a mouse model of traumatic brain injury. Glia 2016; 64:763-79.

[69] Park KI, Himes BT, Stieg PE, et al. Neural stem cells may be uniquely suited for combined gene therapy and cell replacement: Evidence from engraftment of Neurotrophin-3-expressing stem cells in hypoxic-ischemic brain injury. Exp Neurol 2006; 199:179-90.

[70] Mao W, Yi X, Qin J, et al. CXCL12/CXCR4 Axis Improves Migration of Neuroblasts Along Corpus Callosum by Stimulating MMP-2 Secretion After Traumatic Brain Injury in Rats. Neurochem Res 2016; 41:1315-22.

[71] Zamproni LN, Mundim MV, Porcionatto MA, des Rieux A. Injection of SDF-1 loaded nanoparticles following traumatic brain injury stimulates neural stem cell recruitment. Int J Pharm 2017; 519:323-331.

[72] Wang Z, Wang Y, Wang Z, et al. Engineered mesenchymal stem cells with enhanced tropism and paracrine secretion of cytokines and growth factors to treat traumatic brain injury. Stem Cells 2015; 33:456-67.

[73] Bang OY, Jin KS, Hwang MN, et al. The Effect of CXCR4 Overexpression on Mesenchymal Stem Cell Transplantation in Ischemic Stroke. Cell Med 2012; 4:65-76.

[74] Heile A, Brinker T. Clinical translation of stem cell therapy in traumatic brain injury: the potential of encapsulated mesenchymal cell biodelivery of glucagon-like peptide-1. Dialogues Clin Neurosci 2011; 13:279-86.

[75] Kota DJ, Prabhakara KS, van Brummen AJ, et al. Propranolol and Mesenchymal Stromal Cells Combine to Treat Traumatic Brain Injury. Stem Cells Transl Med 2016; 5:33-44.

[76] Lecht S, Rotfeld E, Arien-Zakay H, et al. Neuroprotective effects of nimodipine and nifedipine in the NGF-differentiated PC12 cells exposed to oxygen-glucose deprivation or trophic withdrawal. Int J Dev Neurosci 2012; 30:465-9.

[77] Wang GH, Liu Y, Wu XB, et al. Neuroprotective effects of human umbilical cord-derived mesenchymal stromal cells combined with nimodipine against radiation-induced brain injury through inhibition of apoptosis. Cytotherapy 2016; 18:53-64.

[78] Brabeck C, Beschorner R, Conrad S, et al. Lesional expression of RhoA and RhoB following traumatic brain injury in humans. J Neurotrauma 2004; 21:697-706.

[79] Kubo T, Hata K, Yamaguchi A, Yamashita T. Rho-ROCK inhibitors as emerging strategies to promote nerve regeneration. Curr Pharm Des 2007; 13:2493-9.

[80] Dekmak A, Mantash S, Shaito A, et al. Stem cells and combination therapy for the treatment of traumatic brain injury. Behav Brain Res 2018; 340:49-62.

[81] Ding J, Yu JZ, Li QY, et al. Rho kinase inhibitor Fasudil induces neuroprotection and neurogenesis partially through astrocyte-derived G-CSF. Brain Behav Immun 2009; 23:1083-8.

[82] Hou Y, Zhou L, Yang QD, et al. Changes in hippocampal synapses and learning-memory abilities in a streptozotocin-treated rat model and intervention by using fasudil hydrochloride. Neuroscience 2012; 200:120-9.

[83] Ichikawa H, Nakata N, Abo Y, et al. Gene pathway analysis of the mechanism by which the Rho-associated kinase inhibitor Y-27632 inhibits apoptosis in isolated thawed human embryonic stem cells. Cryobiology 2012; 64:12-22.

[84] Kouchi Z, Igarashi T, Shibayama N, et al. Phospholipase Cdelta3 regulates RhoA/Rho kinase signaling and neurite outgrowth. J Biol Chem 2011; 286:8459-71.

[85] Li Q, Liu D, Huang X, Guo L. Fasudil mesylate protects PC12 cells from oxidative stress injury via the Bax-mediated pathway. Cell Mol Neurobiol 2011; 31:243-50.

[86] Wu J, Li J, Hu H, et al. Rho-kinase inhibitor, fasudil, prevents neuronal apoptosis via the Akt activation and PTEN inactivation in the ischemic penumbra of rat brain. Cell Mol Neurobiol 2012; 32:1187-97.

[87] Chen S, Luo M, Zhao Y, et al. Fasudil Stimulates Neurite Outgrowth and Promotes Differentiation in C17.2 Neural Stem Cells by Modulating Notch Signalling but not Autophagy. Cell Physiol Biochem 2015; 36:531-41.

[88] Ding J, Li QY, Yu JZ, et al. Fasudil, a Rho kinase inhibitor, drives mobilization of adult neural stem cells after hypoxia/reoxygenation injury in mice. Mol Cell Neurosci 2010; 43:201-8.

[89] Lim HS, Joe YA. A ROCK Inhibitor Blocks the Inhibitory Effect of Chondroitin Sulfate Proteoglycan on Morphological Changes of Mesenchymal Stromal/Stem Cells into Neuron-Like Cells. Biomol Ther (Seoul) 2013; 21:447-53.

[90] Watanabe K, Ueno M, Kamiya D, et al. A ROCK inhibitor permits survival of dissociated human embryonic stem cells. Nat Biotechnol 2007; 25:681-6.

[91] Xu X, Cowley S, Flaim CJ, et al. Enhancement of cell recovery for dissociated human embryonic stem cells after cryopreservation. Biotechnol Prog 2010; 26:781-8.

[92] Williams DF. On the nature of biomaterials. Biomaterials 2009; 30:5897-909.

[93] Heino J, Kapyla J. Cellular receptors of extracellular matrix molecules. Curr Pharm Des 2009; 15:1309-17.

[94] Pradhan S, Farach-Carson MC. Mining the extracellular matrix for tissue engineering applications. Regen Med 2010; 5:961-70.

[95] Kolacna L, Bakesova J, Varga F, et al. Biochemical and biophysical aspects of collagen nanostructure in the extracellular matrix. Physiol Res 2007; 56 Suppl 1:S51-60.

[96] Lu JM, Wang X, Marin-Muller C, et al. Current advances in research and clinical applications of PLGA-based nanotechnology. Expert Rev Mol Diagn 2009; 9:325-41.

[97] Madhavan Nampoothiri K, Nair NR, John RP. An overview of the recent developments in polylactide (PLA) research. Bioresour Technol 2010; 101:8493-501.

[98] Aizawa Y, Leipzig N, Zahir T, Shoichet M. The effect of immobilized platelet derived

growth factor AA on neural stem/progenitor cell differentiation on cell-adhesive hydrogels. Biomaterials 2008; 29:4676-83.

[99] Guarnieri D, De Capua A, Ventre M, et al. Covalently immobilized RGD gradient on PEG hydrogel scaffold influences cell migration parameters. Acta Biomater 2010; 6:2532-9.

[100] Haile Y, Berski S, Drager G, et al. The effect of modified polysialic acid based hydrogels on the adhesion and viability of primary neurons and glial cells. Biomaterials 2008; 29:1880-91.

[101] Lu B, Smyth MR, O'Kennedy R. Oriented immobilization of antibodies and its applications in immunoassays and immunosensors. Analyst 1996; 121:29R-32R.

[102] Hu J, Deng L, Wang X, Xu XM. Effects of extracellular matrix molecules on the growth properties of oligodendrocyte progenitor cells in vitro. J Neurosci Res 2009; 87:2854-62.

[103] Ma W, Tavakoli T, Derby E, et al. Cell-extracellular matrix interactions regulate neural differentiation of human embryonic stem cells. BMC Dev Biol 2008; 8:90.

[104] Zvibel I, Smets F, Soriano H. Anoikis: roadblock to cell transplantation? Cell Transplant 2002; 11:621-30.

[105] Cooke MJ, Zahir T, Phillips SR, et al. Neural differentiation regulated by biomimetic surfaces presenting motifs of extracellular matrix proteins. J Biomed Mater Res A 2010; 93:824-32.

[106] Guilak F, Cohen DM, Estes BT, et al. Control of stem cell fate by physical interactions with the extracellular matrix. Cell Stem Cell 2009; 5:17-26.

[107] Treiser MD, Yang EH, Gordonov S, et al. Cytoskeleton-based forecasting of stem cell lineage fates. Proc Natl Acad Sci U S A 2010; 107:610-5.

[108] Engler AJ, Sen S, Sweeney HL, Discher DE. Matrix elasticity directs stem cell lineage specification. Cell 2006; 126:677-89.

[109] Leipzig ND, Shoichet MS. The effect of substrate stiffness on adult neural stem cell behavior. Biomaterials 2009; 30:6867-78.

[110] Moshayedi P, Costa Lda F, Christ A, et al. Mechanosensitivity of astrocytes on optimized polyacrylamide gels analyzed by quantitative morphometry. J Phys Condens Matter 2010; 22:194114.

[111] Fu J, Wang YK, Yang MT, et al. Mechanical regulation of cell function with geometrically modulated elastomeric substrates. Nat Methods 2010; 7:733-6.

[112] Mammoto A, Ingber DE. Cytoskeletal control of growth and cell fate switching. Curr Opin Cell Biol 2009; 21:864-70.

[113] Wang N, Tytell JD, Ingber DE. Mechanotransduction at a distance: mechanically coupling the extracellular matrix with the nucleus. Nat Rev Mol Cell Biol 2009; 10:75-82.

[114] Dai X, Lercher LD, Clinton PM, et al. The trophic role of oligodendrocytes in the basal forebrain. J Neurosci 2003; 23:5846-53.

[115] Goldberg JS, Hirschi KK. Diverse roles of the vasculature within the neural stem cell niche. Regen Med 2009; 4:879-97.

[116] Sun J, Zhou W, Ma D, Yang Y. Endothelial cells promote neural stem cell prolifera-

tion and differentiation associated with VEGF activated Notch and Pten signaling. Dev Dyn 2010；239：2345-53.

［117］Schmidt NO，Koeder D，Messing M，et al. Vascular endothelial growth factor-stimulated cerebral microvascular endothelial cells mediate the recruitment of neural stem cells to the neurovascular niche. Brain Res 2009；1268：24-37.

［118］Tate MC，Shear DA，Hoffman SW，et al. Fibronectin promotes survival and migration of primary neural stem cells transplanted into the traumatically injured mouse brain. Cell Transplant 2002；11：283-95.

［119］Guan J，Zhu Z，Zhao RC，et al. Transplantation of human mesenchymal stem cells loaded on collagen scaffolds for the treatment of traumatic brain injury in rats. Biomaterials 2013；34：5937-46.

［120］Mahmood A，Wu H，Qu C，et al. Effects of treating traumatic brain injury with collagen scaffolds and human bone marrow stromal cells on sprouting of corticospinal tract axons into the denervated side of the spinal cord. J Neurosurg 2013；118：381-9.

［121］Lam PK，Lo AW，Wang KK，et al. Transplantation of mesenchymal stem cells to the brain by topical application in an experimental traumatic brain injury model. J Clin Neurosci 2013；20：306-9.

［122］Medberry CJ，Crapo PM，Siu BF，et al. Hydrogels derived from central nervous system extracellular matrix. Biomaterials 2013；34：1033-40.

［123］Annabi N，Nichol JW，Zhong X，et al. Controlling the porosity and microarchitecture of hydrogels for tissue engineering. Tissue Eng Part B Rev 2010；16：371-83.

［124］Geckil H，Xu F，Zhang X，et al. Engineering hydrogels as extracellular matrix mimics. Nanomedicine (Lond) 2010；5：469-84.

［125］Crapo PM，Tottey S，Slivka PF，Badylak SF. Effects of biologic scaffolds on human stem cells and implications for CNS tissue engineering. Tissue Eng Part A 2014；20：313-23.

［126］Zhong J，Chan A，Morad L，et al. Hydrogel matrix to support stem cell survival after brain transplantation in stroke. Neurorehabil Neural Repair 2010；24：636-44.

［127］Delcroix GJ，Schiller PC，Benoit JP，Montero-Menei CN. Adult cell therapy for brain neuronal damages and the role of tissue engineering. Biomaterials 2010；31：2105-20.

［128］Nomura H，Zahir T，Kim H，et al. Extramedullary chitosan channels promote survival of transplanted neural stem and progenitor cells and create a tissue bridge after complete spinal cord transection. Tissue Eng Part A 2008；14：649-65.

［129］Alexanian AR，Svendsen CN，Crowe MJ，Kurpad SN. Transplantation of human glial-restricted neural precursors into injured spinal cord promotes functional and sensory recovery without causing allodynia. Cytotherapy 2011；13：61-8.

［130］Rossi SL，Nistor G，Wyatt T，et al. Histological and functional benefit following transplantation of motor neuron progenitors to the injured rat spinal cord. PLoS One 2010；5：e11852.

［131］Zhang Z，Jin D，Yang Z，et al. Effects of 17beta-estradiol pre-treated adult neural stem cells on neuronal differentiation and neurological recovery in rats with cerebral ischemia.

Brain Inj 2011; 25:227-36.

[132] Tang BL, Low CB. Genetic manipulation of neural stem cells for transplantation into the injured spinal cord. Cell Mol Neurobiol 2007; 27:75-85.

[133] Yang JR, Liao CH, Pang CY, et al. Directed differentiation into neural lineages and therapeutic potential of porcine embryonic stem cells in rat Parkinson's disease model. Cell Reprogram 2010; 12:447-61.

[134] Hwang DH, Kim BG, Kim EJ, et al. Transplantation of human neural stem cells transduced with Olig2 transcription factor improves locomotor recovery and enhances myelination in the white matter of rat spinal cord following contusive injury. BMC Neurosci 2009; 10:117.

[135] Johnson PJ, Tatara A, Shiu A, Sakiyama-Elbert SE. Controlled release of neurotrophin-3 and platelet-derived growth factor from fibrin scaffolds containing neural progenitor cells enhances survival and differentiation into neurons in a subacute model of SCI. Cell Transplant 2010; 19:89-101.

[136] Kim H, Zahir T, Tator CH, Shoichet MS. Effects of dibutyryl cyclic-AMP on survival and neuronal differentiation of neural stem/progenitor cells transplanted into spinal cord injured rats. PLoS One 2011; 6:e21744.

[137] Addington CP, Pauken CM, Caplan MR, Stabenfeldt SE. The role of SDF-1alpha-ECM crosstalk in determining neural stem cell fate. Biomaterials 2014; 35:3263-72.

[138] Gao J, Prough DS, McAdoo DJ, et al. Transplantation of primed human fetal neural stem cells improves cognitive function in rats after traumatic brain injury. Exp Neurol 2006; 201:281-92.

[139] Cheng TY, Chen MH, Chang WH, et al. Neural stem cells encapsulated in a functionalized self-assembling peptide hydrogel for brain tissue engineering. Biomaterials 2013; 34:2005-16.

[140] Tate CC, Shear DA, Tate MC, et al. Laminin and fibronectin scaffolds enhance neural stem cell transplantation into the injured brain. J Tissue Eng Regen Med 2009; 3:208-17.

[141] Teng YD, Lavik EB, Qu X, et al. Functional recovery following traumatic spinal cord injury mediated by a unique polymer scaffold seeded with neural stem cells. Proc Natl Acad Sci U S A 2002; 99:3024-9.

[142] Kim BG, Kang YM, Phi JH, et al. Implantation of polymer scaffolds seeded with neural stem cells in a canine spinal cord injury model. Cytotherapy 2010; 12:841-5.

[143] Pritchard CD, Slotkin JR, Yu D, et al. Establishing a model spinal cord injury in the African green monkey for the preclinical evaluation of biodegradable polymer scaffolds seeded with human neural stem cells. J Neurosci Methods 2010; 188:258-69.

[144] Skop NB, Calderon F, Cho CH, et al. Optimizing a multifunctional microsphere scaffold to improve neural precursor cell transplantation for traumatic brain injury repair. J Tissue Eng Regen Med 2016; 10:E419-E432.

[145] Duan H, Li X, Wang C, et al. Functional hyaluronate collagen scaffolds induce NSCs differentiation into functional neurons in repairing the traumatic brain injury. Acta Biomater 2016; 45:182-195.

［146］Shi W，Huang CJ，Xu XD，et al. Transplantation of RADA16-BDNF peptide scaffold with human umbilical cord mesenchymal stem cells forced with CXCR4 and activated astrocytes for repair of traumatic brain injury. Acta Biomater 2016；45：247-261.

［147］Weston NM，Sun D. The Potential of Stem Cells in Treatment of Traumatic Brain Injury. Curr Neurol Neurosci Rep 2018；18：1.

［148］Dmitriev I，Krasnykh V，Miller CR，et al. An adenovirus vector with genetically modified fibers demonstrates expanded tropism via utilization of a coxsackievirus and adenovirus receptor-independent cell entry mechanism. J Virol 1998；72：9706-13.

［149］Hidaka C，Milano E，Leopold PL，et al. CAR-dependent and CAR-independent pathways of adenovirus vector-mediated gene transfer and expression in human fibroblasts. J Clin Invest 1999；103：579-87.

［150］Mizuguchi H，Sasaki T，Kawabata K，et al. Fiber-modified adenovirus vectors mediate efficient gene transfer into undifferentiated and adipogenic-differentiated human mesenchymal stem cells. Biochem Biophys Res Commun 2005；332：1101-6.

［151］Wei ZZ，Lee JH，Zhang Y，et al. Intracranial Transplantation of Hypoxia-Preconditioned iPSC-Derived Neural Progenitor Cells Alleviates Neuropsychiatric Defects After Traumatic Brain Injury in Juvenile Rats. Cell Transplant 2016；25：797-809.

［152］Chuang TJ，Lin KC，Chio CC，et al. Effects of secretome obtained from normoxia-preconditioned human mesenchymal stem cells in traumatic brain injury rats. J Trauma Acute Care Surg 2012；73：1161-7.

［153］Cote MP，Amin AA，Tom VJ，Houle JD. Peripheral nerve grafts support regeneration after spinal cord injury. Neurotherapeutics 2011；8：294-303.

［154］Tom VJ，Sandrow-Feinberg HR，Miller K，et al. Combining peripheral nerve grafts and chondroitinase promotes functional axonal regeneration in the chronically injured spinal cord. J Neurosci 2009；29：14881-90.

［155］Liu SJ，Zou Y，Belegu V，et al. Co-grafting of neural stem cells with olfactory en sheathing cells promotes neuronal restoration in traumatic brain injury with an anti-inflammatory mechanism. J Neuroinflammation 2014；11：66.

［156］Xu HS，Ma C，Cao L，et al. Study of co-transplantation of SPIO labeled bone marrow stromal stem cells and Schwann cells for treating traumatic brain injury in rats and in vivo tracing of magnetically labeled cells by MRI. Eur Rev Med Pharmacol Sci 2014；18：520-5.

［157］Mao S，Li X，Wang J，et al. miR-17-92 facilitates neuronal differentiation of transplanted neural stem/precursor cells under neuroinflammatory conditions. J Neuroinflammation 2016；13：208.

［158］Okuma Y，Wang F，Toyoshima A，et al. Mannitol enhances therapeutic effects of intra-arterial transplantation of mesenchymal stem cells into the brain after traumatic brain injury. Neurosci Lett 2013；554：156-61.

第六章 干细胞来源的外泌体

大量的临床前研究数据表明,针对多种脑细胞如脑内皮细胞、神经干细胞和少突胶质祖细胞等进行修复治疗,可增强颅脑创伤后血管生成、神经新生、轴突再生,这些相互作用的事件与改善颅脑创伤后神经系统功能预后相关[1]。干细胞作为用于刺激神经可塑性的新型疗法可促进颅脑创伤后神经功能的恢复,干细胞领域的研究中对间充质干细胞(mesenchymal stromal cell, MSC)的兴趣最为强烈,骨髓来源的 MSC 在包括颅脑创伤的多种疾病的再生领域治疗方面展现了广阔的前景。移植外源性 MSC 可选择性的归巢至损伤区域,与宿主细胞相互作用,降低轴突抑制分子的表达,刺激生长因子的产生,最终促进颅脑创伤后神经轴突外生和功能恢复[2,3]。在颅脑创伤的动物实验中通过不同途径移植 MSC 均展现了很强的治疗效果。但是,每种移植途径均有一定的弊端,局部注射的创伤较大、动脉注射可能导致脑缺血、静脉注射导致 MSC 的全身分布。但 MSC 治疗颅脑创伤的效率与 MSC 的分化关系不大,其治疗作用主要由于 MSC 分化的细胞替代受损组织的观点已经被推翻,因为只有一小部分移植的 MSC 在受伤区域可以生存和分化为神经元,而 MSC 分泌或表达的因子通过旁分泌作用或细胞间的直接作用可到达邻近的细胞,或者 MSC 刺激邻近细胞自行分泌营养因子,导致细胞的增殖和生存,最终促进功能恢复。目前,大部分人认为 MSC 治疗的主要机制是由于 MSC 自分泌或促进周边细胞旁分泌的生物活性因子[4,5]。许多对 MSC 分泌的研究集中于小分子,如生长因子、趋化因子和细胞因子,这种治疗机制观念的转变提供了对许多 MSC 分泌产物研究的兴趣。

外泌体近年来在干细胞领域已经吸引了很多的研究兴趣,MSC 的治疗结果可以由 MSC 的条件培养基来代替,这些培养基中就包含了 MSC 来源的外泌体[6,7]。大部分研究证实 MSC 源的外泌体具有免疫抑制特性并可模拟母体细胞 MSC 的治疗作用,许多学者都系统地考虑将它作为一种药物疗法[8-10]。不同 MSC 源的外泌体包括不同的成分,包含了炎症因子、营养因子、信号分子、各种 RNA、脂质等,这些不同的外泌体具有不同的功能。

干细胞源的外泌体以 MSC 来源的最为广泛,其也展现出了巨大的应用前景,本章将以 MSC 源的外泌体为代表讨论外泌体有关的性质、优势以及在治疗中的潜能。

(一)外泌体的生物学特性

外泌体是直径大约在 40～150 纳米之间的生物活性囊泡,其主要来源于细胞内溶酶体微粒内陷形成的多囊泡体,经多囊泡体外膜与细胞膜融合后释放到胞外基质中。这些囊泡的细胞外释放最初被认为是一种从网织红细胞成熟时去除陈旧转铁蛋白受体的方法[11]。这一现象后来得到进一步证实,这些生物活性囊泡由 Johnstone 等人在 1987 年首次命名为外泌体[12,13]。最初的研究发现,外泌体并非来自血液中的其他细胞成分,如成熟的红细胞、血小板或白细胞,但后来认为外泌体几乎可以被所有类型细胞分泌,这些细胞包括了 B 细胞、T 细胞、树突状细胞、癌细胞和干细胞,它们提供了一种细胞间转移化学介质和遗传物质的载体。因此,外泌体的功能意义远远超出"多余细胞膜蛋白外泌"的范畴,其作为一种生物标志物和干细胞治疗替代物的潜力正在被广泛地研究。目前认为外泌体属于从多种类型细胞中释放的一类小的细胞外膜结合囊泡。因为在特殊的研究中外泌体的纯度在不确定,许多文献中采用细胞外囊泡的术语。事实上,外泌体就是一种微囊泡,囊泡是各种类型的直径在 20~1000nm 范围内的细胞膜元素,几乎所有的细胞都产生和释放囊泡,这些囊泡可进行细胞间的交流,它由大多数细胞释放和吸收[14]。其他名称有纳米颗粒、微粒、脱落微泡、凋亡的泡沫和人内源性逆转录病毒颗粒等。实际上,几乎没有严格的标准区分各种类型的微囊泡,一些研究人员在他们的文章中将外泌体称为微囊泡[15]。

1.外泌体的分离

分离外泌体最常用的方法是超速离心结合密度梯度离心法,离心过程中细胞和大的颗粒被逐步去除,外泌体逐步沉淀下来,但需要超速离心机等特殊设备。还可以利用高效液相色谱,超滤和体积排除聚合物。高效液相色谱首先通过密度梯度离心去掉细胞和较大颗粒,然后使用 $0.2\mu m$ 孔径过滤器允许外泌体被两个预浓缩步骤过滤,切除后分子量为 100 kDa,然后使用尺寸排阻色谱进行纯化,为了浓缩外泌体,将所得的碎片在最后以 $\geqslant 100000 \times g$ 的速度离心,这种方法很复杂,很少常规用于分离外泌体。另一种方法是基于外泌体大小通过超滤进行分离,外泌体可以通过纳米膜浓缩器以 $3000 \times g$ 的速度离心 10~30 分钟,这种方法比超速离心更省时,并且不需要使用特殊设备。除了这些传统方法,外泌体分离试剂盒和外泌体沉淀溶液近年来被开发,这些产品提供了方便有效的外泌体分离技术[15]。

2.外泌体的储存

外泌体在 37℃ 的环境下储存 2 天,其尺寸会减少 60%,而在 4℃ 的条件下储存 2 天不会有变化,但在 4 天以后会出现尺寸减小,当储存于 -20℃,其尺寸会在很长一段时间保持稳定,而且多次的冻融不会影响。因此 -20℃ 是外泌体理想的储存条件[16]。

3.外泌体的鉴定

鉴定外泌体的方法包括扫描电镜、原子力显微镜、纳米粒子跟踪分析、透射电子显微镜、流式细胞分析、免疫印迹和酶联免疫吸附测定[16, 17]。可利用其中的 2~3 种方法联合来鉴定外泌体。外泌体有其独特的蛋白和脂质,因此为鉴定提供了特征。由于它们是内体起源,所有外泌体包含膜转运融合蛋白(GTPases、annexins 和 flotillin)、tetraspanins 蛋白(CD9、CD63、CD81 和 CD82),参与多囊泡体生物发生的蛋白(Alix 和 TSG101)以及脂质相关蛋白和磷脂酶,虽然通过不同的选择和保留机制,但各种类型的外泌体可能执行类似的功能[18, 19]。CD63 在外泌体中含量丰富,被认为是外泌体的标志[19]。虽然低特异性,凋亡相关基因 2 反应蛋白 X(apoptosis-linked gene 2 interacting protein X,ALIX)和肿瘤易感性基因 101 蛋白(tumor susceptibility gene 101 protein,TSG101)参与了外泌体成分的分类,也可作为外泌体的标记物[20]。这些都可以通过流式细胞仪、免疫印迹和酶联免疫吸附测定来检测。外泌体包含了许多表达于母体细胞膜上的黏附分子,如 CD80 和 CD86表达于树突状细胞源的外泌体,CD19 表达于 B 细胞源的外泌体。即使这样,但目前还没有明确的方法来区分用不同方法从不同细胞来源中分离出的外泌体,在某些研究中使用了微囊泡将其认为是外泌体[21]。即使是外泌体特有的标记,但仍有一些其他类型的微囊泡不能排除,有些学者将这部分囊泡称为外泌体样囊泡,因为它们表达与外泌体一样相似的标记。通过研究发现,源于 MSC的外泌体和一些大的囊泡(如微粒 microparticle)都具有免疫抑制特性,但外泌体在体内实验中具有更强的抗炎作用[12]。

4.外泌体的释放

近些年在 MSC 治疗机制的研究中,由 MSC 分泌的外泌体获得了许多关注[11, 22, 23]。最近的一项研究显示了 MSC 源的外泌体的释放机制,牙龈来源的 MSC 是通过激活一种常见的可溶性 N-乙基马来酰亚胺敏感因子(N-ethylmaleimide-sensitive factor,NSF)附着蛋白受体介导的膜融合机制进行外泌体释放。这一信号传递过程要求 Fas 与 Fas 相关磷酸酶-1(fas associated phospha-tase-1，FAP-1)和窝蛋白(caveolin-1，CAV-1)绑定，接下来是通过与突触体相关联的蛋白(synap-tosome-associated protein 25kDa，SNAP25)和囊泡相关膜蛋白 5(vesicle-associated membrane protein 5，Vamp5)复合物的形成。肿瘤坏死因子(tumor necrosis factor，TNF)通过激活核因子κB(nuclear factor-κB，NF-κB)通路引起 Fas/FAP-1 上调，从而选择性地促进这一过程，释放的外泌体包含有白介素-1(interleukin-1，IL-1)受体拮抗剂有利于伤口的愈合[18]。

5.外泌体与靶细胞的作用

外泌体可被靶细胞摄取，大部分通过内吞途径，如网格蛋白介导的内吞作用、吞噬作用、脂质筏介导的内化、巨噬细胞的增多和与细胞质膜直接融合[24-28]。外泌体结合通过配体-受体相互作用靶细胞，如整合素、tetraspanins 蛋白和细胞黏附分子，tetraspanins 蛋白作为外泌体功能的重要组成部分对细胞裂变和融合有特异性影响[29]。结合后，外泌体成分被靶细胞通过质膜融合而内化，靶细胞通过内吞作用将外泌体的成分直接释放入细胞质。外泌体 tetraspanins 蛋白网络可选择调节靶细胞和促进外泌体进行定向的药物投递。人脑内皮细胞源的外泌体含有几种携带大分子穿过血脑屏障的受体，包括转铁蛋白受体、胰岛素受体、低密度脂蛋白、低密度脂蛋白受体相关蛋白[30]。人脑内皮细胞源的外泌体还可充当脑星形细胞和神经元之间的通讯工具[31]。

(二)MSC 源的外泌体和免疫调节

MSC 具有免疫抑制特性，在移植物抗宿主的相关疾病中表现出了治疗前景[32-34]。MSC 的治疗作用归因于它可以调节免疫反应并分泌营养因子[35-37]。全身注射 MSC 后大部分被肺部捕获，在宿主中并不会持续存在很长时间，但是 MSC 一旦注射后很快会与免疫细胞反应，这对后来产生的治疗作用很关键。同样的，MSC 源的外泌体也可以调节免疫反应并改善疾病状况。

1.单核/巨噬细胞

MSC 可与先天免疫系统的细胞相互作用，MSC 能吸引巨噬细胞，促进单核细胞生存，使巨噬细胞极化向抗炎方面转变[38-44]。在鼠的脓毒血症模型中，MSC 能够促进器官功能的改善，但去除单核/巨噬细胞后这种保护作用消失[45]。这些说明单核/巨噬细胞对 MSC 发挥治疗作用非常重要。避开 MSC 本身，其外泌体可以直接影响巨噬细胞。在鼠的脊髓损伤模型中，MSC 源的外泌体注射后可选择性的到达损伤部位并以 CD206 表达的巨噬细胞为目标[46]。Willis 从 MSC 的培养基中分离外泌体，可以调节巨噬细胞向抗炎表型转变[47]。MSC 源的外泌体主要通过单核细胞内化，这与单核细胞用来传递 MSC 治疗作用的假设一致[13]。

2.调节性 T 细胞

CD4 细胞谱系的调节性 T 细胞(Treg 细胞)是免疫抑制细胞。系统性红斑狼疮的病人，MSC 引起调节性 T 细胞下调滤泡辅助性 T 细胞[48]。在鼠眶下神经损伤的模型中，疼痛敏感性增加，在 CD4 细胞群中 CD4$^+$CD25$^+$Foxp3$^+$ 的调节性 T 细胞较正常鼠减少，但 MSC 治疗后这部分调节性 T 细胞比例增加，调节性 T 细胞的恢复伴随着疼痛的减轻[49]。体外将调节性 T 细胞暴露于 MSC 可增加其免疫抑制特性[50]。用 MSC 诱导 CD ＋T 细胞成为功能性的调节性 T 细胞是由转化生长因子-β(transforming growth factor-β，TGF-β)通过旁分泌信号来介导[51]。Zhang 等人认为从 CD4$^+$T 细胞成为 CD4$^+$CD25$^+$Foxp3$^+$ 调节性 T 细胞以来抗原提呈 CD11C 细胞和 MSC 源的外泌体，而单独的外泌体却不能将 T 细胞转化为调节性 T 细胞[52]。MSC 源的外泌体不仅可以诱导调节性 T 细胞，而且调节性 T 细胞的免疫抑制功能也可以被其增强[53]。

3.B 淋巴细胞

MSC 可抑制培养中抗体产生效应器 B 细胞的增殖，这种效果可以由 MSC 培养上清液的外泌体完全复制[54,55]。与脂肪组织来源的 MSC 共培养可诱导分泌 CD19＋/CD38Hi/ CD24Hi/IL10＋调节性 B 细胞(BREG)[56]。移植 MSC 可抑制 B 细胞介导的免疫反应 并与调节性 B 细胞相关[57]。但尚不清楚 MSC 源的外泌体是否也可以诱导调节性 B 细胞。研究显示 MSC 源的外泌体的抗炎作用与淋巴结中 CD19＋IL-10＋调节性 B 细胞的增加有关[12]。

4.细胞因子

炎症因子可以调节 MSC 引起的免疫反应。MSC 分泌的抗炎因子 TGF-β 在 MSC 产生的疼痛缓解中非常重要,代数较多的 MSC 表达出低水平的 TGF-β,其疼痛缓解作用消失[58,59]。许多研究证实了 MSC 在促进其作用对象抗炎表型的角色,它可以下调促炎因子 IL-1β,上调抗炎因子 IL-10 和 CD206,促炎环境有利于 MSC 引起的免疫调节。MSC 引起的 B 细胞抑制需要 T 细胞源的干扰素-γ(interferon gamma-γ, IFN-γ)参与[60]。MSC 源的外泌体有相似的作用,外泌体表达抗炎因子和促炎因子,包括 IL-10、TGF-β 和 IFN-γ,它可以促进 IL-10 和 TGF-β,而抑制 IL-1β、IL－6 和 TNF 的表达[52,61]。MSC 源的外泌体表达 TGF-β 和 IFN-γ 在将单核细胞转化为调节性 T 细胞方面更有效[62]。因此可以说,MSC 源的外泌体有与 MSC 相似的抗炎机制。

(三)外泌体的成分

外泌体最重要的功能是与靶细胞有特定的反应,尤其是可以促进母细胞与靶细胞间的信息交流[63]。来源于各种类型细胞的外泌体可产生各种生理、病理过程,如丢弃不需要的蛋白质、抗原呈递、基因交换、免疫反应、血管生成、炎症、肿瘤转移以及病原体或癌基因的传播等[64,65]。外泌体参与的大多数生理、病理过程与母细胞的功能一致,这些功能依靠外泌体携带的成分,主要包括了核酸(DNA、小 RNA、信使 RNA、长链非编码 RNA)、蛋白质(跨膜超蛋白 tetraspanins、ESCRT 相关蛋白、热休克蛋白、IL-10、TGF-β)和脂质(鞘磷脂,溶血磷脂酸)[66-68]。某一细胞类型的外泌体只能携带特定的一组分子。例如,在少突胶质细胞系和 B 细胞的外泌体中没有发现溶血磷脂酸,外泌体的内容物尤其是 RNA 可以受到许多疾病的影响并可作为特定的生物标志物[69-74]。

1.RNA

外泌体中有许多 RNA,包括小 RNA(micro RNA, miRNA)、信使 RNA(messenger RNA, mRNA)和长链非编码 RNA(long non-coding RNA, lncRNA),外泌体还可携带母细胞中不存在的 RNA[75,76]。被外泌体转运的 RNA 到达靶细胞后可产生相应的功能,使靶细胞基因表达和蛋白合成。

miRNA 是一种小的非编码调节 RNA(通常 18-25 核苷酸),可以在转录后水平调节基因表达,通过绑定目标 mRNA 转录子上的互补序列,并导致 mRNA 降解或翻译抑制和基因沉默[77]。在真核生物的细胞中,miRNA 组成一个主要的调节基因家族,不同的细胞和组织类型表达不同的 miRNA。通过影响基因调节,miRNA 可以参与生长发育、宿主－病原体相互作用以及细胞分化、增殖、凋亡和肿瘤发生等许多生物过程。外泌体将 miRNA 转移至脑内,可促进颅脑创伤及脑梗塞后神经可塑性和功能恢复[2,78]。作为外泌体的对照,由外泌体脂质成分组成的脂质模拟物(无蛋白和基因成分)在颅脑创伤后并未表现出治疗作用,证明外泌体发挥作用主要依靠其蛋白和基因成分,尤其是 miRNA[79]。部分 miRNA 对 MSC 发挥治疗作用非常重要,MSC 可分泌携带 miRNA 的外泌体[80]。来自胶质母细胞瘤细胞的外泌体被宿主人脑的微血管内皮细胞摄取,导致 mRNA 的翻译和内皮细胞刺激血管的形成[81]。敲除来自 MSC 的 miRNA-223 可消除其对败血症引起损伤的保护作用[82]。MSC 及其来源的外泌体对心肌梗死模型具有保护作用,但通过抗 miRNA-125b 治疗后减弱了这种保护作用[83]。脐血 MSC 源的外泌体中的 miRNA-181c 对鼠烧伤模型具有抗炎作用[84]。MSC 源的外泌体 miRNA-124 和 miRNA-145 模拟物可调节神经干细胞的基因表达[85]。

此外,Epstein Barr 病毒感染细胞分泌的 miRNA 可通过外泌体转移到未感染的受体细胞,表明外泌体有可能将病原体从一个细胞传播到另一个细胞[86]。癌基因也可以通过肿瘤细胞分泌的外泌体进行分布,该事件导致致癌基因转移至靶细胞,这是导致恶性肿瘤转移的一个重要因素[87]。另一方面,血清 miRNA 的特异性表达模式已经在肺癌、结肠直肠癌和糖尿病中证实,疾病特定的外泌体携带的 miRNA 有潜力成为诊断和治疗的目标,例如,过敏性鼻炎、慢性髓性白血病伴有肌肉骨骼疼痛和腰椎神经根性痛的患者外泌体中 miRNA 与疾病状态有关[88-91]。同时还发现许多其他体液含有外泌体,尿液可能是泌尿生殖系统疾病中非常有用的外泌体标志物的来源,尿液外泌体携带的 miRNA 可作为肾缺血/再灌注损伤和前列腺癌的标志物[92,93]。基于唾液的诊断来评估口腔健康状况显示出一定的前景。由于创伤小、方便、快捷,而且分析的成本更低,许多公司已经启动了基于外泌体作为疾病诊断标志的计划。但仍需要更多研究来确定外泌体内活性 miRNA 在促进功能恢复、神经血管重塑、调节神经炎症以及生长因子表达的角色。

另一个现象是外泌体可以将 mRNA 传递于细胞中,合成具有治疗潜力的蛋白。骨髓 MSC 源的外泌体包含胰岛素样生长因子受体 1(insulin-like growth factor-1 receptor,IGF-1R)mRNA,外泌体将 IGF-1R mRNA 传递于损伤的肾管状细胞可促进其增殖,如果宿主细胞的 IGF-1R 的转录因子被沉默后这种作用会减弱[94]。MSC 源的外泌体可将 mRNA 传递于多种细胞,而不像肥大细胞只能将 mRNA 传递于肥大细胞[75]。

IncRNA 是长度超过 200 个核苷酸的转录物,通常不转录为蛋白质,但通过各种机制参与基因表达的表观遗传调控,尽管没有直接证据将 IncRNA 与 MSC 源的外泌体连接,但癌症源的外泌体 IncRNA 被认为有望成为癌症生物标志物[71]。

2.蛋白质

外泌体包含的蛋白质组学已被一些学者进行了研究,大约有 1600 种蛋白质在生物体来源的外泌体中被发现,其中约 300 种常见,在这些常见蛋白质中除了细胞质蛋白,更多的是大量的细胞膜蛋白,Tetraspanins 最常与外泌体相关的膜蛋白[15]。蛋白质组学研究也表明了外泌体的生理作用。例如,培养的人类角质细胞源的外泌体可作为成纤维细胞的细胞外基质调节因子[95]。虽然外泌体仅占血浆总蛋白的一小部分,但它们富含在各种病理条件下改变的蛋白质,因此,他们可被视为疾病诊断的标志物。

3.其他成分

除了蛋白质和 RNA 之外,外泌体还富含某些筏相关的脂质,如胆固醇、神经酰胺、磷酸甘油酯以及长链饱和脂肪酸,也有一些迹象表明外泌体可能会将前列腺素传递给靶细胞[96,97]。

(四)外泌体与母细胞

外泌体发挥治疗作用与其母细胞关系密切,MSC 源的外泌体可以改善视网膜损伤,但成纤维细胞源的外泌体却没有这种效果;MSC 源的外泌体在鼠脑梗塞模型中产生与 MSC 类似的治疗作用,大部分研究认为 MSC 源的外泌体可产生与母细胞 MSC 相近的但不会超过的治疗作用[98,99]。但也有研究报告 MSC 源的外泌体比母细胞更具有免疫调节性,MSC 源的外泌体而非 MSC 可增加骨髓单核细胞中 CD4$^+$CD25$^+$CD127low 调节性 T 细胞/CD4$^+$CD25$-$CD127high 效应 T 细胞的比率和培养基中细胞因子 IL-10 的浓度[61]。最近的研究报告了外泌体对调节性 T 细胞的不同影响,Cosenza 等人表明 MSC 源的外泌体增加了脾细胞中 CD4$+$CD25$+$Foxp3$+$调节性 T 细胞群,而母体 MSC 没有这种作用[12]。相比之下,MSC 源的外泌体在哮喘患者和健康人的骨髓单核细胞培养中诱导 CD4$^+$CD25$^+$Foxp3$^+$调节性 T 细胞的效率较母体 MSC 低[53]。这些结果表明 MSC 和其来源的外泌体在不同实验环境或疾病下表现出免疫调节特性的差异[100]。

MSC 和 MSC 源的外泌体之间一个重要的差别是 MSC 在一个特定的疾病环境中可与宿主免疫细胞作用并根据局部的微环境释放营养因子,宿主的状态对 MSC 的活动非常重要。由于体外培养基不可能完全复制体内环境,在体内疾病状态下释放的外泌体与体外培养基内释放的外泌体具有不同的特性,虽然体外获得的外泌体也可以在创伤灶弥散并抑制炎症反应,但在宿主体内的作用却很有限[101]。干细胞源的外泌体在进行治疗时可避免许多干细胞直接注射引起的问题,其优势包括:①低免疫原性;②不会导致血管堵塞进而引起缺血事件;③外泌体是纳米微粒,静脉注射外泌体可穿过血脑屏障并到达脑实质;④对干细胞进行修饰后可持续产生外泌体;⑤可携带特定的药物至目标区域,⑥可对 miRNA 等成分进行修饰[102]。

（五）外泌体的治疗

DiR 标记的 MSC 源外泌体注射后可在鼠脊髓损伤后 3 小时和 24 小时检测到,而 MSC 则被肺捕获,归巢至创伤灶极少[46]。在鼠脑出血的模型中,静脉注射 DiI 标记的 MSC 源外泌体后可到达肺、肝和脾,还可以定向归巢至颅内病灶,但是无法进行定量[101, 103]。许多不同的标记技术显示静脉注射后的外泌体在数分钟后主要出现在肝脏,其次是脾和肺[10, 101, 104-108]。另一项研究表明,鼻腔注射比静脉注射可导致外泌体更好的聚集于脑创伤灶[109]。

许多临床前研究证明 MSC 源的外泌体在各种疾病中的治疗作用[21, 110, 111]。MSC 来源的外泌体可以减少鼠心肌缺血再灌注损伤模型中梗塞的面积,外泌体还可以挽救肝功能衰竭,促进伤口愈合,在胶原引起的关节炎、抗原引起的滑膜炎、内毒素引起的急性肺损伤中具有抗炎作用[11, 12, 18, 22, 112-114]。

MSC 在治疗神经系统疾病中具有潜力,它可与脑实质细胞反应促进功能恢复,其作用可能与外泌体携带的 miRNA 有关。外泌体包含的 miRNA 在调节神经血管重塑、炎症反应和干细胞生物学方面具有重要作用[115]。鼠大脑中动脉梗塞模型通过 MSC 治疗,伤侧半球的 miRNA-133b 水平升高,体外培养的神经元和星形细胞在用 MSC 源的外泌体处理后 miRNA-133b 水平也会升高,但是通过 miRNA-133b 抑制剂转染 MSC 后这种增加会消失,该实验证实了 MSC 与脑组织作用可通过外泌体携带的 miRNA-133b 来调节特定的基因表达,并增强神经外生和功能恢复[78]。另一项同样的脑梗塞模型研究中,静脉注射 MSC 源的外泌体可导致缺血灶轴突密度和突触阳性区域的增加及快速的恢复功能[114]。β-淀粉样蛋白肽(β-amyloid,Aβ)在脑组织中的积累是阿尔茨海默病的典型特征,脑啡肽酶(neprilysin,NEP)是脑中最重要的 Aβ 降解酶,研究发现脂肪组织来源的 MSC 可分泌功能性 NEP 并与外泌体的关系密切,而且比骨髓来源的 MSC 分泌更高的 NEP,因此,脂肪组织来源的 MSC 有希望作为基于外泌体治疗阿尔茨海默病的来源[116]。静脉注射 MSC 源的外泌体可刺激脑组织内源性细胞释放 miRNA[117]。不同细胞类型来源的外泌体会包含不同的 miRNA,通过对 miRNA 的调节可增强干细胞源的外泌体的治疗效果。miRNA-17-92 和 miRNA-133b 转染 MSC 源的外泌体比二者单独治疗更能促进神经新生、神经元树突可塑性和功能恢复[118, 119]。

（六）外泌体在颅脑创伤中的诊断价值

循环中的生物标志物可用于疾病诊断和治疗效果的监测,它们可体现疾病的发展过程,这在影像学上是无法表现的。颅脑创伤伴随着炎症、氧化应激、脑水肿和缺氧,这些继发改变发生于伤后数小时至数周,进一步加重脑组织损伤。原发损伤后,炎症因子在调节白细胞黏附和应激反应中扮演着关键角色,伤后数分钟会有促炎因子的升高,尤其是 TNF-α、IL-1β、IL-6、IL-8、IL-10 和 TGF-β,这些因子主要由浸润的淋巴细胞和单核细胞产生[120]。IL-1 家族(IL-1β、IL-1α、IL-1 受体拮抗剂和 IL-18)中以 IL-1β 是升高最为明显,IL-1β 主要由小胶质细胞释放,它同时还可促进其他因子、激酶和基质金属蛋白酶(matrix metalloproteinase，MMP)表达升高，IL-1β 于伤后 24 小时在血液和脑脊液中均升高，脑脊液 IL-1β 与重型颅脑创伤患者合并颅内压增高及预后不良有关[121-124]。因此，IL-1β 表现出了一定的诊断和预后价值。已有研究证实伤后促炎因子主要由单核细胞源的特定外泌体产生，颅脑创伤后产生的多种外泌体还可以调节这些促炎因子的变化[125]。由于游离的蛋白和核酸在循环中非常不稳定，而反复检测不利于计数，因此，在一个稳定状态下进行检测非常重要，使用外泌体相关的标志物可以绕过这些问题[120]。外泌体可提供稳定的、疾病相关的标志用于判断疾病的诊断和治疗，其携带的 RNA 的变化模式被证明可精确预测患者疾病治疗过程中的病理改变、治疗效果及预后，外泌体 RNA 的释放可在疾病早期阶段就被检测，而且它可从血液、脑脊液、尿液和唾液中获得，由于这些循环标志物与许多临床参数相关，许多研究团队将利用外泌体作为一种"液体活检"[126]。

使用外泌体作为临床特征的生物标志正处于发展阶段，利用外泌体携带的蛋白和 RNA 作为标志不仅要应用于诊断方面，而且还要用于患者病情的变化、治疗选择和治疗效果的监测。颅脑创伤后早期识别外泌体相关生物信息的意义对改善患者的预后和帮助医生选择个体化的治疗非常关键，尤其是那些没有症状的患者和特殊的患者群体。

（七）外泌体治疗颅脑创伤的临床转化

颅脑创伤后用 MSC 源的外泌体足以发挥完整的 MSC 的治疗作用[22, 79, 114, 127]。外泌体可将 RNA 和蛋白质转移到其他细胞然后改变受体细胞的功能。在一项动物研究中，颅脑创伤啮齿类动物经过静脉注射 MSC 源的外泌体可促进功能恢复和神经可塑性，使病灶周边和齿状回中内皮细胞新生增加，所涉及的机制可能与接受 MSC 外泌体注射的动物脑微血管密度和血管生成的增加有关，此外，MSC 源的外泌体治疗通过减少 CD68 ＋小胶质细胞/巨噬细胞和 GFAP ＋星形胶质细胞的数量，显著减轻了脑炎症反应[127, 128]。MSC 源的外泌体用于治疗颅脑创伤目前也正处于起步阶段，但外泌体在颅脑创伤领域代替细胞治疗的研究逐渐开拓了新的临床应用。在其他疾病领域中，使用脐带血 β 细胞团的外泌体治疗 I 型糖尿病的临床实验(NCT02138331)正在进行。

MSC 通常以传统的二维黏附方式进行细胞培养。新的三维环境如球体培养与二维方式相比已被证明可刺激更高水平的营养因子分泌，而且接种在三维胶原支架中的 MSC 可显著产生更多的外泌体，在颅脑创伤后腹腔注射等量 MSC 源的外泌体的前提下，三维支架上培养的外泌体比二维条件下培养的外泌体可以提供更好的空间学习的结果[79]。这些数据表明外泌体的成分与治疗效果有关，并且三维条件下外泌体可能包含着不同特性的物质，这些不同的成分包括 RNA、脂质和 DNA(线粒体起源)。

MSC 治疗方面从基于细胞移植的疗法到无细胞的外泌体疗法过度，其体现了几个优点，它避免了需要保持细胞活力和功能、长期储存以及细胞移植途径的相关问题，因为外泌体的双脂膜可以保护它们的生物活性成分，允许更长时间的储存和半衰期保持，因此，外泌体更易于作为"现成"的治疗手段来给予患者。外泌体可以减少注射活细胞导致微血栓的风险，因此推测在颅脑创伤应用外泌体的治疗不会比单独应用 MSC 降低治疗的效果[79, 114, 127, 128]。MSC 源的外泌体还可促进内源性神经干细胞对损伤组织进行修复，也避免了使用胚胎细胞带来的伦理问题，同时还具有静脉注射创伤较小、低免疫原性和低成瘤性[2]。

MSC 源的外泌体在颅脑创伤治疗领域展现出了很广阔的治疗前景，三维培养的 MSC 更增强了外泌体的治疗作用。外泌体的应用产生了许多潜在的影响。第一，外泌体提供了重要且新颖的方法来阐述移植的 MSC 在伤后如何与宿主的细胞相互作用；第二，通过外泌体的 miRNA 使我们在了解细胞间通讯方面有了重大飞跃，可能会出现新的方法来增强大脑功能恢复、血管新生、神经新生和突触再生，以及调节脑和外周免疫反应；第三，基于外泌体的治疗可作为转运特定 miRNA 的手段。外泌体作为有前景的治疗手段还因为其携带的蛋白和基因成分具有多种生物活性潜能，尤其是通过各种手段来传递 miRNA 从而增强神经可塑性并促进神经功能恢复，该治疗手段可能对各种神经系统损伤和神经退行性疾病均有效。

虽然外泌体被广泛用于不同研究中，但目前还没有一种确定的方法来将它们与其他膜绑定的囊泡区分，这些问题正在逐渐通过改进的分离和标记技术来解决[10, 129-131]。更多的研究需要证明干细胞源的外泌体在治疗效果、安全性和实用性方面的优势。外泌体的进一步研究和向临床的转化方向是确定的外泌体在颅脑创伤后改善功能恢复的机制。要使干细胞最大限度地产生外泌体，首先要确定用于产生外泌体的最佳细胞来源及培养条件，因为外泌体的成分、功能和活性都依靠母细胞，因此母细胞的培养和储存以及供体的年龄和性别都对外泌体的成分和功能有很大影响，正确的外泌体分离、储存和鉴定方法也需要标准化，同时还可利用支架、组织工程、细胞球体和微载体培养等技术扩大细胞及外泌体的开发和生产。虽然前期动物实验均采用单剂量的外泌体进行治疗，但不能排除多剂量治疗的可能性，以及治疗时间窗和注射途径也是向临床转化需要考虑的问题。由于外泌体携带蛋白和基因的复杂性，需要进一步识别外泌体的成分，针对治疗目标修改其携带的成分，开发外泌体，使其成为一种可以穿过血脑屏障的药物输送系统。而最重要的是外泌体治疗的安全性，在应用过程中要监测潜在的副作用，其可能会导致什么样的并发症。有报道外泌体可能会促进肿瘤进一步生长，外泌体包含的 miRNA-9、miRNA-223 和 miRNA-126 不仅促进神经系统的修复，而且与肿瘤发生有关[102, 132-136]。

使用干细胞源的外泌体应用于颅脑创伤领域还需要研究其他问题，包括外泌体如何通过血脑屏障进入大脑，它们的成分包括 miRNA、mRNA、蛋白质和脂质如何从外泌体转移到靶细胞，哪些分泌的因子在颅脑创伤的治疗中起主要作用，这些作用机制都需要将来进一步研究。

外泌体具有低毒性、循环中高稳定性和向靶细胞专一的高效性。对外泌体进行修饰使其可作为向靶细胞转运特定药物的载体。MSC 源的外泌体在许多动物实验中表现出了令人鼓舞的治疗结果，因为它携带有 RNA 和蛋白质，穿过细胞质膜将特定的物质转运给靶细胞，宿主机体兼容性好[137]。MSC 是外泌体的一种丰富来源，通过永生化细胞产生永久细胞系对产生的外泌体数量和质量方面没有损害，因此可以确保从 MSC 中可持续和可重复的生产外泌体[138]。外泌体的分泌模式可通过对母体细胞的基因调控来改进[139, 140]。由于 MSC 本身已经展现出巨大的治疗价值，因此 MSC 源的外泌体在将来颅脑创伤的研究中亦可作为一种可控制和可实施的治疗方法。

章后参考文献

[1] Xiong Y，Mahmood A，Chopp M. Emerging treatments for traumatic brain injury. Expert Opin Emerg Drugs 2009；14：67-84.

[2] Xiong Y，Mahmood A，Chopp M. Emerging potential of exosomes for treatment of traumatic brain injury. Neural Regen Res 2017；12：19-22.

[3] Chopp M，Li Y. Treatment of neural injury with marrow stromal cells. Lancet Neurol 2002；1：92-100.

[4] Chen X，Katakowski M，Li Y，et al. Human bone marrow stromal cell cultures conditioned by traumatic brain tissue extracts：growth factor production. J Neurosci Res 2002；69：687-91.

[5] Mahmood A, Lu D, Chopp M. Intravenous administration of marrow stromal cells (MSCs) increases the expression of growth factors in rat brain after traumatic brain injury. J Neurotrauma 2004; 21:33-9.

[6] Gama KB, Santos DS, Evangelista AF, et al. Conditioned Medium of Bone Marrow-Derived Mesenchymal Stromal Cells as a Therapeutic Approach to Neuropathic Pain: A Preclinical Evaluation. Stem Cells Int 2018; 2018:8179013.

[7] Gonzalez-King H, Garcia NA, Ontoria-Oviedo I, et al. Hypoxia Inducible Factor-1alpha Potentiates Jagged 1-Mediated Angiogenesis by Mesenchymal Stem Cell-Derived Exosomes. Stem Cells 2017; 35:1747-1759.

[8] Phinney DG, Pittenger MF. Concise Review: MSC-Derived Exosomes for Cell-Free Therapy. Stem Cells 2017; 35:851-858.

[9] Lener T, Gimona M, Aigner L, et al. Applying extracellular vesicles based therapeutics in clinical trials - an ISEV position paper. J Extracell Vesicles 2015; 4:30087.

[10] Di Rocco G, Baldari S, Toietta G. Towards Therapeutic Delivery of Extracellular Vesicles: Strategies for In Vivo Tracking and Biodistribution Analysis. Stem Cells Int 2016; 2016: 5029619.

[11] Casado JG, Blazquez R, Vela FJ, et al. Mesenchymal Stem Cell-Derived Exosomes: Immunomodulatory Evaluation in an Antigen-Induced Synovitis Porcine Model. Front Vet Sci 2017; 4:39.

[12] Cosenza S, Toupet K, Maumus M, et al. Mesenchymal stem cells-derived exosomes are more immunosuppressive than microparticles in inflammatory arthritis. Theranostics 2018; 8: 1399-1410.

[13] Di Trapani M, Bassi G, Midolo M, et al. Differential and transferable modulatory effects of mesenchymal stromal cell-derived extracellular vesicles on T, B and NK cell functions. Sci Rep 2016; 6:24120.

[14] Breakefield XO, Frederickson RM, Simpson RJ. Gesicles: Microvesicle "cookies" for transient information transfer between cells. Mol Ther 2011; 19:1574-6.

[15] Yu B, Zhang X, Li X. Exosomes derived from mesenchymal stem cells. Int J Mol Sci 2014; 15:4142-57.

[16] Sokolova V, Ludwig AK, Hornung S, et al. Characterisation of exosomes derived from human cells by nanoparticle tracking analysis and scanning electron microscopy. Colloids Surf B Biointerfaces 2011; 87:146-50.

[17] Mokarizadeh A, Delirezh N, Morshedi A, et al. Microvesicles derived from mesenchymal stem cells: potent organelles for induction of tolerogenic signaling. Immunol Lett 2012; 147: 47-54.

[18] Kou X, Xu X, Chen C, et al. The Fas/Fap-1/Cav-1 complex regulates IL-1RA secretion in mesenchymal stem cells to accelerate wound healing. Sci Transl Med 2018; 10.

[19] Kowal J, Arras G, Colombo M, et al. Proteomic comparison defines novel markers to characterize heterogeneous populations of extracellular vesicle subtypes. Proc Natl Acad Sci U S A 2016; 113:E968-77.

[20] Willms E, Johansson HJ, Mager I, et al. Cells release subpopulations of exosomes with distinct molecular and biological properties. Sci Rep 2016; 6:22519.

[21] Akyurekli C, Le Y, Richardson RB, et al. A systematic review of preclinical studies on the therapeutic potential of mesenchymal stromal cell-derived microvesicles. Stem Cell Rev 2015; 11:150-60.

[22] Lai RC, Arslan F, Lee MM, et al. Exosome secreted by MSC reduces myocardial ischemia/reperfusion injury. Stem Cell Res 2010; 4:214-22.

[23] Hofer HR, Tuan RS. Secreted trophic factors of mesenchymal stem cells support neurovascular and musculoskeletal therapies. Stem Cell Res Ther 2016; 7:131.

[24] Tian T, Zhu YL, Zhou YY, et al. Exosome uptake through clathrin-mediated endocytosis and macropinocytosis and mediating miR-21 delivery. J Biol Chem 2014; 289:22258-67.

[25] Feng D, Zhao WL, Ye YY, et al. Cellular internalization of exosomes occurs through phagocytosis. Traffic 2010; 11:675-87.

[26] Svensson KJ, Christianson HC, Wittrup A, et al. Exosome uptake depends on ERK1/2-heat shock protein 27 signaling and lipid Raft-mediated endocytosis negatively regulated by caveolin-1. J Biol Chem 2013; 288:17713-24.

[27] Fitzner D, Schnaars M, van Rossum D, et al. Selective transfer of exosomes from oligodendrocytes to microglia by macropinocytosis. J Cell Sci 2011; 124:447-58.

[28] Tian T, Zhu YL, Hu FH, et al. Dynamics of exosome internalization and trafficking. J Cell Physiol 2013; 228:1487-95.

[29] Rana S, Zoller M. Exosome target cell selection and the importance of exosomal tetraspanins: a hypothesis. Biochem Soc Trans 2011; 39:559-62.

[30] Rana S, Yue S, Stadel D, Zoller M. Toward tailored exosomes: the exosomal tetraspanin web contributes to target cell selection. Int J Biochem Cell Biol 2012; 44:1574-84.

[31] Haqqani AS, Delaney CE, Tremblay TL, et al. Method for isolation and molecular characterization of extracellular microvesicles released from brain endothelial cells. Fluids Barriers CNS 2013; 10:4.

[32] Le Blanc K, Rasmusson I, Sundberg B, et al. Treatment of severe acute graft-versus-host disease with third party haploidentical mesenchymal stem cells. Lancet 2004; 363:1439-41.

[33] Le Blanc K, Frassoni F, Ball L, et al. Mesenchymal stem cells for treatment of steroid-resistant, severe, acute graft-versus-host disease: a phase II study. Lancet 2008; 371:1579-86.

[34] Trento C, Bernardo ME, Nagler A, et al. Manufacturing Mesenchymal Stromal Cells for the Treatment of Graft-versus-Host Disease: A Survey among Centers Affiliated with the European Society for Blood and Marrow Transplantation. Biol Blood Marrow Transplant 2018; 24: 2365-2370.

[35] Pleumeekers MM, Nimeskern L, Koevoet JLM, et al. Trophic effects of adipose-tissue-derived and bone-marrow-derived mesenchymal stem cells enhance cartilage generation by chondrocytes in co-culture. PLoS One 2018; 13:e0190744.

[36] Davies LC, Heldring N, Kadri N, Le Blanc K. Mesenchymal Stromal Cell Secretion of Programmed Death-1 Ligands Regulates T Cell Mediated Immunosuppression. Stem Cells 2017;

35:766-776.

[37] Teixeira GQ, Pereira CL, Ferreira JR, et al. Immunomodulation of Human Mesenchymal Stem/Stromal Cells in Intervertebral Disc Degeneration: Insights From a Proinflammatory/Degenerative Ex Vivo Model. Spine (Phila Pa 1976) 2018; 43:E673-E682.

[38] Le Blanc K, Davies LC. Mesenchymal stromal cells and the innate immune response. Immunol Lett 2015; 168:140-6.

[39] Neirinckx V, Agirman G, Coste C, et al. Adult bone marrow mesenchymal and neural crest stem cells are chemoattractive and accelerate motor recovery in a mouse model of spinal cord injury. Stem Cell Res Ther 2015; 6:211.

[40] Melief SM, Schrama E, Brugman MH, et al. Multipotent stromal cells induce human regulatory T cells through a novel pathway involving skewing of monocytes toward anti-inflammatory macrophages. Stem Cells 2013; 31:1980-91.

[41] Blazquez R, Sanchez-Margallo FM, Alvarez V, et al. Surgical meshes coated with mesenchymal stem cells provide an anti-inflammatory environment by a M2 macrophage polarization. Acta Biomater 2016; 31:221-230.

[42] Blazquez R, Sanchez-Margallo FM, Alvarez V, et al. Fibrin glue mesh fixation combined with mesenchymal stem cells or exosomes modulates the inflammatory reaction in a murine model of incisional hernia. Acta Biomater 2018; 71:318-329.

[43] Park HJ, Kim J, Saima FT, et al. Adipose-derived stem cells ameliorate colitis by suppression of inflammasome formation and regulation of M1-macrophage population through prostaglandin E2. Biochem Biophys Res Commun 2018; 498:988-995.

[44] Siniscalco D, Giordano C, Galderisi U, et al. Long-lasting effects of human mesenchymal stem cell systemic administration on pain-like behaviors, cellular, and biomolecular modifications in neuropathic mice. Front Integr Neurosci 2011; 5:79.

[45] Nemeth K, Leelahavanichkul A, Yuen PS, et al. Bone marrow stromal cells attenuate sepsis via prostaglandin E(2)-dependent reprogramming of host macrophages to increase their interleukin-10 production. Nat Med 2009; 15:42-9.

[46] Lankford KL, Arroyo EJ, Nazimek K, et al. Intravenously delivered mesenchymal stem cell-derived exosomes target M2-type macrophages in the injured spinal cord. PLoS One 2018; 13:e0190358.

[47] Spinosa M, Lu G, Su G, et al. Human mesenchymal stromal cell-derived extracellular vesicles attenuate aortic aneurysm formation and macrophage activation via microRNA-147. FASEB J 2018:fj201701138RR.

[48] Geng L, Tang X, Zhou K, et al. MicroRNA-663 induces immune dysregulation by inhibiting TGF-beta1 production in bone marrow-derived mesenchymal stem cells in patients with systemic lupus erythematosus. Cell Mol Immunol 2018.

[49] Ren K. Exosomes in perspective: a potential surrogate for stem cell therapy. Odontology 2018.

[50] Yan Z, Zhuansun Y, Chen R, et al. Immunomodulation of mesenchymal stromal cells on regulatory T cells and its possible mechanism. Exp Cell Res 2014; 324:65-74.

[51] Tasso R, Ilengo C, Quarto R, et al. Mesenchymal stem cells induce functionally active T-regulatory lymphocytes in a paracrine fashion and ameliorate experimental autoimmune uveitis. Invest Ophthalmol Vis Sci 2012; 53:786-93.

[52] Zhang B, Yin Y, Lai RC, et al. Mesenchymal stem cells secrete immunologically active exosomes. Stem Cells Dev 2014; 23:1233-44.

[53] Du YM, Zhuansun YX, Chen R, et al. Mesenchymal stem cell exosomes promote immunosuppression of regulatory T cells in asthma. Exp Cell Res 2018; 363:114-120.

[54] Corcione A, Benvenuto F, Ferretti E, et al. Human mesenchymal stem cells modulate B-cell functions. Blood 2006; 107:367-72.

[55] Budoni M, Fierabracci A, Luciano R, et al. The immunosuppressive effect of mesenchymal stromal cells on B lymphocytes is mediated by membrane vesicles. Cell Transplant 2013; 22:369-79.

[56] Gupte KS, Vanikar AV, Trivedi HL, et al. In-vitro generation of interleukin-10 secreting B-regulatory cells from donor adipose tissue derived mesenchymal stem cells and recipient peripheral blood mononuclear cells for potential cell therapy. Biomed J 2017; 40:49-54.

[57] Cho KA, Lee JK, Kim YH, et al. Mesenchymal stem cells ameliorate B-cell-mediated immune responses and increase IL-10-expressing regulatory B cells in an EBI3-dependent manner. Cell Mol Immunol 2017.

[58] Guo W, Imai S, Yang JL, et al. In vivo immune interactions of multipotent stromal cells underlie their long-lasting pain-relieving effect. Sci Rep 2017; 7:10107.

[59] Chen G, Park CK, Xie RG, Ji RR. Intrathecal bone marrow stromal cells inhibit neuropathic pain via TGF-beta secretion. J Clin Invest 2015; 125:3226-40.

[60] Krampera M, Cosmi L, Angeli R, et al. Role for interferon-gamma in the immunomodulatory activity of human bone marrow mesenchymal stem cells. Stem Cells 2006; 24:386-98.

[61] Kordelas L, Rebmann V, Ludwig AK, et al. MSC-derived exosomes: a novel tool to treat therapy-refractory graft-versus-host disease. Leukemia 2014; 28:970-3.

[62] Zhang Q, Fu L, Liang Y, et al. Exosomes originating from MSCs stimulated with TGF-beta and IFN-gamma promote Treg differentiation. J Cell Physiol 2018; 233:6832-6840.

[63] Vlassov AV, Magdaleno S, Setterquist R, Conrad R. Exosomes: current knowledge of their composition, biological functions, and diagnostic and therapeutic potentials. Biochim Biophys Acta 2012; 1820:940-8.

[64] Thery C, Ostrowski M, Segura E. Membrane vesicles as conveyors of immune responses. Nat Rev Immunol 2009; 9:581-93.

[65] Zoller M. Tetraspanins: push and pull in suppressing and promoting metastasis. Nat Rev Cancer 2009; 9:40-55.

[66] Lancaster GI, Febbraio MA. Exosome-dependent trafficking of HSP70: a novel secretory pathway for cellular stress proteins. J Biol Chem 2005; 280:23349-55.

[67] Record M, Carayon K, Poirot M, Silvente-Poirot S. Exosomes as new vesicular lipid transporters involved in cell-cell communication and various pathophysiologies. Biochim Biophys Acta 2014; 1841:108-20.

[68] Lai RC, Tan SS, Yeo RW, et al. MSC secretes at least 3 EV types each with a unique permutation of membrane lipid, protein and RNA. J Extracell Vesicles 2016; 5:29828.

[69] Trajkovic K, Hsu C, Chiantia S, et al. Ceramide triggers budding of exosome vesicles into multivesicular endosomes. Science 2008; 319:1244-7.

[70] Wubbolts R, Leckie RS, Veenhuizen PT, et al. Proteomic and biochemical analyses of human B cell-derived exosomes. Potential implications for their function and multivesicular body formation. J Biol Chem 2003; 278:10963-72.

[71] Dragomir M, Chen B, Calin GA. Exosomal lncRNAs as new players in cell-to-cell communication. Transl Cancer Res 2018; 7:S243-S252.

[72] Momen-Heravi F, Getting SJ, Moschos SA. Extracellular vesicles and their nucleic acids for biomarker discovery. Pharmacol Ther 2018; 192:170-187.

[73] Tsilioni I, Theoharides TC. Extracellular vesicles are increased in the serum of children with autism spectrum disorder, contain mitochondrial DNA, and stimulate human microglia to secrete IL-1beta. J Neuroinflammation 2018; 15:239.

[74] Wang L, Li Y, Guan X, et al. Exosomal double-stranded DNA as a biomarker for the diagnosis and preoperative assessment of pheochromocytoma and paraganglioma. Mol Cancer 2018; 17:128.

[75] Valadi H, Ekstrom K, Bossios A, et al. Exosome-mediated transfer of mRNAs and microRNAs is a novel mechanism of genetic exchange between cells. Nat Cell Biol 2007; 9:654-9.

[76] Baglio SR, Rooijers K, Koppers-Lalic D, et al. Human bone marrow- and adipose-mesenchymal stem cells secrete exosomes enriched in distinctive miRNA and tRNA species. Stem Cell Res Ther 2015; 6:127.

[77] Chopp M, Zhang ZG. Emerging potential of exosomes and noncoding microRNAs for the treatment of neurological injury/diseases. Expert Opin Emerg Drugs 2015; 20:523-6.

[78] Xin H, Li Y, Buller B, et al. Exosome-mediated transfer of miR-133b from multipotent mesenchymal stromal cells to neural cells contributes to neurite outgrowth. Stem Cells 2012; 30:1556-64.

[79] Zhang Y, Chopp M, Zhang ZG, et al. Systemic administration of cell-free exosomes generated by human bone marrow derived mesenchymal stem cells cultured under 2D and 3D conditions improves functional recovery in rats after traumatic brain injury. Neurochem Int 2017; 111:69-81.

[80] Phinney DG, Di Giuseppe M, Njah J, et al. Mesenchymal stem cells use extracellular vesicles to outsource mitophagy and shuttle microRNAs. Nat Commun 2015; 6:8472.

[81] Skog J, Wurdinger T, van Rijn S, et al. Glioblastoma microvesicles transport RNA and proteins that promote tumour growth and provide diagnostic biomarkers. Nat Cell Biol 2008; 10:1470-6.

[82] Wang X, Gu H, Qin D, et al. Exosomal miR-223 Contributes to Mesenchymal Stem Cell-Elicited Cardioprotection in Polymicrobial Sepsis. Sci Rep 2015; 5:13721.

[83] Xiao C, Wang K, Xu Y, et al. Transplanted Mesenchymal Stem Cells Reduce Autophagic Flux in Infarcted Hearts via the Exosomal Transfer of miR-125b. Circ Res 2018; 123:564-

578.

[84] Li X, Liu L, Yang J, et al. Exosome Derived From Human Umbilical Cord Mesenchymal Stem Cell Mediates MiR-181c Attenuating Burn-induced Excessive Inflammation. EBioMedicine 2016; 8:72-82.

[85] Lee HK, Finniss S, Cazacu S, et al. Mesenchymal stem cells deliver exogenous miRNAs to neural cells and induce their differentiation and glutamate transporter expression. Stem Cells Dev 2014; 23:2851-61.

[86] Pegtel DM, van de Garde MD, Middeldorp JM. Viral miRNAs exploiting the endosomal-exosomal pathway for intercellular cross-talk and immune evasion. Biochim Biophys Acta 2011; 1809:715-21.

[87] Al-Nedawi K, Meehan B, Micallef J, et al. Intercellular transfer of the oncogenic receptor EGFRvIII by microvesicles derived from tumour cells. Nat Cell Biol 2008; 10:619-24.

[88] Wu G, Yang G, Zhang R, et al. Altered microRNA Expression Profiles of Extracellular Vesicles in Nasal Mucus From Patients With Allergic Rhinitis. Allergy Asthma Immunol Res 2015; 7:449-57.

[89] Asano M, Umezu T, Katagiri S, et al. Up-regulated exosomal miRNA-140-3p in CML patients with musculoskeletal pain associated with discontinuation of tyrosine kinase inhibitors. Int J Hematol 2017; 105:419-422.

[90] Moen A, Jacobsen D, Phuyal S, et al. MicroRNA-223 demonstrated experimentally in exosome-like vesicles is associated with decreased risk of persistent pain after lumbar disc herniation. J Transl Med 2017; 15:89.

[91] Chen X, Ba Y, Ma L, et al. Characterization of microRNAs in serum: a novel class of biomarkers for diagnosis of cancer and other diseases. Cell Res 2008; 18:997-1006.

[92] Takata K, Matsuzaki T, Tajika Y, et al. Localization and trafficking of aquaporin 2 in the kidney. Histochem Cell Biol 2008; 130:197-209.

[93] Nilsson J, Skog J, Nordstrand A, et al. Prostate cancer-derived urine exosomes: a novel approach to biomarkers for prostate cancer. Br J Cancer 2009; 100:1603-7.

[94] Tomasoni S, Longaretti L, Rota C, et al. Transfer of growth factor receptor mRNA via exosomes unravels the regenerative effect of mesenchymal stem cells. Stem Cells Dev 2013; 22:772-80.

[95] Chavez-Munoz C, Kilani RT, Ghahary A. Profile of exosomes related proteins released by differentiated and undifferentiated human keratinocytes. J Cell Physiol 2009; 221:221-31.

[96] Subra C, Grand D, Laulagnier K, et al. Exosomes account for vesicle-mediated transcellular transport of activatable phospholipases and prostaglandins. J Lipid Res 2010; 51:2105-20.

[97] Heijnen HF, Schiel AE, Fijnheer R, et al. Activated platelets release two types of membrane vesicles: microvesicles by surface shedding and exosomes derived from exocytosis of multivesicular bodies and alpha-granules. Blood 1999; 94:3791-9.

[98] Harrell CR, Simovic Markovic B, Fellabaum C, et al. Therapeutic Potential of Mesenchymal Stem Cell-Derived Exosomes in the Treatment of Eye Diseases. Adv Exp Med Biol 2018; 1089:47-57.

107

[99] Doeppner TR, Herz J, Gorgens A, et al. Extracellular Vesicles Improve Post-Stroke Neuroregeneration and Prevent Postischemic Immunosuppression. Stem Cells Transl Med 2015; 4:1131-43.

[100] Burrello J, Monticone S, Gai C, et al. Stem Cell-Derived Extracellular Vesicles and Immune-Modulation. Front Cell Dev Biol 2016; 4:83.

[101] Grange C, Tapparo M, Bruno S, et al. Biodistribution of mesenchymal stem cell-derived extracellular vesicles in a model of acute kidney injury monitored by optical imaging. Int J Mol Med 2014; 33:1055-63.

[102] Chen J, Chopp M. Exosome Therapy for Stroke. Stroke 2018; 49:1083-1090.

[103] Otero-Ortega L, Gomez de Frutos MC, Laso-Garcia F, et al. Exosomes promote restoration after an experimental animal model of intracerebral hemorrhage. J Cereb Blood Flow Metab 2018; 38:767-779.

[104] Takahashi Y, Nishikawa M, Shinotsuka H, et al. Visualization and in vivo tracking of the exosomes of murine melanoma B16-BL6 cells in mice after intravenous injection. J Biotechnol 2013; 165:77-84.

[105] Morishita M, Takahashi Y, Nishikawa M, et al. Quantitative analysis of tissue distribution of the B16BL6-derived exosomes using a streptavidin-lactadherin fusion protein and iodine-125-labeled biotin derivative after intravenous injection in mice. J Pharm Sci 2015; 104:705-13.

[106] Smyth T, Kullberg M, Malik N, et al. Biodistribution and delivery efficiency of unmodified tumor-derived exosomes. J Control Release 2015; 199:145-55.

[107] Wiklander OP, Nordin JZ, O'Loughlin A, et al. Extracellular vesicle in vivo biodistribution is determined by cell source, route of administration and targeting. J Extracell Vesicles 2015; 4:26316.

[108] Lai CP, Mardini O, Ericsson M, et al. Dynamic biodistribution of extracellular vesicles in vivo using a multimodal imaging reporter. ACS Nano 2014; 8:483-494.

[109] Betzer O, Perets N, Angel A, et al. In Vivo Neuroimaging of Exosomes Using Gold Nanoparticles. ACS Nano 2017; 11:10883-10893.

[110] Chang YH, Wu KC, Harn HJ, et al. Exosomes and Stem Cells in Degenerative Disease Diagnosis and Therapy. Cell Transplant 2018; 27:349-363.

[111] Zheng G, Huang R, Qiu G, et al. Mesenchymal stromal cell-derived extracellular vesicles: regenerative and immunomodulatory effects and potential applications in sepsis. Cell Tissue Res 2018; 374:1-15.

[112] Yan Y, Jiang W, Tan Y, et al. hucMSC Exosome-Derived GPX1 Is Required for the Recovery of Hepatic Oxidant Injury. Mol Ther 2017; 25:465-479.

[113] Zhu YG, Feng XM, Abbott J, et al. Human mesenchymal stem cell microvesicles for treatment of Escherichia coli endotoxin-induced acute lung injury in mice. Stem Cells 2014; 32:116-25.

[114] Xin H, Li Y, Cui Y, et al. Systemic administration of exosomes released from mesenchymal stromal cells promote functional recovery and neurovascular plasticity after stroke in rats. J Cereb Blood Flow Metab 2013; 33:1711-5.

[115] Sen CK. MicroRNAs as new maestro conducting the expanding symphony orchestra of regenerative and reparative medicine. Physiol Genomics 2011；43：517-20.

[116] Katsuda T，Tsuchiya R，Kosaka N，et al. Human adipose tissue-derived mesenchymal stem cells secrete functional neprilysin-bound exosomes. Sci Rep 2013；3：1197.

[117] Juranek JK，Geddis MS，Song F，et al. RAGE deficiency improves postinjury sciatic nerve regeneration in type 1 diabetic mice. Diabetes 2013；62：931-43.

[118] Xin H，Katakowski M，Wang F，et al. MicroRNA cluster miR-17-92 Cluster in Exosomes Enhance Neuroplasticity and Functional Recovery After Stroke in Rats. Stroke 2017；48：747-753.

[119] Xin H，Wang F，Li Y，et al. Secondary Release of Exosomes From Astrocytes Contributes to the Increase in Neural Plasticity and Improvement of Functional Recovery After Stroke in Rats Treated With Exosomes Harvested From MicroRNA 133b-Overexpressing Multipotent Mesenchymal Stromal Cells. Cell Transplant 2017；26：243-257.

[120] Taylor DD，Gercel-Taylor C. Exosome platform for diagnosis and monitoring of traumatic brain injury. Philos Trans R Soc Lond B Biol Sci 2014；369.

[121] Atay S，Gercel-Taylor C，Suttles J，et al. Trophoblast-derived exosomes mediate monocyte recruitment and differentiation. Am J Reprod Immunol 2011；65：65-77.

[122] Kamm K，Vanderkolk W，Lawrence C，et al. The effect of traumatic brain injury upon the concentration and expression of interleukin-1beta and interleukin-10 in the rat. J Trauma 2006；60：152-7.

[123] Kuhlow CJ，Krady JK，Basu A，Levison SW. Astrocytic ceruloplasmin expression，which is induced by IL-1beta and by traumatic brain injury，increases in the absence of the IL-1 type 1 receptor. Glia 2003；44：76-84.

[124] Kochanek PM，Berger RP，Bayir H，et al. Biomarkers of primary and evolving damage in traumatic and ischemic brain injury：diagnosis，prognosis，probing mechanisms，and therapeutic decision making. Curr Opin Crit Care 2008；14：135-41.

[125] Kim JW，Galanzha EI，Zaharoff DA，et al. Nanotheranostics of circulating tumor cells，infections and other pathological features in vivo. Mol Pharm 2013；10：813-30.

[126] Takeshita N，Hoshino I，Mori M，et al. Serum microRNA expression profile：miR-1246 as a novel diagnostic and prognostic biomarker for oesophageal squamous cell carcinoma. Br J Cancer 2013；108：644-52.

[127] Zhang Y，Chopp M，Meng Y，et al. Effect of exosomes derived from multipluripotent mesenchymal stromal cells on functional recovery and neurovascular plasticity in rats after traumatic brain injury. J Neurosurg 2015；122：856-67.

[128] Kim DK，Nishida H，An SY，et al. Chromatographically isolated CD63＋CD81＋ extracellular vesicles from mesenchymal stromal cells rescue cognitive impairments after TBI. Proc Natl Acad Sci U S A 2016；113：170-5.

[129] Lotvall J，Hill AF，Hochberg F，et al. Minimal experimental requirements for definition of extracellular vesicles and their functions：a position statement from the International Society for Extracellular Vesicles. J Extracell Vesicles 2014；3：26913.

[130] Helwa I, Cai J, Drewry MD, et al. A Comparative Study of Serum Exosome Isolation Using Differential Ultracentrifugation and Three Commercial Reagents. PLoS One 2017; 12: e0170628.

[131] Li P, Kaslan M, Lee SH, et al. Progress in Exosome Isolation Techniques. Theranostics 2017; 7:789-804.

[132] Jayaraman M, Radhakrishnan R, Mathews CA, et al. Identification of novel diagnostic and prognostic miRNA signatures in endometrial cancer. Genes Cancer 2017; 8:566-576.

[133] Latchana N, Abrams ZB, Howard JH, et al. Plasma MicroRNA Levels Following Resection of Metastatic Melanoma. Bioinform Biol Insights 2017; 11:1177932217694837.

[134] Zhang H, Mao F, Shen T, et al. Plasma miR-145, miR-20a, miR-21 and miR-223 as novel biomarkers for screening early-stage non-small cell lung cancer. Oncol Lett 2017; 13:669-676.

[135] Bland RD, Clarke TL, Harden LB. Rapid infusion of sodium bicarbonate and albumin into high-risk premature infants soon after birth: a controlled, prospective trial. Am J Obstet Gynecol 1976; 124:263-7.

[136] Carmichael ST. Emergent properties of neural repair: elemental biology to therapeutic concepts. Ann Neurol 2016; 79:895-906.

[137] Lai RC, Yeo RW, Tan KH, Lim SK. Exosomes for drug delivery - a novel application for the mesenchymal stem cell. Biotechnol Adv 2013; 31:543-51.

[138] Yeo RW, Lai RC, Zhang B, et al. Mesenchymal stem cell: an efficient mass producer of exosomes for drug delivery. Adv Drug Deliv Rev 2013; 65:336-41.

[139] Yu L, Yang F, Jiang L, et al. Exosomes with membrane-associated TGF-beta1 from gene-modified dendritic cells inhibit murine EAE independently of MHC restriction. Eur J Immunol 2013; 43:2461-72.

[140] Kim SH, Bianco NR, Shufesky WJ, et al. Effective treatment of inflammatory disease models with exosomes derived from dendritic cells genetically modified to express IL-4. J Immunol 2007; 179:2242-9.

第七章　干细胞治疗的临床转化

颅脑创伤是一种常见但目前治疗仍未完全解决的疾病,虽然大多数患者都是脑震荡之类轻型损伤且通常会在几周内恢复,但在这些人中,部分患者会遗留有颅脑创伤相关的慢性后遗症[1]。颅脑创伤引起的临床问题除了通过手术和经验性的药物来缓解症状外,没有其他有效的治疗措施,许多实验中使用的小分子在临床研究中均不成功[2]。

对于病情较轻的患者,可能许多治疗都有效,而病情较重的患者,有效治疗的选择可能很少甚至没有。这意味着患者群体的差异,尤其是不同的风险条件,病人获益可能不同。对于不同程度的疾病,尤其是重型颅脑创伤患者,对其进行干细胞治疗更具挑战性,可能会需要不同的细胞群,例如移植的载体、整个干细胞源的组织层、单纯的干细胞群或干细胞和分化细胞之间确定的比例。针对不同患者采用的这些不同选择,对干细胞治疗的发展影响巨大。

（一）早期阶段的计划

在欧洲,干细胞培养被认为是高级的治疗方法。因此,它们需要符合欧洲药品管理局的规则,规则中不能包含任何未经验证或未按质量标准生成的内容[3]。干细胞培养需要许多不同的成分,如动物或人类来源的血清或仅仅是培养基和生长因子,但大多数这些成分都没有包含在临床药典中。因此,要转化为安全的临床应用必须有官方检测和控制。而科研人员必须从了解这些规则开始,要在实验前进行相关规则的培训,这种做法在大多数国家并不常见,因为这会导致科研进程的延长,时间和成本的增加。

对原料的控制不仅要考虑相关杂质引起污染的风险,也要考虑它们保持生物活性的能力。许多原料的监管控制在它们研究的早期阶段并没有到位,因为在相关法规通过之前已经进行。在干细胞中,不应该存在会干扰其形成组织并保持活性的成分。在欧洲范围内批准的先进疗法中,设想采用"过程控制"通过测量标记的表达来其验证干细胞特异的功能,如成功的体外增殖潜力和体内再生属性,在基因治疗参与的情况下,基因表达缺失或缺陷也应作为"过程控制"范围内[3]。

干细胞治疗的一个关键问题是测定细胞的活力,需要有基于细胞属性的相关生物学活性的检测手段。生物活性可能涉及多种途径,因此,科研人员要知道特定的细胞功能会对治疗有特定的影响,选择何种检测手段应该与其临床效果（功效/安全性）是吻合的[4]。但这些知识通常在临床应用后才得到确认,这时才能充分理解作用机制。所有的"过程控制"应该在实验开发的早期就来确定,干细胞功能和标记物的保持以及它们与体内行为的相关性应在临床应用之前就很好地识别。理想的实验设计是可以从临床前研究直接过渡到临床研究,虽然从动物模型到人类会很困难,要达到这样严格的标准,意味着在规划临床应用前需要大量的基础研究来证实。

（二）临床前研究

外源性干细胞能够成功整合入神经组织的研究发现已经驳斥了早期关于成熟神经系统的环境不利于再生事件的观点[5,6]。受到缺血性脑损伤模型成功的启发,干细胞治疗已在颅脑创伤领域显示出一些疗效,但目前仍主要集中在动物模型中。

1.作用机制

目前已有许多细胞用于了颅脑创伤的临床前研究,其中也提出了不同的机制。通过干细胞的分化来达到细胞替代的作用是首先被提出的[7,8],但是后来的研究得出伤后功能的恢复主要得益于干细胞分泌因子的营养作用和对全身的影响,减轻水肿和炎症反应,增强内源性神经新生和血管新生,恰好干细胞可以无限制地提供这些因子[9-12]。干细胞还可以通过基因或蛋白转染或组织工程技术来增强其疗效,还在移植部位和创伤灶之间形成所谓的"生物桥梁"[13,14]。

2.疾病模型

由于颅脑创伤的复杂性,我们需要根据机制来确定的特定修复目标,这些目标包括替换死亡的神经元、保护受损的细胞、促进轴突修复和再生[1]。颅脑创伤的受伤机制包括由于交通事故、跌倒、打击等造成的局灶性挫裂伤或旋转加速度导致的弥漫性轴索损伤(diffuse axonal injury,DAI)。局灶性挫裂伤是以额叶和颞叶为主的脑实质内、硬膜下出血为特征并伴有水肿和缺血的损伤,会导致神经细胞死亡和继发性轴突变性。DAI是一种与动态负荷相关的轴突冲击伤,它代表了颅脑创伤常见原因和程度严重的神经病理学。

过去20多年来,我们在根据受伤的机制对颅脑创伤模型的建立上已经做出了相当大的努力,这些模型一样分为了局灶性损伤和DAI,局灶性损伤模型包括控制性皮质损伤模型(controlled cortical impact,CCI)、液压冲击伤模型(fluid percussion injury,FPI)和重物坠击损伤模型(weight drop impact,WDI),DAI模型是通过加速度产生的惯性或冲击伤[1]。CCI和DAI模型二者相互补充,前者是原发性局灶挫裂伤并继发轴突变性,而后者是一种弥漫性损伤,对神经元有继发影响。目前大部分颅脑创伤的动物模型为局灶性皮质损伤,该类模型主要基于神经元的治疗,神经元前体细胞的移植在该类局灶性损伤模型中可获得最佳作用。

然而,DAI却没有在动物模型中进行大规模的研究。虽然轴突修复/髓鞘再生作为一种治疗目标已经在脊髓损伤中明确,而DAI后的脱髓鞘也会导致轴突变性,因此,在DAI后移植外源性少突胶质细胞的前体细胞可能在髓鞘再生、预防轴突变性和促进大脑回路连接方面有效[15]。Xu等人使用大鼠加速损伤DAI模型研究人胚胎干细胞来源的少突胶质祖细胞在DAI后重建髓鞘和轴突再生的作用,少突胶质祖细胞能够在感觉运动皮层深部存活,对白质纤维束具有独特的亲和力,在移植部位周围,少突胶质细胞的髓鞘碱性蛋白百分比(包裹轴突的少突胶质细胞)在3个月时比6周和对照组明显升高,而且未观察到肿瘤的形成,该研究提供了一种将髓鞘重塑作为DAI再生治疗策略的例子[16]。但这种观点并不意味着局灶性损伤用神经元而DAI用少突胶质细胞来治疗,在脊髓损伤的情况下,神经元和少突胶质细胞都需要替代,取而代之的是混合移植多种细胞的方法可能在颅脑创伤临床中效果更好[17]。

3.免疫原性

关于干细胞的一个重要但有争议的问题是移植后免疫原性。新生小脑组织被移植后,在第7天有显著的免疫反应,但在移植之前动物用脾细胞致敏后,干细胞无法建立并生长,提示这些细胞上存在抗原调节的免疫反应[18]。已经证明间充质干细胞(mesenchymal stem cell,MSC)具有主要组织相容性复合物(major histocompatibility complex,MHC)Ⅰ类和Ⅱ类抗原,当其暴露于干扰素γ(interferon-γ,IFN-γ)后被上调,而共刺激分子CD80、CD86、CD40和CD40配体即使在IFN-γ刺激之后也并不表达。T细胞与MSC两者一起培养时不会对MSC攻击,MSC在向成骨分化后也没有看到免疫反应,因此MSC似乎是具有免疫调节特性,其中可能涉及IL-10、IFN-γ和TNF-α水平的改变,因为与MSC共培养后,T细胞仍然能对外周血单核细胞做出反应[19]。值得注意的是在缺血性病灶周围存在某些特定的免疫标志物上调(MHC 1类和2类抗原,CD45和CD11b)。移植永生化的小鼠神经上皮干细胞系,在移植后 2 周评估似乎没有增加免疫反应,而且环孢菌素的使用并不会改善细胞存活的结果[20,21]。此外,还有某些细胞因子,如 TNF-α 和 IL-6 可动态的调节在人、大鼠和猴子神经干细胞上 MHC 抗原的表达[22]。

4.间充质干细胞(mesenchymal stem cell,MSC)

(1)细胞来源、剂量和潜力

MSC 是颅脑创伤领域研究最多的细胞类型。此前,在心肌梗死、急性肾损伤、脑缺血等各种疾病中,MSC 用于临床治疗被证明是安全的[23]。对于颅脑创伤的临床前研究,MSC 主要是从鼠和人的骨髓中获得,此外还有脐血、脂肪组织和羊膜[24-27]。但没有研究来比较不同来源的 MSC 之间的差别。MSC 可分化为神经细胞,但少有证据证明这些细胞可转化为功能性神经元[28,29]。而目前大部分研究认为 MSC 的作用机制为分泌营养因子、稳定血脑屏障、抑制自发性和获得性免疫反应。

MSC 在大鼠颅脑创伤模型中的治疗剂量从 $(1.5×10^5)～(2×10^7)$/kg,平均剂量大部分在 10^6 ~10^7 之间,通过立体定向大脑局部或侧脑室注射可减少剂量,病灶周围较大的细胞剂量可减少病灶体积,但与神经修复过程的关系不确定,因此也没有一个标准值,单纯增加细胞的剂量可能并不会增加疗效[30]。

MSC 的培养基中大多数没有生长因子。少部分研究组在培养基中加入了神经生长因子(nerve growth factor,NGF)、脑源性神经营养因子(brainderived neurotrophic factor,BDNF)、表皮生长因子(epidermal growth factor,EGF)和成纤维细胞生长因子(fibroblast growth factor-2,FGF-2)。NGF 和 BDNF 增加了移植的 MSC 生存率和微管结合蛋白(microtubule associated protein,MAP),但 EGF 和 FGF-2 没有改变这些基因的水平[25,27,31,32]。但通过 FGF-2 与 MSC 联合移植可增加神经元和星形细胞标记物的表达并改善预后[33,34]。在其他研究中,转染温度敏感抗原、生长因子等不同类型的基因或蛋白,均表现出了不同程度的对 MSC 的保护作用和治疗效果[35-37]。

(2)动物模型

临床前研究主要应用的是啮齿类动物模型,包括 Sprague-Dawley 和 Wistar 大鼠,以及 C57BL/6 小鼠,在某些研究中注射环孢素 A 用于免疫抑制[33,38,39]。动物模型最常采用的是 CCI 和 FPI,这种模型引起的是局灶性损伤,其他还有 WDI 和穿刺性脑损伤(penetrating brain injury,PBI)模型,低温损伤模型(cryogenic lesion)也有少数报道[30,33]。

(3)治疗途径

注射途径主要有两种方式,立体定向注射和静脉注射,经颈动脉和侧脑室/鞘内注射相对较少[30]。有研究比较了不同途径的区别,立体定向局部注射增加了 MSC 移植后体内的增殖,但对功能改善无差别[40]。

治疗的时机从颅脑创伤前到伤后 1 周,但大部分都在伤后 24 小时之内[30]。没有研究比较不同时间段的差别,但有个别报道在伤后晚期移植 MSC 也可改善行为学的功能。一些研究应用纤维蛋白、水凝胶、胶原、壳聚糖来增加干细胞的生存和活力[30]。它们增加了创伤灶 MSC 的数目、生存率和神经元外生,从而改善了功能和预后。

(4)治疗结果

各种类型的颅脑创伤模型均会导致运动功能和认知功能受损,大部分运动功能评估是通过改良的神经严重性评分(neurological severity score,NSS)、旋转杆实验(rotarod test)、平衡木实验(stepping or balance beam tests),学习认知功能评估是通过水迷宫实验(morris water maze test)。

移植的 MSC 可减少病灶体积,尤其是通过立体定向局部注射后,无论是注射于创伤灶还是周边,或是同侧海马以及双侧脑室注射。病灶体积大部分通过组织学来评估,只有小部分利用了磁共振扫描、单光子发射计算机断层扫描或伽马相机来呈现[41-43]。MSC 移植后 24 小时可以下调促炎因子白介素-1β(Interleukin-1β,IL-1β),IL-6 和肿瘤坏死因子-α(tumor necrosis factor-α,TNF-α),因为颅脑创伤后促炎因子可引起继发性脑损伤,因此 MSC 的全身抗炎作用有助于其促进功能恢复[11]。同时 MSC 可增加脑脊液和脑实质内 BDNF 的浓度[35,38,40,44]。局部注射的 MSC 可迁移至创伤灶周边、皮层、海马和室管膜下区(subventricular zone,SVZ),静脉注射的 MSC 可在心、肺、肝、肾和脾脏中检测到,未受伤的脑组织对 MSC 摄取率很低,仅在 1.4%—0.001% 之间[45,46]。MSC 移植后的生存率不高,从 1 周后的 14.4% 到 1 月后的 0.6% 再到 3 月后 0.16%[14,31]。一部分 MSC 可表达神经元标志 MAP-2、Neu-N 和 Tuj-1,其他可表达胶质细胞标志 GFAP。此外,MSC 体外的培养基注射后也可以减少病灶体积。同时还发现,上调基质金属蛋白酶-9(matrix metallo-proteinase-9,MMP-9)和早期恢复脑血流量并与提高 MSC 治疗效果相关[14,42]。

以上这些结果均说明颅脑创伤后应用 MSC 治疗是通过不同的机制来改善预后,其中涉及的不只是细胞替代,还有与宿主细胞间局部和全身的相互作用。

5.神经干细胞(neural stem cell,NSC)

(1)细胞来源、剂量和潜力

NSC 是治疗颅脑创伤第二常用的细胞来源,大多数分离自出生后小鼠嗅球和小脑、胚胎小鼠神经节隆起、胚胎大鼠海马和前脑组织、成年大鼠海马,以及从孕早期胚胎人类前脑[47-51]。在啮齿类动物模型中,细胞剂量从 $1.5×10^5$-$2.5×10^7$/Kg,平均剂量大部分在 10^5-10^7 之间。没有研究来比较不同细胞剂量之间的差别,但个别研究得出采用低剂量的 NSC 治疗并未获得功能改善[52]。

干细胞治疗的潜能表现在当培养基中加入 EGF 和 FGF-2 后治疗作用会增强[51,53,54]。在其他研究中,通过转染 NGF 至 NSC 可增加同侧海马锥体细胞的生存率,但没有临床获益[49]。当转染促神经元分化的基因至 NSC 后,可产生更多的神经元而非胶质细胞[55]。当转染 BDNF 或胶质细胞源性神经营养因子(glial cell-derived neurotrophic factor,GDNF)后,可增加移植 NSC 的生存、迁移和神经元分化,并改善运动和学习记忆功能[53]。

(2)动物模型

移植 NSC 采用的主要也是啮齿类动物,与 MSC 相同。环孢素 A 在人来源的 NSC 移植入鼠,或大鼠小鼠不同种属之间移植时应用[56-58]。有报道将人来源的 NSC 通过立体定向移植入大鼠脑中,应用环孢素 A 增加了移植细胞的生存[59]。移植 NSC 采用的颅脑创伤模型较 MSC 没有变化。

(3)治疗途径

NSC 主要的注射途径是通过立体定向局部移植[30]。有研究将预分化神经元的 NSC 局部注射结合全身静脉注射,但结果发现静脉注射并没有附加作用[60]。另有研究比较了 NSC 创伤灶局部移植和侧脑室内移植,发现经侧脑室内移植有更高的生存率[61]。

治疗时机从伤后即刻至伤后 1 月,主要集中在伤后 24 小时和 1 周两个时间点[30]。有研究比较了不同时间点之间的差别,在伤后 2 天和 1 周将 NSC 注射于同侧纹状体,与伤后 2 周移植比较会有更好的结果[62]。

采用纤维连接蛋白、层粘连蛋白、胶原等支架的形式修饰 NSC 也可以提高治疗效果,但相关的研究报道远远不如 MSC 多[50,63]。

(4)治疗结果

几乎所有的研究均表现出运动功能和学习记忆功能的改善。移植的 NSC 可减少病灶体积,迁移至创伤灶周边、同侧脑皮质、同侧海马、SVZ、喙侧迁移流和嗅球,可持续至 6 个月后仍可检测到[64,65]。移植细胞的生存率也不高,从 2 周后的 1.9% 到 2 月后 4.1% 不等[64,66]。大部分研究没有证明移植的 NSC 在宿主大脑中增殖,但发现部分移植的细胞表达 synatophysin(一种用于突触定量的小泡糖蛋白)以及神经元和胶质细胞标志,尤其是在同侧海马区域[52,53,55,67]。但 NSC 移植后潜在的全身作用未发现。

与 MSC 类似,上述结果证明颅脑创伤后尽管是有限数量的细胞移植,但神经功能可获得改善。创伤灶周边血管新生的增加,同侧海马淀粉样前体蛋白积累减少和 α-平滑肌肌动蛋白的表达可能是一些功能获益的另一原因,虽然海马的功能恢复是实验的闪光点,但是绝大多数学者认为干细胞治疗的作用是非特异性的[54,60]。

6.胚胎干细胞(embryonic stem cell, ESC)

ESC 在颅脑创伤领域的研究少于前两者,ESC 在理论上取之不尽、用之不竭,可被诱导分化为大量包括运动、多巴胺能神经元以及星形细胞、少突胶质细胞[68-70]。研究中所有 ESC 都来源于小鼠胚胎的内细胞团,使用的细胞数量从 $3 \times (10^5-10^7)$/kg 不等[71-74]。一些 ESC 在应用前先做了预分化的处理,另一些与维甲酸共培养以促进其分化为神经元样细胞,但是没有明显的生物学和临床功能改善[72,73,75]。

研究的动物为 Sprague-Dawley 大鼠和 C57BL/6 小鼠,创伤模型为 CCI、FPI 和低温损伤模型。环孢素 A 在两项研究中注射过,但没有任何优势。所有的实验都采取了立体定向局部注射,治疗时间为伤后 3 天到 1 周之间[72-76]。

研究显示动物行为学有改善,但学习能力无变化,移植的 ESC 可迁移进入创伤灶和同侧海马,部分 ESC 分化为神经元细胞,另一些则表达胶质细胞标志,部分移植的 ESC 被巨噬细胞吞噬[72-76]。但也有一项研究指出,伤后在创伤的脑组织中未检测到 ESC,但在注射后 7 周发现了肿瘤形成[74]。

7.成人多潜能祖细胞(multipotent adult progenitor cell)

成人多潜能祖细胞是源于骨髓的未分化细胞,它们可以自我更新,具有多种分化潜能,在体外和体内可分化为神经细胞、内皮细胞和造血细胞,它的表面标志包括 CD10、CD13、CD49b、CD49d、CDw90 和 VEGFR-2[77]。

只有一个研究团队利用成人多潜能祖细胞治疗颅脑创伤,他们采用 Sprague-Dawley 大鼠和 C57BL/6 小鼠,每次实验细胞剂量大约为 106,于伤后 2 小时和 24 小时静脉注射。细胞移植后减轻了血脑屏障的破坏,主要是通过免疫细胞的调节,同时伴随着巨噬细胞抗炎表型和 IL-10 的升高[78-81]。

8.内皮祖细胞(endothelial progenitor cell, EPC)

EPC 可来源于骨髓、脐血和脂肪组织,采用了 Sprague-Dawley、Wistar 大鼠以及免疫缺陷裸鼠模型。EPC 在颅脑创伤后经静脉或局部移植后,可归巢至创伤灶、减轻炎症反应、修复血脑屏障,增加了血管生成素-1(Angiopoiet-1, ANG-1):ANG-2 的比例,并于伤后一周改善创伤灶局部脑血流、增加微血管密度,最终促进神经功能恢复[82-86]。

(三)临床转化

前期的动物实验是非常鼓舞人心的,但是,动物实验数据完全应用于临床仍有一些问题。例如细胞注射的最佳途径和时间,评估其安全性和有效性的参数。立体定向注射虽然可行,但是有创,需要一定的外科技术;而静脉注射受到全身的影响,效率低;鞘内注射是相对更可行的途径。大部分动物实验是在颅脑创伤后早期进行移植,可以抑制自身的炎症反应,激活自身的免疫系统,当干细胞超过伤后一周再移植,仅能获得很小的治疗效果[87]。对安全性和有效性的监测应结合核磁共振扫描和生物学参数,磁共振扫描可以显示脑组织的形态学和脑血流,生物学参数如炎症因子的浓度、各种神经功能的评分等,均应该综合考虑来评估患者的状态。长期的随访应该观察干细胞移植后组织和功能学的改善是否持久,长期监测是否有医源性肿瘤形成,尤其是当干细胞基因修饰后,虽然使用成人自体来源的细胞可减少长期医源性肿瘤形成的风险,但是在临床实验中患者接受了$(5\sim10)\times10^6/kg$的细胞,上限可达10^9个数量级的细胞,目前还没有充分的检测方法能从损伤的脑组织中马上辨别出医源性肿瘤病灶。

有许多变量可能会影响干细胞移植在颅脑创伤中的疗效。这些包括供体细胞因素(安全性、自体或同种异体、体外细胞扩增),患者因素(年龄和创伤类型),治疗因素(发病间隔、细胞移植剂量、时间和途径),验证因素(神经系统评估和影像)和经济因素(进行临床实验的费用,尤其是培养、存储干细胞的费用是最主要的部分)。

1.细胞来源

动物实验采用了许多种细胞但缺乏大规模的比较来确定哪种细胞最适合人类。iPSC是一种新兴的自体细胞来源,很有前景,但在急性期应用不可行,因为产生这些细胞的时间超过了疾病的进程[88]。根据既往的动物实验结果MSC和NSC应该是目前治疗的主要细胞类型,但NSC临床应用面临的主要问题是难以产生大的剂量来满足需要,因此MSC由于其容易自体获取、抑制炎症反应的特性以及安全性,成了最有前景的候选。但是,所进行的几项临床实验均采取的是骨髓源的单核细胞来治疗颅脑创伤,可能主要是由于细胞是自体来源而且不需要太久的时间去扩增,那么如果使用一组细胞群进行移植,如骨髓或脐血来源的细胞群,应该确定这个群里哪种细胞亚型更重要。由此带来的另一个考虑是动物实验中备受青睐的MSC在临床实验中是否会获得与骨髓源的单核细胞一样的治疗效果不得而知。

同种异体移植的优势在于即使在伤后早期使用也能够提供现成的细胞,但需要长期或是伤后某一特定时期免疫抑制。因此,使用患者自体来源的细胞是一个理想的选择,使用自体骨髓来源的细胞避免了免疫排斥的风险,而且自体骨髓细胞获取容易,但在体外扩增可能需要数周的时间,这就需要建立一个安全有效的标准化扩增程序。大部分干细胞在体外的培养基中会加入胎牛血清,但胎牛血清有潜在的各种病毒或人畜共患病的风险,患者自体的血清是一种选择,但需要的量比较大。后来通过研究发现人血小板裂解物可用作血清的替代品,培养基中加入该成分后保留了干细胞体外体内的迁移、生存和分化能力[89-91]。因此,血小板裂解物表现出了干细胞培养中的替代价值。自体细胞移植的另一个问题是患者年龄会对成年干细胞的更新和分化有明显影响,如果患者为中老年人,移植的自体干细胞活力可能不如儿童强[92]。

选择自然的或修饰的干细胞进行治疗取决于损伤的类型,对于轻型颅脑创伤病例,选择自然的或过表达一些生长因子的干细胞就足够起到修复作用,而对于重型损伤病例,可能还需要结合细胞外基质以及多种潜能的干细胞,通过分化为不同的细胞类型并持久的发挥作用[93]。

2.细胞剂量

当确定了细胞源后,治疗的剂量必须要考虑。通过立体定向大脑局部或脑室注射可减少剂量,虽然局部较大的细胞剂量可以减少病灶体积,但与神经修复过程的关系不确定,因此也没有标准值,单纯增加细胞的剂量可能并不会增加疗效[30]。

3.治疗时机

最佳的治疗时间有许多因素决定,包括临床前研究的结果、细胞类型、作用机制和注射途径。大部分实验是在伤后24小时之内进行移植,但如果要在更早的时候应用可能宿主局部的炎性环境对其不利,因此同时或是伤后某一特定时期采取免疫抑制的方案可能是必要的,但也有少部分在慢性期治疗有效的报道。脑缺血和颅脑创伤有着不同的时间模式,脑缺血在 24 小时移植 NSC 和 MSC 其结果优于 7 天移植,但颅脑创伤在急性期之后移植的不同研究却报道了不一致的结果[66, 94-96]。

细胞的作用机制也会影响治疗时间,如果治疗引起的神经保护作用延迟,那么急性期移植是非常重要的;相比,修复机制若在慢性期发挥其最大潜能,那么这个时间段为最佳时机[97]。干细胞移植在颅脑创伤急性期可以提供更好的神经保护作用,包括阻止神经元的凋亡和退变,但在急性期需要足够的细胞数量可能会有困难,同样也应关注再生策略可以在慢性期作为治疗选择。轻型和重型颅脑创伤的微环境大不相同,轻型颅脑创伤的病例由于在急性期可释放更多的营养因子,因此更适合干细胞的生存,而重型损伤在急性期相对缺乏[66, 98]。

4.注射途径

注射的途径也受到细胞类型、时机、安全性和效果的影响。脑内立体定向直接注射可将大量细胞精确地递送到目标区域,与其他途径相比可以增强移植细胞的增殖,但操作有创并且风险相对较大,是否局部细胞数量增加就会伴随着功能改善仍未完全确定[10, 26, 99, 100]。而且脑内直接注射也取决于注射部位,例如,植入海马后,移植的细胞往往会比植入皮层存活更长时间并获得比更多的神经元分化趋势[101]。

越来越多的研究报道关于静脉移植干细胞可以修复神经损伤的机制,通常使用这种方法的干细胞来源于骨髓,骨髓来源的干细胞易于获取,仅需要简单地操作,而且细胞体积相对小,如果它们来源于患者自身则没有免疫排斥反应。骨髓来源的细胞在脑缺血模型中已显示出功效,但由于其渗透到大脑的可能性小,所以治疗机制可能是调节免疫反应[102]。同时,越来越多的证据表明脾脏也具有调节神经损伤的作用[103]。静脉注射虽然安全、易操作,但会在全身多个器官中(肺、肝、肾、脾等)分布,尤其会受到肺微血管系统引起"首过效应"的影响,肺毛细血管(5~9μm)和 MSC 直径(15~19μm)之间的差异可以解释肺部微血管的高捕获比例,只有 4% 左右会到达动脉血循环,至于归巢到颅内创伤灶则是更少的一部分,虽然通过用硝普钠预处理可以减轻这种缺点的影响,但仍需要更多的细胞剂量进行注射。有研究将 MSC 体外的培养基经静脉注入动物模型体内,也可以减少病灶体积和周围细胞的凋亡,促进神经新生,从这个角度来说,干细胞的神经保护作用也许不需要干细胞的直接归巢和分化,因此静脉注射完全可以满足要求[104]。

通过微针技术从伤侧颈动脉直接注射创伤相对也不大,比静脉途径可绕过肺部"首过效应"增加细胞归巢的数量,而且导致微血栓性卒中的风险很小,但两种途径相比功能结果无差异[46, 105-107]。

虽然局部或静脉注射干细胞在颅脑创伤和脑缺血模型中的很常见,在大多数研究中局部移植显示了更好的效果,但可能存在一些技术方法的问题,目前尚无一个统一的标准。而鞘内移植提供了更方便、安全的途径,并允许更多的细胞归巢至创伤灶区域,并改善了功能恢复[108, 109]。通过脑室内注射也有一些好处,特别是在干细胞可以迁移到病变部位并分化为神经细胞的情况下通过脑室内途径可能效果更好[110]。

另外还有一项报道,采用了经鼻腔注射的方式将 MSC 移植到新生小鼠缺血性脑损伤的模型中并获得成功[111]。

轻型颅脑创伤的病例由于在急性期可释放更多的营养因子,因此更适合干细胞的生存,从这点来说,经静脉途径移植,避免了有创操作,也许更适合在急性期采用;相比之下,趋化信号在慢性期已经减弱,患者更稳定时,脑内移植途径似乎更有利于大脑修复[112]。最佳的注射途径目前仍无法确定,因为每种方法都有其优缺点,需要将来的研究比较用不同的方法移植后细胞的命运,同时具有最小的副作用、最小的花费和最大的疗效。

5.并发症

虽然干细胞疗法的前景广泛,由于高质量临床实验的缺乏,其副作用在很大程度上仍然未知。但是,临床前动物研究已经提供了一些有价值的数据,大量来自造血干细胞移植的文献报道了血液系统恶性肿瘤的形成。Rubio 等人首先证明了人类干细胞在体外培养时间延长后(4~5 个月)可发生转变,这种现象已在其他干细胞群中出现,包括来自小鼠的 MSC,其已被证明可以分化为能变成纤维肉瘤的细胞[113,114]。年龄也可能是另一个有助于干细胞变为肿瘤的潜在因素[115]。此外,Li 等人报道,10 例颅脑创伤模型中,有 2 例在注射 ESC 的针道附近发现了良性软骨瘤的发展[116]。肺部骨肉瘤样病变以及四肢肉瘤样病变同样在小鼠移植 MSC 后发现[117,118]。大型回顾性分析表明,移植后随着时间延长恶性肿瘤的发展风险增加,最常见的恶性肿瘤包括基底细胞癌、骨髓增生异常综合征、急性髓性白血病和移植后淋巴组织增生性疾病,以及较少的包括黑色素瘤,肉瘤和神经母细胞瘤[119]。

在干细胞移植期间还有栓子形成的报道。Peters 等人报告了一例干细胞移植后脑内出现栓子(患者有一侧卵圆孔未闭)[120]。另外,在同种异体造血干细胞移植后出现了肺部细胞性血栓(病理描述为白细胞血栓)和肺栓塞[121-123]。此外,通过动脉途径增加颈动脉干细胞植入的数量也会增加脑血流减少的风险[124]。

(四)临床实验

了解作用机制对选择何种细胞或病人很重要,但目前样本量相对小的临床实验不可能在短期得出干细胞治疗的全部机制,只能希望提供一些依据。在开始更大规模的Ⅲ期实验之前缺乏权威的数据被认为是困扰干细胞治疗颅脑创伤的原因之一[125]。庆幸的是,我们已经从动物实验和现有的临床研究中获得了一些关于神经功能恢复以及细胞治疗安全性相关的知识。在已经开展的将 MSC、NSC 等应用于其他疾病的临床实验中包括了运动神经元病(NCT01348451、NCT01730716)和脊髓损伤(NCT01772810),这些再生医学里程碑式的发展会给颅脑创伤领域的治疗带来巨大帮助[1]。2008 年,Zhang 等人对 7 例颅脑创伤患者(6~55 岁)在开颅手术中局部移植自体体外扩增的 MSC 随后再进行静脉移植,随后进行了 6 个月随访,病人表现出神经功能的进步,未出现明显的副作用[126]。Cox 等人进行了一项前瞻性、非随机、开放的Ⅰ/Ⅱ期临床实验,对象是 10 例 5~14 岁之间的儿童颅脑创伤患者,GCS:5~8,伤后 48 小时通过静脉将 6×10^6/kg 自体骨髓源的单核细胞注射,并进行了 6 个月的随访。他们未发现伤后癫痫发作、顽固性颅内压增高、脑灌注压改变或新发缺血事件,每位患者均表现出神经功能改善,但只有 3 例患者完全康复,在伤后 1 至 6 个月内进行的头颅磁共振扫描未发现明显的脑形态变化[102]。另一项前瞻性、非随机、开放的Ⅰ/Ⅱ期临床实验是对 97 例颅脑创伤亚急性期患者应用自体骨髓源的单核细胞通过鞘内注射的方式移植,每位患者治疗的平均细胞剂量为 4×10^6,随后进行了为期 40 天的随访。他们未发现严重并发症或不良事件,27 名患者表现出运动功能的改善,24 名处于植物生存状态的患者中有 11 名患者表现出意识状况改善,对于年轻患者和受伤后早期接受治疗的患者,结果更好[127]。由 Sharma 等人进行的一项开放的Ⅰ/Ⅱ期临床实验,研究对象是 14 例 6 月—65 岁的颅脑创伤患者,将自体骨髓源的单核细胞在伤后慢性期经鞘内注射,主要观察伤后 1 周到 6 个月之间细胞治疗前后精细运动功能、注意力和感觉功能改善的情况,该研究一个意义是确定合适的细胞移植途径[128]。

还有许多正在进行的临床实验。NCT01851083 是一个随机对照的Ⅰ/Ⅱ期临床实验,研究对象是 5 至 17 岁的儿童颅脑创伤患者,住院 GCS:3~8,伤后将自体骨髓来源的单核细胞静脉移植,通过脑磁共振扫描来评估主要结果,通过功能和神经认知缺陷相关评分的变化来评估次要结果,这项研究的一个潜在意义将是确定神经功能与大脑形态学的关系。NCT01575470 是一个开放的 Ⅰ / Ⅱ期临床研究,对象是 18～55 岁的成年颅脑创伤患者,住院 GCS:5～8,将自体骨髓来源单核细胞经静脉移植,主要结果是神经功能和脑血管意外,次要结果是伤后残疾程度。还有一项Ⅱ期临床实验(NCT02416492),研究转染 Notch-1 的骨髓源细胞治疗颅脑创伤后慢性运动功能缺陷的患者,该细胞产生的营养因子可保护神经元[30,129]。

(五)干细胞标记

在涉及干细胞移植治疗不同疾病的研究中,识别移植细胞的位置、迁移、生物分布,并与内源性细胞区分,是阐明其潜在作用机制的关键。目前,不同的标记技术已应用于不同的研究,以评估其敏感性、方便性和可靠性。我们将综述基于传统组织学的不同细胞追踪技术,讨论其在干细胞治疗中的应用。

1.胸苷类似物

用溴脱氧尿苷(bromodeoxyuridine, BrdU)、氯脱氧尿苷(chlorodeoxyuridine, CldU)、碘脱氧尿苷(iododeoxyuridine, IdU)和滴定胸苷(titrated thymidine)对中枢神经系统细胞标记方法已经应用很多年,在细胞分裂的 S 期,这些类似物可以整合入目标细胞的 DNA 中[130]。BrdU 被用于标记迁移的人前脑来源的 NSC,BrdU 可以标记培养基中增殖的 NSC 并追踪它们迁移行程及移植后六周的命运,结果显示 NSC 在颅脑创伤后移植可立即归巢到受损的脑皮层区域[131]。当使用胸苷类似物作为干细胞移植的标记时要注意假阳性的结果。Burns 等人发现,在干细胞移植后,干细胞周围分裂和未移植的神经细胞似乎都能摄取胸苷,这是因为在用标记的死亡细胞移植后仍然可以看到大量标记的细胞。周围的非移植细胞摄取的机制可能涉及移植细胞凋亡后释放的任何胸苷类似物被其他细胞摄取[132]。另外,细胞的持续增殖可以稀释胸苷类似物的核信号,这在 BrdU 中最常见[133]。

2.抗人来源的抗体

在动物模型的背景下,当使用人类来源的供体细胞时,可以通过使用特异性抗人类抗原的抗体来识别移植于啮齿类动物体内的细胞。最近,这种技术成功地用于人类来源的 MSC 在大鼠颅脑创伤模型中,一种特异性抗人线粒体的抗体用于区分移植的 MSC 和周围宿主细胞[42]。使用抗人线粒体抗体也已成功应用于在脊髓损伤模型中将移植后分化的 MSC 与宿主细胞区分[134]。其他对于物种特异性的免疫标记尝试包括抗人细胞核与抗人类神经元特异性烯醇化酶抗体[52,135]。

3.Y 染色体标记

2005 年,Crain 等人利用荧光原位杂交技术(fluorescence in situ hybridization, FISH)在接受过男性骨髓或干细胞移植的女性患者的脑组织石蜡切片中成功显示 Y 染色体的标记物,而且神经元和星形细胞的共标记物在脑皮质、海马、纹状体和小脑中也成功观察到[136]。这种方法后来成功应用于颅脑创伤动物模型。雄性大鼠来源的骨髓基质细胞直接移植到雌性颅脑创伤大鼠病变部位,结果表明,FISH 技术特异于鼠的 Sry 基因,在移植后两月仍可准确的区分供体和宿主细胞,Sry 阳性细胞共标记于 Neu-N 或 GFAP,说明这些骨髓谱系细胞具有分化为神经元或星形细胞的能力[137]。这个实验有效地证明了 Sry 基因的 FISH 技术可用于长时间鉴定移植的细胞,而不需要考虑移植的细胞分化为不同的细胞表型。Y 染色体标记物已被类似地用于其他疾病模型包括肝病、皮肤病、胃肠疾病和心脏病[138-141]。不幸的是,使用 FISH 来检测雄性供体细胞中的 Y 染色体排除了自体细胞治疗的可能性,而且宿主必须是雌性才能区分来自雄性供体的细胞,另外,这种技术仍伴有其他常规组织学追踪技术的缺点,即任何细胞观察都必须在后期进行且每次只能提供一个数据。这种缺点可能非常限制干细胞在迁移方面的研究。

4.载体转染

细胞标记的另一种方法是对细胞转染特定性能的载体使其能被检测到。最常见的是对靶细胞由特定病毒或质粒转染,但必须考虑载体的免疫原性、对细胞属性的影响、检测方法和可能的毒性。LacZ 是最常用于动物研究的载体,用这种方法一个挑战是确保靶细胞能表达转染的基因。用病毒转染会使形成肿瘤的风险增加。而核转染是将遗传基因通过质粒直接转染进入细胞核而没有使用病毒中介,似乎是最有前途的方法,具有高效的转移率和对靶细胞最小的影响[142-145]。

5.细胞核与细胞质染料

有许多可用于细胞标记的荧光染料,每种都有自身的优缺点。其中有 DAPI,一种简单的细胞核染料,具有高效的标记率,易于使用,毒性低。然而,预标记的细胞裂解死亡后随着标记物的释放可能导致宿主细胞的假阳性,周围的宿主细胞均可能被染色。Hoechst 染料也可用于标记移植细胞的细胞核,因为 Hoechst 是一种 DNA 结合染料,它可能会干扰 DNA 复制或转录,因此,可能对细胞活力产生不利影响。CFSE(羧基荧光素琥珀酰亚胺酯)是一种细胞质蛋白结合标记,它是通过游离胺基团(如赖氨酸残基的侧链)形成不可逆转的共价键结合,并允许细胞通过荧光进行追踪[146]。

6.羰花青细胞膜染料

羰基化合物 Dil、DiA、CMDiO、CMDil、PKH26 是亲脂性的并且与细胞膜结合的染料,可以用于示踪体内细胞。羰花青膜染料 Dil 存在 $45\sim70\%$ 的细胞毒性水平,因此只有 $3\%\sim4\%$ 的增殖细胞在 35 天后可以观察到。CMDil 被用于标记骨髓成纤维细胞,在相对低的浓度($20\mu M$)和短的时间内(30min)即可成功标记。CMDiO 被用于标记成年鼠室下区内源性 NSC 的迁移,证明了 NSC 确实可以迁移到创伤灶,并通过与 NeuN、GFAP、Nestin 的双染说明迁移的 NSC 在胶质疤痕的形成中具有重要作用[147]。CMDiO 与 CMDil 有相似的疏基反应性氯甲基成分,因此可与细胞膜的硫醇形成持久、长效共价键,这两种方法标记的 NSC 在移植后 3 周仍可被检测到。CM 类染料的一个缺点是细胞毒性,尤其是 CMDil 具有相对更高的细胞毒性,因此不能用于干细胞移植后生存和治疗效率的研究。PKH26 染料细胞毒性较低,不会从标记的细胞转到未标记的细胞,PKH26 染色的细胞移植后 60 天可在体内被检测到[148]。易于标记和体内检测使该种染料成为一种有吸引力的标记技术,由于这种方法可能随着有丝分裂的增加而减少,这不会对单次时间点的检测有影响,但限制了细胞长期增殖后的应用,因此需要尽快的分析标记的细胞[149]。

7.荧光蛋白

2009 年,Harting 等人报道了从绿色荧光蛋白(green fluorescent protein,GFP)转基因鼠中分离和培养出 MSC,引起 GFP 规律性的减少,只有 50% 的 MSC 表达 GFP,但是这些细胞的分化并没有明显影响 GFP 的表达[150]。为此,Zhang 等人用质粒 pEGFP-C2-TH(酪氨酸羟化酶)并用它转染培养的 NSC,结果显示转染后 5 天,62% 的转染细胞为 GFP+[151]。GFP 转染可被用于颅脑创伤后局部移植的 NSC 至创伤灶迁移路径的示踪,这种 GFP 转染可在移植后 6 周被检测到[57]。GFP 可成功地在更长距离的示踪中应用,2008 年,Liu 等人使用腺病毒 GFP 转染来示踪兔颅脑创伤后自体骨髓基质细胞的迁移,该实验将骨髓来源的细胞通过鞘内注射,检测到细胞不仅迁移到脑组织而且还定位在创伤灶附近[109]。另一种相似的荧光蛋白方法于 2010 年报道,永生的脐血来源的 MSC 使其表达红色荧光蛋白(red fluorescent protein,RFP),将这种 MSC 注射入颅脑创伤的大鼠侧脑室内,移植后 14 天同样可在创伤灶周围未检测到移植细胞[152]。

8.硫醇/胺反应性示踪剂

硫醇和胺反应性示踪剂(商品名为 CellTracker 和 CellTrace)代表另一种鉴定干细胞的标记技术。这些示踪剂扩散到靶细胞,其中某些酯酶的切割导致产生荧光产物,从而可以检测到靶细胞。CellTracker 通常保留了几次分裂后能够被检测的能力,而 CellTrace 的标记可以持续更长时间。这种方法的优点包括它易于使用、快速标记和较亮的荧光。

9.纳米晶体

纳米晶体提供另一种细胞标记方法。很多类型纳米晶体可用于细胞标记,最常用于干细胞标记的是半导体类型(商品名为 Qtracker),是通过跟踪被激光激发后发射的特定波长。有许多细胞摄取纳米晶体的潜在机制,包括内吞作用、显微注射和基于肽的试剂。纳米晶体不会影响干细胞的特性,包括它们的分化能力,但是在细胞每轮有丝分裂之后检测率会降低,其他检测率降低的潜在机制包括颗粒不稳定性和被周围细胞摄取,这均可能影响纳米晶体用于长期细胞示踪的实用性。一些研究表明细胞用半导体类型的纳米晶体标记可以最多在 22 天后检测到。如果体内长时间被检测是有帮助的,但是在区分单个细胞与组织背景时会有困难。另外,纳米晶体的一个主要缺点是潜力细胞毒性,这可能由几种机制调节,包括自由基的形成、游离镉/钆的释放或通过某些细胞内相互作用/反应[153-156]。其他纳米晶体跟踪方法大部分是利用金属离子(如钆、铁、锰或超顺磁性氧化铁),然后这些离子可以通过磁共振扫描来检测。潜在的细胞标记机制包括使用微珠,材料是附着于细胞表面特定的蛋白质抗体,或表面涂有某些物质,这些颗粒很容易被目标细胞内吞[157]。

10.转基因动物

从转基因动物中分离干细胞是另一种潜在的对移植细胞示踪的方法。一些研究使用了 GFP 转基因动物作为细胞标记和示踪的方法[158, 159]。然而,一些实验室的工作证明了这种方法充满了困难。MSC 的扩增导致了 GFP 表达下降,通过显微镜检测这些细胞可能很困难,因此需要增加 GFP 荧光,但增加荧光可能会导致假阳性细胞数量的增加[150]。这就说明了与细胞标记相关的技术问题可能会影响细胞移植的结果。

(六)影像学示踪技术

有几种可用的体内成像可提供纵向的细胞跟踪数据,生成纵向、实时的数据是有益的,因为它允许科研人员在同一动物身上从多个时间点获取数据,而传统的组织学细胞追踪技术是需要通过牺牲动物才能获取一个时间点的数据。这些成像方式包括:计算机断层扫描(computed tomography,CT)、正电子发射断层扫描(positron emission tomography,PET)、单光子发射计算机断层扫描(single photo emission computed tomography,SPECT)、磁共振扫描成像(magnetic resonance imaging,MRI)、生物发光和荧光成像[160]。使用荧光和荧光素酶用于生物发光成像是一种检测动物体内移植细胞很好的工具,量子点发射近红外荧光具有更长的波长(800 nm),可以很容易地穿透活体组织,例如头皮和颅骨,但无法转化入临床病人[161, 162]。而 MRI 和 SPECT/PET 最适合在临床患者中使用。

1.磁共振扫描成像

在这些成像模式中,MRI 提供最高空间分辨率,因此也最适合细胞成像。已经证明 MRI 可以检测单个标记的移植细胞[163, 164]。MRI 具有不会暴露受试对象于电离辐射的优点,因此也有利于细胞移植的临床跟踪,同时可以提供准确的高分辨率三维解剖信息以及相关类型如炎症、水肿和血管生成等病理信息,这些都可以通过体积和弥散加权成像的方法[165-167]。MRI 首先由 Modo 等人于 2002 年使用,在缺血性损伤的大鼠模型中示踪移植的干细胞,从那以后 MRI 已经成功在多种疾病模型中示踪移植的干细胞,这些疾病模型包括了颅脑创伤、缺血性脑损伤和心脏病模型[42,168,169]。最近,MRI 还被用于示踪内源性 NSC 的迁移,证明了它起自成年哺乳动物大脑的脑室下区,迁移至嗅球[170]。这些数据表明 MRI 在外源性细胞和内源性细胞的示踪方面均可以应用。

要区别移植的细胞与宿主细胞,必须提前用 MRI 敏感的造影剂做标记。不同类型的 MRI 造影剂可产生阳性或者阴性信号,最常用的 MRI 造影剂是氧化铁和钆基颗粒。由于我们讨论的大部分是用于细胞示踪研究,因此重点介绍铁造影剂。由于铁剂突出的 T2 效应,铁纳米粒子被广泛应用于 MRI 细胞成像[171,172]。氧化铁纳米粒子根据尺寸可分为,超顺磁性氧化铁颗粒(SPIO)的直径范围为 50～200nm,超小型超顺磁性氧化铁颗粒(USPIO)的直径小于 50nm,微米级顺磁性氧化铁颗粒(MPIO)直径为 1 微米。这些粒子产生了局部磁场的不均匀,导致 T2 弛豫时间减少,在 MRI 上显示为低信号(黑色)。氧化铁纳米颗粒通常与其结构一致,通常它们由 Fe^{2+} 和 Fe^{3+} 组成混合价的核心,外层化学涂层有变化。常见的纳米粒子涂层包括葡聚糖、羧基葡聚糖、二氧化硅、聚乙二醇和聚苯乙烯[173-176]。纳米粒子涂层有助于限制聚集和细胞毒性,也可以优化 MRI 对比度[173,177]。由于 MPIO 直径较大而且铁含量较高,因此它是在 MRI 造影剂里最常被用于检测的[178]。但是,大多数 MPIO 涂有聚苯乙烯,而聚苯乙烯缺少可生物降解的能力,此外,目前可用的 MPIO 无法可靠的消毒,因此也就排除了临床选择 MPIO。如 Feridex 或 Endorem 是葡聚糖包裹的 SPIO,直径范围为 50～180nm,葡聚糖涂层使它们成为活体动物和临床研究非常有吸引力的标记选择,因为该种颗粒可以通过常规的铁代谢机制进行降解[179]。虽然 Feridex 已在 1996 年获得 FDA 批准作为肝脏 MRI 造影剂,但已于 2008 年停产,Endorem 同样也已经停产。但是出现了其他可用的铁纳米粒子类型,尽管目前还没有批准临床使用,例如,荧光包封的磁性微球体羧基涂层和荧光[180]。

Syková 和 Jendelová 成功地展示了使用 Endorem 氧化铁纳米粒子可以有效地示踪小鼠 ESC、人 MSC 和大鼠 MSC 移植后的迁移,无论这些细胞是经过静脉注射或局部直接注射,细胞在体内均可视化,它们的迁移模式和迁移趋势可以通过 MRI 延长时间扫描来实时的进行追踪[181]。颅脑创伤后,静脉注射 SPIO 标记人 MSC 后,可以通过 MRI 显示其优先聚集在创伤灶周边,在移植后 6 周仍可视[42]。这提供了一个通过 MRI 进行长期细胞示踪研究的例子,或者说一个新的高度敏感磁性纳米粒子已经构建,将在细胞 MRI 中有很好的应用。这种超顺磁性氧化铁纳米颗粒(SPION)与 2-氨基乙基-三甲基铵(TMA)偶联,这个 TMA－SPION 拥有一个强正电荷和大小为 101nm 的流体动力学尺寸,长期稳定的水溶性,标记时间短,无须转染。这种以铁为主的纳米粒子在示踪人 MSC 移植于小鼠脑缺血中模型后的迁移是有效的[182]。MIRB 是一种新型 SPIO 造影剂,专门用于细胞标记,有研究通过应用外部磁场可以增加颅脑创伤后 MIRB 标记的 NSC 在病灶周围的归巢和停留,而且不会改变 NSC 的生存、增殖和分化活性,因此是一种很有前途的细胞移植技术[183]。

作为细胞和分子成像技术,MRI 在收集标记细胞空间和时间有关方面的信息变得越来越重要,这些信息与标记细胞的活动有关。铁蛋白,是一种普遍存在的铁螯合金属蛋白具有铁氧化酶活性,第一个建议用作 MRI 报告基因。它在胶质瘤和腺癌 A549 细胞中被证明是一个稳定有效的转基因表达[184,185]。铁蛋白过度表达后,在铁结合时变成超顺磁性,产生足够的局部不均匀场强,在 T2 加权图像上可见。许多研究已证明铁蛋白被成功的转入移植的小鼠 NSC、单独的胶质瘤谱系和猪心脏祖细胞[186-188]。铁蛋白还对增强铁负荷和横向 MRI 弛豫时间进行了优化,增强了可视效果,研究表明了一个轻链和重链嵌合铁蛋白能够比野生型储存更多的生物铁,最终产生了 MRI 增强对比图像,这个方法可能受四环素或类似的体内调节来控制[184,189]。

尽管 MRI 具有非侵袭性的独特优势进行体内细胞示踪,它也有一些不同于组织学细胞追踪技术的缺点。随时间的延长 MRI 可能对移植的细胞无法识别其表型,在干细胞以命运为导向的研究中,关于细胞表型的信息至关重要,要确定细胞表型,仍需要采用经典的免疫组化方案。鉴于MRI无法确定细胞表型,因此也不可能确定标记是否保留在移植的细胞内而不是释放入周围的细胞,或是被免疫细胞内吞。而且MRI需要较长的成像时间并因灵敏度而减慢数据采集[89,190,191]。这些问题目前还无法解决,使用MRI来示踪干细胞迁移及生存以及进一步的临床应用将来仍需探索。

2.单光子发射计算机断层扫描

虽然MRI有较高的空间分辨率,但SPECT的敏感性更高,而且还可以检测特定的基因[192,193]。在大鼠大脑中动脉闭塞引起缺血的模型中,通过[111]In-oxine标记的ESC在移植后即刻和24小时都可以通过SPECT进行成像检测。当通过静脉注射后,[111]In-oxine标记的NSC发现在内脏器官而不是大脑,这个方法已用于标记检测移植的人脐带血干细胞和MSC[194]。另有研究使用[99m]Tc-六甲基丙烯标记了骨髓单核细胞,并移植在一名脑缺血患者体内,移植的细胞也可以通过SPECT来显示[195]。大多数研究已经证明了SPECT成像在干细胞移植中的潜在作用,特别是关于移植后干细胞在体内分布的成像方面[194,196,197]。

使用某些特定的报告基因来示踪干细胞体内移植后命运非常有前景,因为这是研究干细胞生存(只有活的细胞才能表达报告基因)、增殖(报告基因可以传至子代细胞)和死亡唯一的方法,报告基因也可以置于特定的细胞标记下(如神经元或胶质细胞源),这样就可以在宿主内检测移植细胞的分化命运[198,199]。当科研人员决定使用何种报告基因后,要考虑到基因的生物分布以及基因表达对细胞活性的影响。碘化钠同向转运体(sodium iodide symporter,NIS)报告基因是一个非常好的选择,因为它不表达于脑,基因的探针比较普遍,对其代谢比较了解,而且在体外和体内均可呈现。应用NIS基因检测移植细胞的行程、分化在心血管疾病和免疫系统疾病中已有报道[200-203]。NIS转染NSC不会影响其基本的生物学特性,在脑组织内可以摄取[99m]Tc并在SPECT上成像,具有较高的空间分辨率和敏感度,而且一只动物可以反复多次检测[160]。

核成像可以高灵敏度的检测目标,但是由于临床使用的示踪剂半衰期相对短,因而数周的长期检测有困难。

(七)现状分析

干细胞移植对未实现的医疗需求已经展现出了很大的希望,大量人力物力资源已投入到干细胞应用和发展的研究中,而且临床前干细胞治疗方法的重要进展及颅脑创伤动物模型的普及推动了这一领域向前,但干细胞治疗的临床转化不仅昂贵而且效率低下。这些研究中只有限的部分达到了临床应用要求,仅少数人获得了积极的结果[204-207]。

对失败的分析已经产生了许多原因:研究者归咎于技术缺陷和资金短缺,企业家指责研究者长期规划不足和缺乏数据重复性,监管机构批评缺乏准确质量或安全性评估,患者抱怨对严重疾病缺乏有效治疗,政府感叹一直在增加健康成本。真正的问题在哪,不同领域专家在干细胞疗法的不同发展阶段处于不同的地位:研究者处于早期研究阶段;临床医生进行临床实验;企业家负责转化、组织和资金;监管机构审查临床前和临床数据。他们大多数对原因的分析只从一个单一视角来描述,尽管已经举行了许多跨学科会议,但不同领域人士之间由于各自的擅长和专业语言导致的沟通不当仍然存在[3]。

不同动物物种之间组织生理学的差异是理解人类干细胞行为的障碍。临床前研究基本上是在动物模型上进行,并与相关的体外系统整合。动物模型中使用动物自体培养的细胞移植不能提供许多安全提示,因为动物来源的干细胞在培养条件、微环境和体内分布方面,与人体组织相比差别很大,同时,组织大小不同决定了细胞剂量和微环境的不同[208,209]。另一个重要问题是分离扩增和保存干细胞成本很高,而且异种移植可能导致不确定的治疗结果。单纯使用动物模型得出的方法要在进行人类疾病治疗时需要调整相关的参数,这样浪费了时间和金钱,因此,应该结合使用人体外模型可能是现实的评估治疗的方法。通常,体内模型用于评估移植细胞的生物分布和分析不受控制的细胞生长。两者相比,首先必须在模型中进行细胞安全性的评估,但如果应用没有经过验证的细胞移植于动物模型,其安全性的评估没有任何意义[3]。

从科研的角度来看,动物研究是在特定的实验条件下观察细胞行为,转变这种从控制条件到复杂的临床环境的态度并不容易,这个差异会产生标准化不可靠。控制实验条件需要对研究过程的深刻了解,否则会导致发表的数据不准确或虚假的结果,由于科学期刊主要发表阳性结果,很少报告失败的实验,通常描述数据只用有限的词汇,不会列出所有的技术细节。再加上已经发表的一些质量低的研究,这些包括小的、不可预测的研究;研究设计不当,特别是那些不确定的临床实验分组并缺乏必要的对照;研究使用无特征或特征不明显的细胞和材料;实验方法缺少重复性或未经验证的方法;对相关生物学活性和机制的理解不足;研究缺乏跨学科交流等,使得更难以得出一般性的结论,这些都减弱了大家对干细胞应用治疗的热情[3]。此外,对科研结果重复的数量也不足以进行临床转化,尽管一般人群中存在高生物变异性,但对所有参数仍需要一定数量的描述。一个典型的例子,在细胞培养阶段如果特定的细胞参数增加30%,那么为了临床应用该参数表达的上限和下限应如何定义,范围是28%~32%或10%~40%,如何定义?还有如何验证这种定量分析?什么才是检测分析中最可能的参考标准?回答这些问题需要大量的重复实验以平衡生物变异性,从而来定义适用于许多不同个体的安全范围。由于完整的实验并不容易,关于干细胞治疗被成功批准的例子应该能为其他临床研究提供帮助。

具体的问题只有真正开始临床研究时才出现,这是研究最重要的阶段,但往往由于焦点问题不集中而导致结论不清晰。临床研究应该注意到真正未满足的医疗需求应该是由患者和医疗专业人员带来的关于研究重点、治疗和结果的新见解,从而推动有意义的科研。所有相关团队都应该通过合作参与这一阶段临床研究,制定实验方案,评论实验初步设计。同时还应评估治疗的风险/收益比以及干细胞治疗与其他治疗相比在社会背景下是否更具有成本效益。

干细胞治疗会遇到很多挑战,例如伦理、政府法规、资金限制、缺乏合作以及临床转化的挑战。基础科研人员、临床医生、医药公司、参与临床实验的患者或志愿者、监管机构之间对于潜在的治疗目标应加强协作,以及建立一个协调的群体来处理一些与颅脑创伤有关的问题。同时,以患者为中心进行沟通和传播,在大众范围内以科学宣传形式进行教育,这都有助于解决领域内的各种挑战[210]。

综合以上情况,颅脑创伤仍然是一个普遍的公共卫生事件,非常需要更好地治疗手段来解决。干细胞的治疗是一种有前景的方法。前期的动物实验为早期的临床实验铺设了道路,但仍需要更多的研究来确定最佳的细胞类型、剂量、时机以及注射途径,也需要更好的了解干细胞治疗颅脑创伤的作用机制,同时更需要为干细胞治疗颅脑创伤制定规范指南和相互合作、可复制研究的平台。

章后参考文献

[1] Koliatsos VE, Xu L, Cummings BJ. Stem cell therapies for traumatic brain injury. Regen Med 2015; 10;917-20.

[2] Margulies S, Anderson G, Atif F, et al. Combination Therapies for Traumatic Brain Injury: Retrospective Considerations. J Neurotrauma 2016; 33:101-12.

[3] Attico E, Sceberras V, Pellegrini G. Approaches for Effective Clinical Application of

Stem Cell Transplantation. Curr Transplant Rep 2018; 5:244-250.

[4] Rama P, Matuska S, Paganoni G, et al. Limbal stem-cell therapy and long-term corneal regeneration. N Engl J Med 2010; 363:147-55.

[5] Cummings BJ, Uchida N, Tamaki SJ, et al. Human neural stem cells differentiate and promote locomotor recovery in spinal cord-injured mice. Proc Natl Acad Sci U S A 2005; 102: 14069-74.

[6] Yan J, Xu L, Welsh AM, et al. Extensive neuronal differentiation of human neural stem cell grafts in adult rat spinal cord. PLoS Med 2007; 4:e39.

[7] Dominici M, Le Blanc K, Mueller I, et al. Minimal criteria for defining multipotent mesenchymal stromal cells. The International Society for Cellular Therapy position statement. Cytotherapy 2006; 8:315-7.

[8] Sun D, Colello RJ, Daugherty WP, et al. Cell proliferation and neuronal differentiation in the dentate gyrus in juvenile and adult rats following traumatic brain injury. J Neurotrauma 2005; 22:95-105.

[9] Qu K, Ortoleva P. Understanding stem cell differentiation through self-organization theory. J Theor Biol 2008; 250:606-20.

[10] Walker PA, Shah SK, Harting MT, Cox CS, Jr. Progenitor cell therapies for traumatic brain injury: barriers and opportunities in translation. Dis Model Mech 2009; 2:23-38.

[11] Galindo LT, Filippo TR, Semedo P, et al. Mesenchymal stem cell therapy modulates the inflammatory response in experimental traumatic brain injury. Neurol Res Int 2011; 2011: 564089.

[12] Chen XH, Iwata A, Nonaka M, et al. Neurogenesis and glial proliferation persist for at least one year in the subventricular zone following brain trauma in rats. J Neurotrauma 2003; 20: 623-31.

[13] Spees JL, Olson SD, Ylostalo J, et al. Differentiation, cell fusion, and nuclear fusion during ex vivo repair of epithelium by human adult stem cells from bone marrow stroma. Proc Natl Acad Sci U S A 2003; 100:2397-402.

[14] Tajiri N, Kaneko Y, Shinozuka K, et al. Stem cell recruitment of newly formed host cells via a successful seduction? Filling the gap between neurogenic niche and injured brain site. PLoS One 2013; 8:e74857.

[15] Flygt J, Djupsjo A, Lenne F, Marklund N. Myelin loss and oligodendrocyte pathology in white matter tracts following traumatic brain injury in the rat. Eur J Neurosci 2013; 38:2153-65.

[16] Xu L, Ryu J, Hiel H, et al. Transplantation of human oligodendrocyte progenitor cells in an animal model of diffuse traumatic axonal injury: survival and differentiation. Stem Cell Res Ther 2015; 6:93.

[17] Kwon BK, Sekhon LH, Fehlings MG. Emerging repair, regeneration, and translational research advances for spinal cord injury. Spine (Phila Pa 1976) 2010; 35:S263-70.

[18] Hori J, Ng TF, Shatos M, et al. Neural progenitor cells lack immunogenicity and resist destruction as allografts. Stem Cells 2003; 21:405-16.

[19] Klyushnenkova E, Mosca JD, Zernetkina V, et al. T cell responses to allogeneic human mesenchymal stem cells: immunogenicity, tolerance, and suppression. J Biomed Sci 2005; 12:47-57.

[20] Modo M, Rezaie P, Heuschling P, et al. Transplantation of neural stem cells in a rat model of stroke: assessment of short-term graft survival and acute host immunological response. Brain Res 2002; 958:70-82.

[21] Modo M, Cash D, Mellodew K, et al. Tracking transplanted stem cell migration using bifunctional, contrast agent-enhanced, magnetic resonance imaging. Neuroimage 2002; 17:803-11.

[22] Johansson S, Price J, Modo M. Effect of inflammatory cytokines on major histocompatibility complex expression and differentiation of human neural stem/progenitor cells. Stem Cells 2008; 26:2444-54.

[23] Monsel A, Zhu YG, Gennai S, et al. Cell-based therapy for acute organ injury: preclinical evidence and ongoing clinical trials using mesenchymal stem cells. Anesthesiology 2014; 121:1099-121.

[24] Mahmood A, Lu D, Lu M, Chopp M. Treatment of traumatic brain injury in adult rats with intravenous administration of human bone marrow stromal cells. Neurosurgery 2003; 53:697-702; discussion 702-3.

[25] Hong SQ, Zhang HT, You J, et al. Comparison of transdifferentiated and untransdifferentiated human umbilical mesenchymal stem cells in rats after traumatic brain injury. Neurochem Res 2011; 36:2391-400.

[26] Lam PK, Lo AW, Wang KK, et al. Transplantation of mesenchymal stem cells to the brain by topical application in an experimental traumatic brain injury model. J Clin Neurosci 2013; 20:306-9.

[27] Yan ZJ, Zhang P, Hu YQ, et al. Neural stem-like cells derived from human amnion tissue are effective in treating traumatic brain injury in rat. Neurochem Res 2013; 38:1022-33.

[28] Mahmood A, Lu D, Wang L, et al. Treatment of traumatic brain injury in female rats with intravenous administration of bone marrow stromal cells. Neurosurgery 2001; 49:1196-203; discussion 1203-4.

[29] Castro RF, Jackson KA, Goodell MA, et al. Failure of bone marrow cells to transdifferentiate into neural cells in vivo. Science 2002; 297:1299.

[30] Gennai S, Monsel A, Hao Q, et al. Cell-based therapy for traumatic brain injury. Br J Anaesth 2015; 115:203-12.

[31] Lu D, Li Y, Wang L, et al. Intraarterial administration of marrow stromal cells in a rat model of traumatic brain injury. J Neurotrauma 2001; 18:813-9.

[32] Mahmood A, Lu D, Wang L, Chopp M. Intracerebral transplantation of marrow stromal cells cultured with neurotrophic factors promotes functional recovery in adult rats subjected to traumatic brain injury. J Neurotrauma 2002; 19:1609-17.

[33] Bhang SH, Lee YE, Cho SW, et al. Basic fibroblast growth factor promotes bone marrow stromal cell transplantation-mediated neural regeneration in traumatic brain injury. Biochem

Biophys Res Commun 2007; 359:40-5.

[34] Liu Y, Yi XC, Guo G, et al. Basic fibroblast growth factor increases the transplantationmediated therapeutic effect of bone mesenchymal stem cells following traumatic brain injury. Mol Med Rep 2014; 9:333-9.

[35] Wang Z, Yao W, Deng Q, et al. Protective effects of BDNF overexpression bone marrow stromal cell transplantation in rat models of traumatic brain injury. J Mol Neurosci 2013; 49: 409-16.

[36] Tu Y, Chen C, Sun HT, et al. Combination of temperature-sensitive stem cells and mild hypothermia: a new potential therapy for severe traumatic brain injury. J Neurotrauma 2012; 29:2393-403.

[37] Menge T, Zhao Y, Zhao J, et al. Mesenchymal stem cells regulate blood-brain barrier integrity through TIMP3 release after traumatic brain injury. Sci Transl Med 2012; 4:161ra150.

[38] Zanier ER, Montinaro M, Vigano M, et al. Human umbilical cord blood mesenchymal stem cells protect mice brain after trauma. Crit Care Med 2011; 39:2501-10.

[39] Pischiutta F, D'Amico G, Dander E, et al. Immunosuppression does not affect human bone marrow mesenchymal stromal cell efficacy after transplantation in traumatized mice brain. Neuropharmacology 2014; 79:119-26.

[40] Mahmood A, Lu D, Chopp M. Intravenous administration of marrow stromal cells (MSCs) increases the expression of growth factors in rat brain after traumatic brain injury. J Neurotrauma 2004; 21:33-9.

[41] Park BN, Shim W, Lee G, et al. Early distribution of intravenously injected mesenchymal stem cells in rats with acute brain trauma evaluated by ^{99m}Tc-HMPAO labeling. Nucl Med Biol 2011; 38:1175-82.

[42] Li L, Jiang Q, Qu CS, et al. Transplantation of marrow stromal cells restores cerebral blood flow and reduces cerebral atrophy in rats with traumatic brain injury: in vivo MRI study. J Neurotrauma 2011; 28:535-45.

[43] Guan J, Zhu Z, Zhao RC, et al. Transplantation of human mesenchymal stem cells loaded on collagen scaffolds for the treatment of traumatic brain injury in rats. Biomaterials 2013; 34:5937-46.

[44] Mahmood A, Lu D, Qu C, et al. Long-term recovery after bone marrow stromal cell treatment of traumatic brain injury in rats. J Neurosurg 2006; 104:272-7.

[45] Yoon JK, Park BN, Shim WY, et al. In vivo tracking of ^{111}In-labeled bone marrow mesenchymal stem cells in acute brain trauma model. Nucl Med Biol 2010; 37:381-8.

[46] Harting MT, Jimenez F, Xue H, et al. Intravenous mesenchymal stem cell therapy for traumatic brain injury. J Neurosurg 2009; 110:1189-97.

[47] Riess P, Zhang C, Saatman KE, et al. Transplanted neural stem cells survive, differentiate, and improve neurological motor function after experimental traumatic brain injury. Neurosurgery 2002; 51:1043-52; discussion 1052-4.

[48] Shear DA, Tate MC, Archer DR, et al. Neural progenitor cell transplants promote long-term functional recovery after traumatic brain injury. Brain Res 2004; 1026:11-22.

[49] Philips MF, Mattiasson G, Wieloch T, et al. Neuroprotective and behavioral efficacy of nerve growth factor-transfected hippocampal progenitor cell transplants after experimental traumatic brain injury. J Neurosurg 2001; 94:765-74.

[50] Elias PZ, Spector M. Implantation of a collagen scaffold seeded with adult rat hippocampal progenitors in a rat model of penetrating brain injury. J Neurosci Methods 2012; 209: 199-211.

[51] Hagan M, Wennersten A, Meijer X, et al. Neuroprotection by human neural progenitor cells after experimental contusion in rats. Neurosci Lett 2003; 351:149-52.

[52] Zhang C, Saatman KE, Royo NC, et al. Delayed transplantation of human neurons following brain injury in rats: a long-term graft survival and behavior study. J Neurotrauma 2005; 22:1456-74.

[53] Ma H, Yu B, Kong L, et al. Neural stem cells over-expressing brain-derived neurotrophic factor (BDNF) stimulate synaptic protein expression and promote functional recovery following transplantation in rat model of traumatic brain injury. Neurochem Res 2012; 37:69-83.

[54] Wang E, Gao J, Yang Q, et al. Molecular mechanisms underlying effects of neural stem cells against traumatic axonal injury. J Neurotrauma 2012; 29:295-312.

[55] Makri G, Lavdas AA, Katsimpardi L, et al. Transplantation of embryonic neural stem/precursor cells overexpressing BM88/Cend1 enhances the generation of neuronal cells in the injured mouse cortex. Stem Cells 2010; 28:127-39.

[56] Boockvar JA, Schouten J, Royo N, et al. Experimental traumatic brain injury modulates the survival, migration, and terminal phenotype of transplanted epidermal growth factor receptor-activated neural stem cells. Neurosurgery 2005; 56:163-71; discussion 171.

[57] Bakshi A, Shimizu S, Keck CA, et al. Neural progenitor cells engineered to secrete GDNF show enhanced survival, neuronal differentiation and improve cognitive function following traumatic brain injury. Eur J Neurosci 2006; 23:2119-34.

[58] Longhi L, Watson DJ, Saatman KE, et al. Ex vivo gene therapy using targeted engraftment of NGF-expressing human NT2N neurons attenuates cognitive deficits following traumatic brain injury in mice. J Neurotrauma 2004; 21:1723-36.

[59] Wennersten A, Holmin S, Al Nimer F, et al. Sustained survival of xenografted human neural stem/progenitor cells in experimental brain trauma despite discontinuation of immunosuppression. Exp Neurol 2006; 199:339-47.

[60] Skardelly M, Gaber K, Burdack S, et al. Long-term benefit of human fetal neuronal progenitor cell transplantation in a clinically adapted model after traumatic brain injury. J Neurotrauma 2011; 28:401-14.

[61] Wallenquist U, Brannvall K, Clausen F, et al. Grafted neural progenitors migrate and form neurons after experimental traumatic brain injury. Restor Neurol Neurosci 2009; 27:323-34.

[62] Shear DA, Tate CC, Tate MC, et al. Stem cell survival and functional outcome after traumatic brain injury is dependent on transplant timing and location. Restor Neurol Neurosci 2011; 29:215-25.

[63] Tate CC, Shear DA, Tate MC, et al. Laminin and fibronectin scaffolds enhance neural

stem cell transplantation into the injured brain. J Tissue Eng Regen Med 2009；3：208-17.

[64] Ma H，Yu B，Kong L，et al. Transplantation of neural stem cells enhances expression of synaptic protein and promotes functional recovery in a rat model of traumatic brain injury. Mol Med Rep 2011；4：849-56.

[65] Al Nimer F，Wennersten A，Holmin S，et al. MHC expression after human neural stem cell transplantation to brain contused rats. Neuroreport 2004；15：1871-5.

[66] Harting MT，Sloan LE，Jimenez F，et al. Subacute neural stem cell therapy for traumatic brain injury. J Surg Res 2009；153：188-94.

[67] Gao J，Prough DS，McAdoo DJ，et al. Transplantation of primed human fetal neural stem cells improves cognitive function in rats after traumatic brain injury. Exp Neurol 2006；201：281-92.

[68] Li XJ，Du ZW，Zarnowska ED，et al. Specification of motoneurons from human embryonic stem cells. Nat Biotechnol 2005；23：215-21.

[69] Perrier AL，Tabar V，Barberi T，et al. Derivation of midbrain dopamine neurons from human embryonic stem cells. Proc Natl Acad Sci U S A 2004；101：12543-8.

[70] Hu BY，Du ZW，Zhang SC. Differentiation of human oligodendrocytes from pluripotent stem cells. Nat Protoc 2009；4：1614-22.

[71] Ikeda R，Kurokawa MS，Chiba S，et al. Transplantation of neural cells derived from retinoic acid-treated cynomolgus monkey embryonic stem cells successfully improved motor function of hemiplegic mice with experimental brain injury. Neurobiol Dis 2005；20：38-48.

[72] Chiba S，Iwasaki Y，Sekino H，Suzuki N. Transplantation of motoneuron-enriched neural cells derived from mouse embryonic stem cells improves motor function of hemiplegic mice. Cell Transplant 2003；12：457-68.

[73] Hoane MR，Becerra GD，Shank JE，et al. Transplantation of neuronal and glial precursors dramatically improves sensorimotor function but not cognitive function in the traumatically injured brain. J Neurotrauma 2004；21：163-74.

[74] Riess P，Molcanyi M，Bentz K，et al. Embryonic stem cell transplantation after experimental traumatic brain injury dramatically improves neurological outcome，but may cause tumors. J Neurotrauma 2007；24：216-25.

[75] Chiba S，Ikeda R，Kurokawa MS，et al. Anatomical and functional recovery by embryonic stem cell-derived neural tissue of a mouse model of brain damage. J Neurol Sci 2004；219：107-17.

[76] Molcanyi M，Riess P，Bentz K，et al. Trauma-associated inflammatory response impairs embryonic stem cell survival and integration after implantation into injured rat brain. J Neurotrauma 2007；24：625-37.

[77] Jiang Y，Jahagirdar BN，Reinhardt RL，et al. Pluripotency of mesenchymal stem cells derived from adult marrow. Nature 2002；418：41-9.

[78] Walker PA，Shah SK，Jimenez F，et al. Intravenous multipotent adult progenitor cell therapy for traumatic brain injury：preserving the blood brain barrier via an interaction with splenocytes. Exp Neurol 2010；225：341-52.

[79] Bedi SS, Hetz R, Thomas C, et al. Intravenous multipotent adult progenitor cell therapy attenuates activated microglial/macrophage response and improves spatial learning after traumatic brain injury. Stem Cells Transl Med 2013; 2:953-60.

[80] Walker PA, Bedi SS, Shah SK, et al. Intravenous multipotent adult progenitor cell therapy after traumatic brain injury: modulation of the resident microglia population. J Neuroinflammation 2012; 9:228.

[81] Ajmo CT, Jr., Collier LA, Leonardo CC, et al. Blockade of adrenoreceptors inhibits the splenic response to stroke. Exp Neurol 2009; 218:47-55.

[82] Xue S, Zhang HT, Zhang P, et al. Functional endothelial progenitor cells derived from adipose tissue show beneficial effect on cell therapy of traumatic brain injury. Neurosci Lett 2010; 473:186-91.

[83] Chen X, Yin J, Wu X, et al. Effects of magnetically labeled exogenous endothelial progenitor cells on cerebral blood perfusion and microvasculature alterations after traumatic brain injury in rat model. Acta Radiol 2013; 54:313-23.

[84] Li S, Tian Y, Huang X, et al. Intravenous transfusion of endothelial colony-forming cells attenuates vascular degeneration after cerebral aneurysm induction. Brain Res 2014; 1593: 65-75.

[85] Huang XT, Zhang YQ, Li SJ, et al. Intracerebroventricular transplantation of ex vivo expanded endothelial colony-forming cells restores blood-brain barrier integrity and promotes angiogenesis of mice with traumatic brain injury. J Neurotrauma 2013; 30:2080-8.

[86] Zhang Y, Li Y, Wang S, et al. Transplantation of expanded endothelial colony-forming cells improved outcomes of traumatic brain injury in a mouse model. J Surg Res 2013; 185:441-9.

[87] Woodcock T, Morganti-Kossmann MC. The role of markers of inflammation in traumatic brain injury. Front Neurol 2013; 4:18.

[88] Lemmens R, Steinberg GK. Stem cell therapy for acute cerebral injury: what do we know and what will the future bring? Curr Opin Neurol 2013; 26:617-25.

[89] Ito M, Kuroda S, Sugiyama T, et al. Validity of bone marrow stromal cell expansion by animal serum-free medium for cell transplantation therapy of cerebral infarct in rats-a serial MRI study. Transl Stroke Res 2011; 2:294-306.

[90] Shichinohe H, Kuroda S, Sugiyama T, et al. Biological Features of Human Bone Marrow Stromal Cells (hBMSC) Cultured with Animal Protein-Free Medium-Safety and Efficacy of Clinical Use for Neurotransplantation. Transl Stroke Res 2011; 2:307-15.

[91] Sugiyama T, Kuroda S, Takeda Y, et al. Therapeutic impact of human bone marrow stromal cells expanded by animal serum-free medium for cerebral infarct in rats. Neurosurgery 2011; 68:1733-42; discussion 1742.

[92] Abe K, Yamashita T, Takizawa S, et al. Stem cell therapy for cerebral ischemia: from basic science to clinical applications. J Cereb Blood Flow Metab 2012; 32:1317-31.

[93] van Velthoven CT, Kavelaars A, van Bel F, Heijnen CJ. Regeneration of the ischemic brain by engineered stem cells: fuelling endogenous repair processes. Brain Res Rev 2009; 61:1-13.

[94] Song M, Kim YJ, Kim YH, et al. Effects of duplicate administration of human neural stem cell after focal cerebral ischemia in the rat. Int J Neurosci 2011; 121:457-61.

[95] Yang M, Wei X, Li J, et al. Changes in host blood factors and brain glia accompanying the functional recovery after systemic administration of bone marrow stem cells in ischemic stroke rats. Cell Transplant 2010; 19:1073-84.

[96] Han EY, Chun MH, Kim ST, Lim DP. Injection time-dependent effect of adult human bone marrow stromal cell transplantation in a rat model of severe traumatic brain injury. Curr Stem Cell Res Ther 2013; 8:172-81.

[97] Krakauer JW, Carmichael ST, Corbett D, Wittenberg GF. Getting neurorehabilitation right: what can be learned from animal models? Neurorehabil Neural Repair 2012; 26:923-31.

[98] Shindo T, Matsumoto Y, Wang Q, et al. Differences in the neuronal stem cells survival, neuronal differentiation and neurological improvement after transplantation of neural stem cells between mild and severe experimental traumatic brain injury. J Med Invest 2006; 53:42-51.

[99] Jin K, Sun Y, Xie L, et al. Comparison of ischemia-directed migration of neural precursor cells after intrastriatal, intraventricular, or intravenous transplantation in the rat. Neurobiol Dis 2005; 18:366-74.

[100] Mouhieddine TH, Kobeissy FH, Itani M, et al. Stem cells in neuroinjury and neurodegenerative disorders: challenges and future neurotherapeutic prospects. Neural Regen Res 2014; 9:901-6.

[101] Batista CE, Mariano ED, Marie SK, et al. Stem cells in neurology-current perspectives. Arq Neuropsiquiatr 2014; 72:457-65.

[102] Cox CS, Jr., Baumgartner JE, Harting MT, et al. Autologous bone marrow mononuclear cell therapy for severe traumatic brain injury in children. Neurosurgery 2011; 68:588-600.

[103] Ajmo CT, Jr., Vernon DO, Collier L, et al. The spleen contributes to stroke-induced neurodegeneration. J Neurosci Res 2008; 86:2227-34.

[104] Chang CP, Chio CC, Cheong CU, et al. Hypoxic preconditioning enhances the therapeutic potential of the secretome from cultured human mesenchymal stem cells in experimental traumatic brain injury. Clin Sci (Lond) 2013; 124:165-76.

[105] Lundberg J, Sodersten E, Sundstrom E, et al. Targeted intra-arterial transplantation of stem cells to the injured CNS is more effective than intravenous administration: engraftment is dependent on cell type and adhesion molecule expression. Cell Transplant 2012; 21:333-43.

[106] Reitz M, Demestre M, Sedlacik J, et al. Intranasal delivery of neural stem/progenitor cells: a noninvasive passage to target intracerebral glioma. Stem Cells Transl Med 2012; 1:866-73.

[107] Chua JY, Pendharkar AV, Wang N, et al. Intra-arterial injection of neural stem cells using a microneedle technique does not cause microembolic strokes. J Cereb Blood Flow Metab 2011; 31:1263-71.

[108] Lepore AC, Bakshi A, Swanger SA, et al. Neural precursor cells can be delivered into the injured cervical spinal cord by intrathecal injection at the lumbar cord. Brain Res 2005; 1045:206-16.

［109］Liu W，Jiang X，Fu X，et al. Bone marrow stromal cells can be delivered to the site of traumatic brain injury via intrathecal transplantation in rabbits. Neurosci Lett 2008；434：160-4.

［110］Lim JY，Jeong CH，Jun JA，et al. Therapeutic effects of human umbilical cord blood-derived mesenchymal stem cells after intrathecal administration by lumbar puncture in a rat model of cerebral ischemia. Stem Cell Res Ther 2011；2：38.

［111］Donega V，van Velthoven CT，Nijboer CH，et al. Intranasal mesenchymal stem cell treatment for neonatal brain damage：long-term cognitive and sensorimotor improvement. PLoS One 2013；8：e51253.

［112］Reyes S，Tajiri N，Borlongan CV. Developments in intracerebral stem cell grafts. Expert Rev Neurother 2015；15：381-93.

［113］Rubio D，Garcia-Castro J，Martin MC，et al. Spontaneous human adult stem cell transformation. Cancer Res 2005；65：3035-9.

［114］Miura M，Miura Y，Padilla-Nash HM，et al. Accumulated chromosomal instability in murine bone marrow mesenchymal stem cells leads to malignant transformation. Stem Cells 2006；24：1095-103.

［115］Shi M，Li J，Liao L，et al. Regulation of CXCR4 expression in human mesenchymal stem cells by cytokine treatment：role in homing efficiency in NOD/SCID mice. Haematologica 2007；92：897-904.

［116］Kim SH，Bianco NR，Shufesky WJ，et al. Effective treatment of inflammatory disease models with exosomes derived from dendritic cells genetically modified to express IL-4. J Immunol 2007；179：2242-9.

［117］Aguilar S，Nye E，Chan J，et al. Murine but not human mesenchymal stem cells generate osteosarcoma-like lesions in the lung. Stem Cells 2007；25：1586-94.

［118］Tolar J，Nauta AJ，Osborn MJ，et al. Sarcoma derived from cultured mesenchymal stem cells. Stem Cells 2007；25：371-9.

［119］Darabi K，Brown JR，Kao GS. Paradoxical embolism after peripheral blood stem cell infusion. Bone Marrow Transplant 2005；36：561-2.

［120］Peters A，Manivel JC，Dolan M，et al. Pulmonary cytolytic thrombi after allogeneic hematopoietic cell transplantation：a further histologic description. Biol Blood Marrow Transplant 2005；11：484-5.

［121］Morales IJ，Anderson PM，Tazelaar HD，Wylam ME. Pulmonary cytolytic thrombi：unusual complication of hematopoietic stem cell transplantation. J Pediatr Hematol Oncol 2003；25：89-92.

［122］Kounami S，Aoyagi N，Nakayama K，et al. Fatal pulmonary thromboembolism after a second course of high-dose chemotherapy with autologous peripheral blood stem cell transplantation. Pediatr Transplant 2003；7：400-3.

［123］Baker KS，DeFor TE，Burns LJ，et al. New malignancies after blood or marrow stem-cell transplantation in children and adults：incidence and risk factors. J Clin Oncol 2003；21：1352-8.

［124］Walczak P，Zhang J，Gilad AA，et al. Dual-modality monitoring of targeted intraarterial delivery of mesenchymal stem cells after transient ischemia. Stroke 2008；39：1569-74.

[125] Schwamm LH. Progesterone for traumatic brain injury-resisting the sirens' song. N Engl J Med 2014；371：2522-3.

[126] Zhang ZX, Guan LX, Zhang K, et al. A combined procedure to deliver autologous mesenchymal stromal cells to patients with traumatic brain injury. Cytotherapy 2008；10：134-9.

[127] Tian C, Wang X, Wang X, et al. Autologous bone marrow mesenchymal stem cell therapy in the subacute stage of traumatic brain injury by lumbar puncture. Exp Clin Transplant 2013；11：176-81.

[128] Sharma A, Sane H, Kulkarni P, et al. Cell therapy attempted as a novel approach for chronic traumatic brain injury - a pilot study. Springerplus 2015；4：26.

[129] Zibara K, Ballout N, Mondello S, et al. Combination of drug and stem cells neurotherapy：Potential interventions in neurotrauma and traumatic brain injury. Neuropharmacology 2019；145：177-198.

[130] Vega CJ, Peterson DA. Stem cell proliferative history in tissue revealed by temporal halogenated thymidine analog discrimination. Nat Methods 2005；2：167-9.

[131] Wennersten A, Meier X, Holmin S, et al. Proliferation, migration, and differentiation of human neural stem/progenitor cells after transplantation into a rat model of traumatic brain injury. J Neurosurg 2004；100：88-96.

[132] Burns TC, Ortiz-Gonzalez XR, Gutierrez-Perez M, et al. Thymidine analogs are transferred from prelabeled donor to host cells in the central nervous system after transplantation：a word of caution. Stem Cells 2006；24：1121-7.

[133] Cooper-Kuhn CM, Kuhn HG. Is it all DNA repair? Methodological considerations for detecting neurogenesis in the adult brain. Brain Res Dev Brain Res 2002；134：13-21.

[134] Sheth RN, Manzano G, Li X, Levi AD. Transplantation of human bone marrow-derived stromal cells into the contused spinal cord of nude rats. J Neurosurg Spine 2008；8：153-62.

[135] Ravindran G, Rao HS. Enriched NCAM-positive cells form functional dopaminergic neurons in the rat model of Parkinson's disease. Stem Cells Dev 2006；15：575-82.

[136] Crain BJ, Tran SD, Mezey E. Transplanted human bone marrow cells generate new brain cells. J Neurol Sci 2005；233：121-3.

[137] Bonilla C, Zurita M, Otero L, et al. Delayed intralesional transplantation of bone marrow stromal cells increases endogenous neurogenesis and promotes functional recovery after severe traumatic brain injury. Brain Inj 2009；23：760-9.

[138] Theise ND, Nimmakayalu M, Gardner R, et al. Liver from bone marrow in humans. Hepatology 2000；32：11-6.

[139] Deng W, Han Q, Liao L, et al. Engrafted bone marrow-derived flk-(1+) mesenchymal stem cells regenerate skin tissue. Tissue Eng 2005；11：110-9.

[140] Jiang W, Ma A, Wang T, et al. Intravenous transplantation of mesenchymal stem cells improves cardiac performance after acute myocardial ischemia in female rats. Transpl Int 2006；19：570-80.

[141] Kudo K, Abe Y, Hu DL, et al. Colonization and differentiation of transplanted em-

bryonic stem cells in the irradiated intestine of mice. Tohoku J Exp Med 2007; 212:143-50.

[142] Teng L, Zhang C, You J, et al. The labeling of C57BL/6j derived embryonic stem cells with enhanced green fluorescent protein. Chin Med J (Engl) 2003; 116:151-3.

[143] Wiehe JM, Zimmermann O, Greiner J, et al. Labeling of adult stem cells for in vivo application in the human heart. Histol Histopathol 2005; 20:901-6.

[144] Lakshmipathy U, Pelacho B, Sudo K, et al. Efficient transfection of embryonic and adult stem cells. Stem Cells 2004; 22:531-43.

[145] Aluigi M, Fogli M, Curti A, et al. Nucleofection is an efficient nonviral transfection technique for human bone marrow-derived mesenchymal stem cells. Stem Cells 2006; 24:454-61.

[146] Hemmrich K, Meersch M, von Heimburg D, Pallua N. Applicability of the dyes CFSE, CM-DiI and PKH26 for tracking of human preadipocytes to evaluate adipose tissue engineering. Cells Tissues Organs 2006; 184:117-27.

[147] Salman H, Ghosh P, Kernie SG. Subventricular zone neural stem cells remodel the brain following traumatic injury in adult mice. J Neurotrauma 2004; 21:283-92.

[148] Yan L, Han Y, He Y, et al. Cell tracing techniques in stem cell transplantation. Stem Cell Rev 2007; 3:265-9.

[149] Ferrari A, Hannouche D, Oudina K, et al. In vivo tracking of bone marrow fibroblasts with fluorescent carbocyanine dye. J Biomed Mater Res 2001; 56:361-7.

[150] Harting MT, Jimenez F, Cox CS, Jr. Isolation of mesenchymal stem cells (MSCs) from green fluorescent protein positive (GFP+) transgenic rodents: the grass is not always green (er). Stem Cells Dev 2009; 18:127-35.

[151] Zhang S, Zou Z, Jiang X, et al. The therapeutic effects of tyrosine hydroxylase gene transfected hematopoetic stem cells in a rat model of Parkinson's disease. Cell Mol Neurobiol 2008; 28:529-43.

[152] Hung CJ, Yao CL, Cheng FC, et al. Establishment of immortalized mesenchymal stromal cells with red fluorescence protein expression for in vivo transplantation and tracing in the rat model with traumatic brain injury. Cytotherapy 2010; 12:455-65.

[153] Hardman R. A toxicologic review of quantum dots: toxicity depends on physicochemical and environmental factors. Environ Health Perspect 2006; 114:165-72.

[154] Lin S, Xie X, Patel MR, et al. Quantum dot imaging for embryonic stem cells. BMC Biotechnol 2007; 7:67.

[155] Shah B, Clark P, Stroscio M, Mao J. Labeling and imaging of human mesenchymal stem cells with quantum dot bioconjugates during proliferation and osteogenic differentiation in long term. Conf Proc IEEE Eng Med Biol Soc 2006; 1:1470-3.

[156] Shah BS, Clark PA, Moioli EK, et al. Labeling of mesenchymal stem cells by bioconjugated quantum dots. Nano Lett 2007; 7:3071-9.

[157] Sykova E, Jendelova P. Migration, fate and in vivo imaging of adult stem cells in the CNS. Cell Death Differ 2007; 14:1336-42.

[158] Okabe M, Ikawa M, Kominami K, et al. 'Green mice' as a source of ubiquitous green cells. FEBS Lett 1997; 407:313-9.

[159] Brazelton TR, Blau HM. Optimizing techniques for tracking transplanted stem cells in vivo. Stem Cells 2005; 23:1251-65.

[160] Micci MA, Boone DR, Parsley MA, et al. Development of a novel imaging system for cell therapy in the brain. Stem Cell Res Ther 2015; 6:131.

[161] Osanai T, Kuroda S, Sugiyama T, et al. Therapeutic effects of intra-arterial delivery of bone marrow stromal cells in traumatic brain injury of rats-in vivo cell tracking study by near-infrared fluorescence imaging. Neurosurgery 2012; 70:435-44; discussion 444.

[162] Sugiyama T, Kuroda S, Osanai T, et al. Near-infrared fluorescence labeling allows noninvasive tracking of bone marrow stromal cells transplanted into rat infarct brain. Neurosurgery 2011; 68:1036-47; discussion 1047.

[163] Heyn C, Ronald JA, Mackenzie LT, et al. In vivo magnetic resonance imaging of single cells in mouse brain with optical validation. Magn Reson Med 2006; 55:23-9.

[164] Shapiro EM, Sharer K, Skrtic S, Koretsky AP. In vivo detection of single cells by MRI. Magn Reson Med 2006; 55:242-9.

[165] Anderson SA, Glod J, Arbab AS, et al. Noninvasive MR imaging of magnetically labeled stem cells to directly identify neovasculature in a glioma model. Blood 2005; 105:420-5.

[166] Iwanami A, Kaneko S, Nakamura M, et al. Transplantation of human neural stem cells for spinal cord injury in primates. J Neurosci Res 2005; 80:182-90.

[167] Schepkin VD, Bejarano FC, Morgan T, et al. In vivo magnetic resonance imaging of sodium and diffusion in rat glioma at 21.1 T. Magn Reson Med 2012; 67:1159-66.

[168] Rice HE, Hsu EW, Sheng H, et al. Superparamagnetic iron oxide labeling and transplantation of adipose-derived stem cells in middle cerebral artery occlusion-injured mice. AJR Am J Roentgenol 2007; 188:1101-8.

[169] Amsalem Y, Mardor Y, Feinberg MS, et al. Iron-oxide labeling and outcome of transplanted mesenchymal stem cells in the infarcted myocardium. Circulation 2007; 116:I38-45.

[170] Shapiro EM, Gonzalez-Perez O, Manuel Garcia-Verdugo J, et al. Magnetic resonance imaging of the migration of neuronal precursors generated in the adult rodent brain. Neuroimage 2006; 32:1150-7.

[171] Bulte JW, Kraitchman DL. Iron oxide MR contrast agents for molecular and cellular imaging. NMR Biomed 2004; 17:484-99.

[172] Shapiro EM, Skrtic S, Sharer K, et al. MRI detection of single particles for cellular imaging. Proc Natl Acad Sci U S A 2004; 101:10901-6.

[173] Matuszewski L, Persigehl T, Wall A, et al. Cell tagging with clinically approved iron oxides: feasibility and effect of lipofection, particle size, and surface coating on labeling efficiency. Radiology 2005; 235:155-61.

[174] Kim D, Hong KS, Song J. The present status of cell tracking methods in animal models using magnetic resonance imaging technology. Mol Cells 2007; 23:132-7.

[175] Basly B, Felder-Flesch D, Perriat P, et al. Dendronized iron oxide nanoparticles as contrast agents for MRI. Chem Commun (Camb) 2010; 46:985-7.

[176] Seymour L, Schacht E, Duncan R. The effect of size of polystyrene particles on their

retention within the rat peritoneal compartment, and on their interaction with rat peritoneal macrophages in vitro. Cell Biol Int Rep 1991; 15:277-86.

[177] Zhang Z, Mascheri N, Dharmakumar R, et al. Superparamagnetic iron oxide nanoparticle-labeled cells as an effective vehicle for tracking the GFP gene marker using magnetic resonance imaging. Cytotherapy 2009; 11:43-51.

[178] Slotkin JR, Cahill KS, Tharin SA, Shapiro EM. Cellular magnetic resonance imaging: nanometer and micrometer size particles for noninvasive cell localization. Neurotherapeutics 2007; 4:428-33.

[179] Ferrucci JT, Stark DD. Iron oxide-enhanced MR imaging of the liver and spleen: review of the first 5 years. AJR Am J Roentgenol 1990; 155:943-50.

[180] Darkazalli A, Levenson CW. Tracking stem cell migration and survival in brain injury: current approaches and future prospects. Histol Histopathol 2012; 27:1255-61.

[181] Sykova E, Jendelova P. Magnetic resonance tracking of transplanted stem cells in rat brain and spinal cord. Neurodegener Dis 2006; 3:62-7.

[182] Kim C, Song HM, Cai X, et al. In vivo photoacoustic mapping of lymphatic systems with plasmon-resonant nanostars. J Mater Chem 2011; 21:2841-2844.

[183] Shen WB, Plachez C, Tsymbalyuk O, et al. Cell-Based Therapy in TBI: Magnetic Retention of Neural Stem Cells In Vivo. Cell Transplant 2016; 25:1085-99.

[184] Cohen B, Dafni H, Meir G, et al. Ferritin as an endogenous MRI reporter for noninvasive imaging of gene expression in C6 glioma tumors. Neoplasia 2005; 7:109-17.

[185] Genove G, DeMarco U, Xu H, et al. A new transgene reporter for in vivo magnetic resonance imaging. Nat Med 2005; 11:450-4.

[186] Deans AE, Wadghiri YZ, Bernas LM, et al. Cellular MRI contrast via coexpression of transferrin receptor and ferritin. Magn Reson Med 2006; 56:51-9.

[187] Ono K, Fuma K, Tabata K, Sawada M. Ferritin reporter used for gene expression imaging by magnetic resonance. Biochem Biophys Res Commun 2009; 388:589-94.

[188] Campan M, Lionetti V, Aquaro GD, et al. Ferritin as a reporter gene for in vivo tracking of stem cells by 1.5-T cardiac MRI in a rat model of myocardial infarction. Am J Physiol Heart Circ Physiol 2011; 300:H2238-50.

[189] Iordanova B, Robison CS, Ahrens ET. Design and characterization of a chimeric ferritin with enhanced iron loading and transverse NMR relaxation rate. J Biol Inorg Chem 2010; 15:957-65.

[190] Hoehn M, Kustermann E, Blunk J, et al. Monitoring of implanted stem cell migration in vivo: a highly resolved in vivo magnetic resonance imaging investigation of experimental stroke in rat. Proc Natl Acad Sci U S A 2002; 99:16267-72.

[191] Jendelova P, Herynek V, DeCroos J, et al. Imaging the fate of implanted bone marrow stromal cells labeled with superparamagnetic nanoparticles. Magn Reson Med 2003; 50:767-76.

[192] Schaller B. Usefulness of positron emission tomography in diagnosis and treatment follow-up of brain tumors. Neurobiol Dis 2004; 15:437-48.

[193] Spiriev T, Sandu N, Schaller B. Molecular imaging and tracking stem cells in neurosciences. Methods Mol Biol 2013; 1052:195-201.

[194] Lappalainen RS, Narkilahti S, Huhtala T, et al. The SPECT imaging shows the accumulation of neural progenitor cells into internal organs after systemic administration in middle cerebral artery occlusion rats. Neurosci Lett 2008; 440:246-50.

[195] Correa PL, Mesquita CT, Felix RM, et al. Assessment of intra-arterial injected autologous bone marrow mononuclear cell distribution by radioactive labeling in acute ischemic stroke. Clin Nucl Med 2007; 32:839-41.

[196] Chin BB, Nakamoto Y, Bulte JW, et al. [111]In oxine labelled mesenchymal stem cell SPECT after intravenous administration in myocardial infarction. Nucl Med Commun 2003; 24: 1149-54.

[197] Makinen S, Kekarainen T, Nystedt J, et al. Human umbilical cord blood cells do not improve sensorimotor or cognitive outcome following transient middle cerebral artery occlusion in rats. Brain Res 2006; 1123:207-15.

[198] Brader P, Serganova I, Blasberg RG. Noninvasive molecular imaging using reporter genes. J Nucl Med 2013; 54:167-72.

[199] Hwang DW, Kang JH, Jeong JM, et al. Noninvasive in vivo monitoring of neuronal differentiation using reporter driven by a neuronal promoter. Eur J Nucl Med Mol Imaging 2008; 35:135-45.

[200] Terrovitis J, Kwok KF, Lautamaki R, et al. Ectopic expression of the sodium-iodide symporter enables imaging of transplanted cardiac stem cells in vivo by single-photon emission computed tomography or positron emission tomography. J Am Coll Cardiol 2008; 52:1652-60.

[201] Higuchi T, Anton M, Saraste A, et al. Reporter gene PET for monitoring survival of transplanted endothelial progenitor cells in the rat heart after pretreatment with VEGF and atorvastatin. J Nucl Med 2009; 50:1881-6.

[202] Templin C, Zweigerdt R, Schwanke K, et al. Transplantation and tracking of human-induced pluripotent stem cells in a pig model of myocardial infarction: assessment of cell survival, engraftment, and distribution by hybrid single photon emission computed tomography/computed tomography of sodium iodide symporter transgene expression. Circulation 2012; 126:430-9.

[203] Seo JH, Jeon YH, Lee YJ, et al. Trafficking macrophage migration using reporter gene imaging with human sodium iodide symporter in animal models of inflammation. J Nucl Med 2010; 51:1637-43.

[204] Pellegrini G, Ardigo D, Milazzo G, et al. Navigating Market Authorization: The Path Holoclar Took to Become the First Stem Cell Product Approved in the European Union. Stem Cells Transl Med 2018; 7:146-154.

[205] Ram-Liebig G, Barbagli G, Heidenreich A, et al. Results of Use of Tissue-Engineered Autologous Oral Mucosa Graft for Urethral Reconstruction: A Multicenter, Prospective, Observational Trial. EBioMedicine 2017; 23:185-192.

[206] Aiuti A, Roncarolo MG, Naldini L. Gene therapy for ADA-SCID, the first marketing approval of an ex vivo gene therapy in Europe: paving the road for the next generation of ad-

vanced therapy medicinal products. EMBO Mol Med 2017; 9:737-740.

[207] Hirsch T, Rothoeft T, Teig N, et al. Regeneration of the entire human epidermis u-sing transgenic stem cells. Nature 2017; 551:327-332.

[208] Nakamura T, Endo K, Cooper LJ, et al. The successful culture and autologous trans-plantation of rabbit oral mucosal epithelial cells on amniotic membrane. Invest Ophthalmol Vis Sci 2003; 44:106-16.

[209] Hyun DW, Kim YH, Koh AY, et al. Characterization of biomaterial-free cell sheets cultured from human oral mucosal epithelial cells. J Tissue Eng Regen Med 2017; 11:743-750.

[210] Keramaris NC, Kanakaris NK, Tzioupis C, et al. Translational research: from bench-side to bedside. Injury 2008; 39:643-50.